R. D'Amelio, W. Retz, A. Philipsen, M. Rösler (Hrsg.)

Psychoedukation und Coaching

ADHS im Erwachsenenalter

Manual zur Leitung von Patienten- und Angehörigengruppen

Roberto D'Amelio, Wolfgang Retz,
Alexandra Philipsen, Michael Rösler (Hrsg.)

Psychoedukation und Coaching ADHS im Erwachsenenalter

Manual zur Leitung von Patienten- und Angehörigengruppen

2. Auflage

Mit Beiträgen von: Dr. med. Matthias Bender, Kassel; Dipl.-Psych. Roberto D'Amelio, Homburg/Saar; Prof. Dr. med. Alexandra Philipsen, Bonn; Prof. Dr. med. Wolfgang Retz, Homburg/Saar; Dr. phil. Dipl.-Psych. Harald Richter†; Prof. Dr. med. Michael Rösler, Homburg/Saar; PD Dr. med. habil. Harald Scherk, Langen; Dipl.-Psych. Eva Steinbach, St. Ingbert

ELSEVIER

Elsevier GmbH, Bernhard-Wicki-Str. 5, 80636 München, Deutschland
Wir freuen uns über Ihr Feedback und Ihre Anregungen an kundendienst@elsevier.com

ISBN 978-3-437-22767-7
eISBN 978-3-437-05059-6

Aus Gründen der Barrierefreiheit sind die Bilder in elektronischen Ausgaben dieses Buches mit Alt-Text-Beschreibungen (Alternativ-Text) versehen, die von Elsevier bereitgestellt werden. Mehr Informationen erhalten Sie unter https://www.elsevier.com/about/accessibility

Elsevier nimmt eine neutrale Position in Bezug auf territoriale Meinungsverschiedenheiten oder Zuständigkeitsansprüche in seinen veröffentlichten Inhalten ein, einschließlich Landkarten und institutionellen Zugehörigkeiten.

2. Auflage 2025

Wichtiger Hinweis
Die medizinischen Wissenschaften unterliegen einem sehr schnellen Wissenszuwachs. Der stetige Wandel von Methoden, Wirkstoffen und Erkenntnissen ist allen an diesem Werk Beteiligten bewusst. Sowohl der Verlag als auch die Autorinnen und Autoren und alle, die an der Entstehung dieses Werkes beteiligt waren, haben große Sorgfalt darauf verwandt, dass die Angaben zu Methoden, Anweisungen, Produkten, Anwendungen oder Konzepten dem aktuellen Wissensstand zum Zeitpunkt der Fertigstellung des Werkes entsprechen.
Der Verlag kann jedoch keine Gewähr für Angaben zu Dosierung und Applikationsformen übernehmen. Es sollte stets eine unabhängige und sorgfältige Überprüfung von Diagnosen und Arzneimitteldosierungen sowie möglicher Kontraindikationen erfolgen. Jede Dosierung oder Applikation liegt in der Verantwortung der Anwenderin oder des Anwenders. Die Elsevier GmbH, die Autorinnen und Autoren und alle, die an der Entstehung des Werkes mitgewirkt haben, können keinerlei Haftung in Bezug auf jegliche Verletzung und/oder Schäden an Personen oder Eigentum, im Rahmen von Produkthaftung, Fahrlässigkeit oder anderweitig übernehmen.

Für die Vollständigkeit und Auswahl der aufgeführten Medikamente übernimmt der Verlag keine Gewähr.
Geschützte Warennamen (Warenzeichen) werden in der Regel besonders kenntlich gemacht (®). Aus dem Fehlen eines solchen Hinweises kann jedoch nicht automatisch geschlossen werden, dass es sich um einen freien Warennamen handelt.

Bibliografische Information der Deutschen Nationalbibliothek
Die Deutsche Nationalbibliothek verzeichnet diese Publikation in der Deutschen Nationalbibliografie; detaillierte bibliografische Daten sind im Internet über https://www.dnb.de abrufbar.

25 26 27 28 29 5 4 3 2 1

In ihren Veröffentlichungen verfolgt die Elsevier GmbH das Ziel, genderneutrale Formulierungen für Personengruppen zu verwenden. Um jedoch den Textfluss nicht zu stören sowie die gestalterische Freiheit nicht einzuschränken, wurden bisweilen Kompromisse eingegangen. Selbstverständlich sind **immer alle Geschlechter** gemeint.

Planung: Dr. Bernhard Gall
Projektmanagement: Martina Gärtner
Redaktion: Doris Tiu, Bonn
Bildrechteklärung: Lisa Neulinger
Satz: STRAIVE, Puducherry/Indien
Druck und Bindung: Drukarnia Dimograf Sp. z o. o., Bielsko-Biała/Polen;
Umschlaggestaltung: SpieszDesign, Neu-Ulm
Titelfotografie: colourbox.com

Aktuelle Informationen finden Sie im Internet unter **www.elsevier.de**

Vorwort

Mit dem enormen Wissenszuwachs über die Aufmerksamkeitsdefizit-Hyperaktivitätsstörung (ADHS) aufgrund intensiver Erforschung von Erscheinungsbild, Verlauf, Diagnostik, Ursachen, Folgen und Therapie der ADHS im Übergang vom Kindes- und Jugend- ins Erwachsenenalter ist in den letzten 20 Jahren das Bewusstsein gewachsen, dass ADHS auch eine Störung des Erwachsenenalters ist. Im Bereich der Psychotherapie wurden verschiedene störungsspezifische Verfahren entwickelt und erprobt, die sich an etablierten Methoden wie der dialektisch-behavioralen und/oder der kognitiven Verhaltenstherapie orientieren. Diese für die Betroffenen positive Entwicklung hat dazu geführt, dass inzwischen auch deutschsprachige Therapiemanuale zur Behandlung dieser Patientengruppe zur Verfügung stehen.

Mit dem vorliegenden Therapiemanual haben wir das Ziel verfolgt, dem Bedarf nach einem speziellen, strukturierten und gleichwohl praktikablen psychoedukativen Behandlungsprogramm für Erwachsene mit ADHS gerecht zu werden, das je nach Indikation in der psychotherapeutischen Praxis alleine oder im Rahmen eines Gesamtbehandlungsplans eingesetzt werden kann. Für die 2. Auflage wurde das Manual aktualisiert und auf der Grundlage der Erfahrungen in der praktischen Anwendung überarbeitet.

Insofern soll dieses Manual dazu beitragen, das Spektrum therapeutischer Verfahren zu erweitern und so eine bedarfsgerechte Behandlung von Erwachsenen mit ADHS zu erleichtern. Dabei wurde Wert darauf gelegt, dass die einzelnen Behandlungsmodule flexibel und den individuellen Bedürfnissen angepasst eingesetzt werden können und die Betroffenen aktiv in die Behandlung einbeziehen. Da bei ADHS auch eine Begleitung und Unterstützung der Betroffenen im Sinne des Coachings propagiert wird, hierzu jedoch im deutschsprachigen Raum kaum Publikationen vorliegen, wurde den Grundlagen dieser Methode und der Darstellung einer strukturierten Vorgehensweise ein eigenes Kapitel gewidmet. Des Weiteren finden sich in diesem Therapiemanual auch Anregungen und Materialien zur Gestaltung einer psychoedukativen Gruppe für Angehörige von ADHS-Betroffenen im Erwachsenenalter.

Abschließend möchten wir uns bei den vielen Patientinnen und Patienten mit ADHS und ihren Angehörigen bedanken, die uns durch viele hilfreiche Rückmeldungen bei der Entwicklung und Gestaltung dieses Therapiemanuals unterstützt haben.

Homburg und Bonn, im Januar 2025

Dipl.-Psych. Roberto D'Amelio
Prof. Dr.med. Wolfgang Retz
Prof. Dr. med. Alexandra Philipsen
Prof. Dr. med. Michael Rösler

Benutzerhinweise

Kasten 1.1

Didaktische und therapeutische Prinzipien, Fragenkataloge

TIPP

Hilfreiches für die Praxis

MEMO

Wichtige Informationen auf einen Blick

BEISPIEL

Beispiele für die Veranschaulichung von Informationen oder Übungen im Rahmen der Psychoedukation.

Ablauf der Sitzung

Überblick über die Inhalte der jeweiligen Gruppensitzungen.

So finden Sie die Online-Inhalte[1]

Sie haben ein **gedrucktes Buch:**

- Rubbeln Sie den Code auf der Innenseite des Buchumschlags frei.
- Gehen Sie auf www.plus-im-web.de
- Registrieren Sie sich mit dem freigerubbelten PIN-Code (detaillierte Anweisungen auf der Umschlaginnenseite).

Sie haben ein **eBook:**

- Öffnen Sie www.plus-im-web.de
- Registrieren Sie sich für einen neuen Benutzer-Account oder loggen Sie sich mit Ihrem bereits existierenden Konto ein.
- Öffnen Sie nun www.plus-im-web.de/pin-help
- Geben Sie in das entsprechende Textfeld die ISBN 978-3-437-22767-7 ein und klicken Sie auf „Abschicken".

Ihre Anfrage wird durch unseren Kundendienst werktags binnen 24 Std. geprüft. Sie werden per E-Mail über die Freischaltung benachrichtigt.

Fehler gefunden?

https://else4.de/978-3-437-22767-7

An unsere Inhalte haben wir sehr hohe Ansprüche. Trotz aller Sorgfalt kann es jedoch passieren, dass sich ein Fehler einschleicht oder fachlich-inhaltliche Aktualisierungen notwendig geworden sind.

Sobald ein relevanter Fehler entdeckt wird, stellen wir eine Korrektur zur Verfügung. Mit diesem QR-Code gelingt der schnelle Zugriff.

Wir sind dankbar für jeden Hinweis, der uns hilft, dieses Werk zu verbessern. Bitte richten Sie Ihre Anregungen, Lob und Kritik an folgende E-Mail-Adresse: kundendienst@elsevier.com

[1] Angebot freibleibend

Adressen

Dr. med. Matthias Bender
Klinik für Psychiatrie und Psychotherapie, Kassel und Hofgeismar
Vitos Klinikum Kurhessen
Akademisches Lehrkrankenhaus
der Justus-Liebig-Universität Gießen
Wilhelmshöher Allee 345A
34131 Kassel

Dipl.-Psych. Roberto D'Amelio
ADHS Forschungsambulanz Neurozentrum
Universitätsklinikum des Saarlandes
Gebäude 90.3
66421 Homburg/Saar

Prof. Dr. med. Alexandra Philipsen
Klinik und Poliklinik für Psychiatrie und Psychotherapie
Universitätsklinikum Bonn AöR
Venusberg-Campus 1
53127 Bonn

Univ.-Prof. Dr. med. Wolfgang Retz
Forensische Psychiatrie und Psychotherapie an der Klinik für Psychiatrie und Psychotherapie, Universitätsmedizin Mainz
und
Institut für Gerichtliche Psychologie und Psychiatrie
Universitätsklinikum des Saarlandes
Gebäude 90.3
66421 Homburg/Saar

Prof. Dr. med. Michael Rösler
Institut für Gerichtliche Psychologie und Psychiatrie
Universitätsklinikum des Saarlandes
Gebäude 90.3
66421 Homburg/Saar

PD Dr. med. habil. Harald Scherk, M.A.
Asklepios Psychiatrie Langen
Akademisches Lehrkrankenhaus der Goethe-Universität Frankfurt am Main
Röntgenstraße 22
63225 Langen

Dipl.-Psych. Eva Steinbach
Kinder- und Jugendlichen-Psychotherapeutin
Kaiserstr. 103
66386 St. Ingbert

Abkürzungen

Abkürzung	Erklärung
ADHS	Aufmerksamkeitsdefizit-/Hyperaktivitätsstörung
BTM	Betäubungsmittel
CAARS	Conners' Adult ADHD Rating Scales
DBT	dialektisch-behavoriale Therapie
DSM	Diagnostic and Statistical Manual of Mental Disorders
EEG	Elektroenzephalografie
EKG	Elektrokardiografie
GWAS	genomweite Assoziationsstudie
h	Stunde(n)
ICD	Internationale statistische Klassifikation der Krankheiten und verwandten Gesundheitsprobleme
kg KG	Kilogramm Körpergewicht
KVT	kognitive Verhaltenstherapie
mg	Milligramm
min	Minute(n)
MCD	minimale zerebrale Dysfunktion
MRT	Magnetresonanztomografie
PFC	präfrontaler Cortex
P-H-R-G	Planung – Handlung – Reflexion– Generalisierung (Problemlösekreislauf)
PMR	Positive Muskelrelaxation n. Jakobsen
T-O-T-E	Test-Operate-Test-Exit
WHO	Weltgesundheitsorganisation

Abbildungsnachweis

Der Verweis auf die jeweilige Abbildungsquelle befindet sich bei allen Abbildungen im Werk am Ende des Legendentextes in eckigen Klammern. Alle nicht besonders gekennzeichneten Grafiken und Abbildungen © Elsevier GmbH, München.

J787	Colourbox.com
L143	Heike Hübner, Berlin
L190	Gerda Raichle, Ulm

Inhaltsverzeichnis

KAPITEL

1 Hinweise zum Gebrauch des Manuals

Roberto D'Amalio, Wolfgang Retz, Alexandra Philipsen und Mathias Rösler

Das vorliegende Manual richtet sich an Therapeutinnen und Therapeuten, die eine psychoedukative Gruppe für Erwachsene mit einer ADHS durchführen wollen. Das „Herzstück" dieses Buches bildet daher die Darstellung eines 10 Sitzungen umfassenden Gruppenprogramms, das selbstverständlich flexibel zu handhaben und bei Bedarf an die besonderen Gegebenheiten vor Ort sowie die spezifischen Interessen der Betroffenen und Professionellen anzupassen ist. Des Weiteren umfasst dieses Manual – im Rahmen eines bifokalen Ansatzes – auch eine Anleitung sowie Materialien zur Durchführung einer psychoedukativen Gruppe für Angehörige von Betroffenen mit einer ADHS.

Wer sich zuerst grundlegend über das Thema ADHS und Psychoedukation bei ADHS im Erwachsenenalter informieren möchte, sei auf ➤ **Kapitel 2** verwiesen. Es beginnt mit einer ausführlichen Darstellung zum Störungsbild (➤ Kap. 2.1), zur Diagnostik (➤ Kap. 2.2) und zu den Therapieoptionen bei ADHS im Erwachsenenalter (➤ Kap. 2.3) sowie einer kurzen Einführung zum Thema Psychoedukation (➤ Kap. 2.4), ergänzt durch einen Abschnitt über die Grundlagen, Besonderheiten und Notwendigkeit von Psychoedukation bei ADHS für Betroffene und deren Angehörige (➤ Kap. 2.5). In einem weiteren Abschnitt wird detailliert auf die Ziele psychoedukativer Interventionen bei ADHS im Erwachsenenalter eingegangen (➤ Kap. 2.6).

In ➤ **Kapitel 3** werden grundsätzliche Informationen zu Indikation, Rahmenbedingungen, Struktur und Durchführung der psychoedukativen Gruppe für Erwachsene mit ADHS gegeben (➤ Kap. 3.1–3.5). Die dafür notwendigen bzw. hilfreichen therapeutischen Haltungen, Strategien und didaktischen Prinzipien bei der Leitung der Gruppe sind in ➤ Kap. 3.7–3.10 nachzulesen. Kapitel 3 schließt mit einer Beschreibung von Instrumenten zur Evaluation und Qualitätssicherung (➤ Kap. 3.11).

In ➤ **Kapitel 4** werden im Anschluss an eine Übersicht über das Gruppenprogramm die einzelnen Sitzungen der psychoedukativen Intervention für Erwachsene mit ADHS detailliert und praxisbezogen beschrieben (➤ Kap. 4.1–4.10). Die dazu benötigten Arbeitsmaterialien finden sich im Anhang in ➤ Kap. 8.1 (➤ Kap. 8.1.1: Vordrucke; ➤ Kap. 8.1.2: Folien; ➤ Kap. 8.1.3: Handouts).

Wie schon erwähnt, enthält dieses Manual in ➤ **Kapitel 5** auch eine Anleitung zur Organisation und Durchführung einer Angehörigengruppe (➤ Kap. 5.1–5.9). Die dazu benötigten Arbeitsmaterialien (Vordrucke) werden im Anhang in ➤ Kap. 8.2 dargestellt.

In ➤ **Kapitel** 6 wird eine psychotherapeutische Intervention im Einzelsetting beschrieben, das die psychoedukative Intervention für Betroffene mit ADHS im Erwachsenenalter auf sinnvolle Weise ergänzen kann. So sollen Betroffene mittels Coaching bei der Lösung bzw. Kompensation von alltäglichen und ADHS-assoziierten Problemen unterstützt und in ihren Selbstmanagement-Fertigkeiten gestärkt werden. Die zur Durchführung des „ADHS-Coachings“ benötigten Arbeitsmaterialien (Handouts) sind im Anhang in ➤ Kap. 8.3 aufgeführt.

Alle im Anhang abgedruckten Arbeitsmaterialien stehen auch online zum Download zur Verfügung. Darüber hinaus findet sich im Anhang in ➤ Kap. 8.4 auch eine Auswahl an nützlichen Adressen für Betroffene und deren Angehörige.

KAPITEL

2 Klinischer und wissenschaftlicher Hintergrund

Wolfgang Retz, Harald Scherk und Michael Rösler

2.1 Was ist ADHS?

2.1.1 Epidemiologie

Die Aufmerksamkeitsdefizit-/Hyperaktivitätsstörung (ADHS) ist eine häufige Erkrankung, die bereits im Kindesalter erkennbar wird. Nach Erhebungen im Rahmen des Kinder- und Jugend-Surveys des Berliner Robert-Koch-Instituts wurde für Kinder und Jugendliche bis zum 17. Lebensjahr eine mittlere Prävalenzrate von 3,9 % ermittelt (Huss 2004). Entgegen früheren Erwartungen konnte nachgewiesen werden, dass ADHS als Teilsymptomatik oder in voller Ausprägung bei bis zu 60 % der Betroffenen im Erwachsenenalter bestehen bleiben kann (Weiss et al. 1985; Mannuzza et al. 1993). Die in epidemiologischen Studien gefundene ADHS-Prävalenz bei Erwachsenen liegt bei 2,8 % (Fayyad et al. 2017). In einer deutschen Untersuchung wurde mit 4,7 % eine etwas höhere Prävalenz im Erwachsenenalter gefunden (de Zwaan et al. 2012). Generell ist zu beachten, dass die Prävalenzen für ADHS je nach verwendetem Klassifikationssystem unterschiedlich hoch sind. Niedriger fallen sie beispielsweise aus, wenn die Diagnose auf der Basis der ICD-10-Kriterien gestellt wird.

Die ADHS tritt unter verschiedenen soziokulturellen Bedingungen weltweit auf, d. h., sie ist keine Erkrankung, die in den westlichen Industrienationen gehäuft vorkommt. Sie beschränkt sich nicht auf bestimmte soziale Schichten oder Begabungsniveaus (Barkley und Murphy 1998). Im Kindes- und Jugendalter überwiegt das männliche gegenüber dem weiblichen Geschlecht im Verhältnis von 2–3 : 1. Bei Erwachsenen fallen die Geschlechtsunterschiede deutlich geringer aus.

2.1.2 Klassifikation

Die ADHS wurde als psychiatrische Erkrankung des Kindes- und Jugendalters bereits im 19. Jahrhundert beschrieben. 1856 charakterisierte der Frankfurter Arzt H. Hoffmann in seinen noch heute populären Darstellungen des „Zappelphilipps" und des „Hans-guck-in-die-Luft" im Kinderbuch „Der Struwwelpeter" Kinder mit typischen Merkmalen dieser Störung. Nicht viel später legte der Psychiater W. Griesinger (1859) in seinem Lehrbuch ein Krankheitskonzept dar, wonach Kinder, „die keinen Augenblick Ruhe halten … und gar keine Aufmerksamkeit zeigen", eine „nervöse Konstitution" haben und „unter einer gestörten Reaktion des Zentralorgans auf die einwirkenden Reize" leiden.

Im Gegensatz zum Kinderarzt G. Still, der in seinen 1902 in *The Lancet* veröffentlichten Vorträgen die Störung ebenfalls beschrieb und auf ein Defizit willentlicher Hemmungen *(volitional inhibition)* oder der moralischen Kontrolle *(moral control)* zurückführte, ging Griesinger somit bereits von einer organischen Genese des Leidens aus. Obwohl mittlerweile neurobiologische Faktoren im Zusammenwirken mit Umweltfaktoren als Ursache der ADHS in vielen Untersuchungen nachgewiesen werden konnten, wirken auch Stills Überlegungen bis heute noch nach (Seidler 2004).

Der diagnostische Begriff der „Aufmerksamkeitsstörungen" wurde erstmals in der dritten Auflage des *Diagnostic and Statistical Manual of Mental Disorders (DSM)* verwendet. Vor allem unter dem Einfluss der Arbeiten von P. Wender (1995) wurden frühere Konzeptionen wie die minimale zerebrale Dysfunktion (MCD), das psychoorganische Syndrom (POS), die Hyperkinesie oder das hyperkinetische Syndrom des Kindesalters in eine neue Sichtweise integriert. Über DSM-III-R zu DSM-IV (American Psychiatric Association 1994) entstand schließlich das Konzept der „Aufmerksamkeitsdefizit-Hyperaktivitätsstörung" (ADHS). Seit 2013 liegt nun das DSM-5 vor, in dem die ADHS unter die „Störungen der neuronalen und mentalen Entwicklung" eingeordnet ist. Seit 2022 liegt auch die 11. überarbeitete Version der *Internationalen Klassifikation psychischer Störungen (ICD)* vor, von der es aber noch keine offizielle deutschsprachige Übersetzung gibt. In der ICD-11 erfolgte eine weitgehende Anpassung des ADHS-Konzeptes an das des DSM-5. Zuvor geforderte Veränderungen und Erweiterungen der diagnostischen Kriterien für die Diagnose der ADHS im Erwachsenenalter wurden weder bei der Entwicklung der DSM-5 noch der ICD-11 umgesetzt. Allerdings wurden einige Kriterien umformuliert und so für deren Anwendbarkeit bei erwachsenen Patienten verbessert. In ➤ Tab. 2.1 sind die drei aktuellen Konzeptualisierungen der ADHS einander gegenübergestellt.

Obwohl die ICD-10 bislang das für die deutschsprachige Psychiatrie verbindliche Klassifikationsmodell darstellt, sei hier darauf hingewiesen, dass sie den Erfordernissen der Diagnostik in der praktischen Anwendung bei Erwachsenen weniger gerecht zu werden scheint als das DSM-5, da es an einer ausreichenden diagnostischen Differenzierung und z. T. auch an einer ausführlichen klinischen Beschreibung mangelt. Mit der ICD-11 werden die gegenüber der ICD-10 immer wieder geäußerten Kritikpunkte nun weitgehend beseitigt. Allerdings versteht sich die ICD-11 als Leitlinie und hält keinen diagnostischen Algorithmus vor, sodass für eine operationalisierte Diagnostik auch zukünftig das DSM-5 herangezogen werden muss.

2.1.3 Psychopathologie

Die zentrale Symptomatik der ADHS besteht in allen Lebensaltern aus folgenden Symptombereichen:

- Aufmerksamkeitsstörungen,
- motorische Überaktivität und
- Impulsivität.

Tab. 2.1 ADHS im Erwachsenenalter nach ICD-10, DSM-5 und ICD-11

	ICD-10 (Forschungskriterien)	DSM-5	ICD-11
Bezeichnung	F90.0 Einfache Aktivitäts- und Aufmerksamkeitsstörung	Aufmerksamkeitsdefizit-Hyperaktivitätsstörung	6A06 Aufmerksamkeitsdefizit-Hyperaktivitätsstörung
Beginn und Dauer	Mind. 6 Monate persistierendes Muster, Beginn vor dem 7. Lebensjahr	Mind. 6 Monate persistierendes Muster, Beginn vor dem 12. Lebensjahr	Mind. 6 Monate persistierendes Muster, Beginn vor dem 12. Lebensjahr
Symptombereiche	Unaufmerksamkeit Hyperaktivität Impulsivität	Unaufmerksamkeit Hyperaktivität Impulsivität	Unaufmerksamkeit Hyperaktivität Impulsivität
Auftreten	Situationsübergreifend (mehrere Situationen)	In mind. 2 verschiedenen Lebensbereichen	Manifestation über verschiedene Situationen/Lebensbereiche hinweg
Funktionelle Einschränkungen	Deutliches Leiden oder Beeinträchtigungen der sozialen, schulischen oder beruflichen Funktionsfähigkeit	Einschränkungen des akademischen, beruflichen und sozialen Funktionsniveaus	Einschränkungen des akademischen, beruflichen und sozialen Funktionsniveaus
Spezifizierungen	Keine Restkategorien: F90.8 Sonstige hyperkinetische Störung F90.9 Nicht näher bezeichnete hyperkinetische Störung	Verschiedene Erscheinungsbilder F90.0 Vorwiegend unaufmerksames Erscheinungsbild F90.1 Vorwiegend hyperaktiv-impulsives Erscheinungsbild F90.2 Gemischtes Erscheinungsbild Möglichkeit der Schweregradeinteilung Kennzeichnung „teilremmittiert"	„Specifier" zur Bezeichnung des im Vordergrund stehenden Erscheinungsbildes 6A06.0 Vorwiegend unaufmerksames Erscheinungsbild 6A06.1 Vorwiegend hyperaktiv-impulsives Erscheinungsbild 6A06.2 Gemischtes Erscheinungsbild
Diagnostische Vorgaben	Mind. 6/9 Kriterien der Unaufmerksamkeit *und* 3/5 der Hyperaktivität *und* 2/4 der Impulsivität Keine Vorgabe der Ausprägung der einzelnen Symptome	Bei Erwachsenen (> 17 J.) mind. 5 Kriterien der Unaufmerksamkeit *oder* der Hyperaktivität/Impulsivität Keine Vorgabe der Ausprägung der Symptome	Keine Vorgabe für Anzahl und Ausprägung der Symptome

In den beiden anerkannten diagnostischen Systemen ICD-10 und DSM-5 werden diese Symptombereiche in weitgehender Übereinstimmung berücksichtigt. Deckungsgleich sind die 18 diagnostischen Kriterien, mit denen die verschiedenen Präsentationen der ADHS nach DSM-5 und die korrespondierenden Diagnosen der ICD-10 definiert sind. Einschränkend muss gesagt werden, dass die Reliabilität und Validität dieser diagnostischen Konzepte durch die Expertengruppen der WHO und der American Psychiatric Association in Feldstudien allerdings bislang nur für Kinder gesichert wurden. Studien, die die Validität der diagnostischen Kriterien auch bei Erwachsenen belegen, liegen noch nicht in ausreichendem Maße vor. Die Aufteilung der ADHS-Psychopathologie in die beiden großen Faktoren Unaufmerksamkeit und Hyperaktivität/Impulsivität wird aber generell auch für den Bereich der Erwachsenen als valide angesehen (Woo und Rey 2005).

In ➤ Tab. 2.2 sind die 18 DSM-5-Merkmale zur Diagnose der ADHS, aufgeteilt auf die beiden Symptomkomplexe „Aufmerksamkeitsstörungen" und „Hyperaktivität/Impulsivität", zusammengestellt.

Sieht man sich die 18 DSM-5-Merkmale genauer an (➤ Tab. 2.2), erkennt man schnell, dass es sich überwiegend um Verhaltensmerkmale handelt, die leicht von außen zu beobachten sind. Für ihre Beurteilung braucht man keine Kenntnisse des Erlebens der Betroffenen. Im Bereich der Kinderpsychiatrie mag dies sinnvoll sein, weil Kinder ihr Erleben entwicklungsbedingt nur mit Einschränkungen phänomenologisch zu beschreiben wissen. Bereits im Jugendalter ist mit anderen Bedingungen zu rechnen, und spätestens im Erwachsenenalter kann im Bereich der Psychopathologie nicht auf das Erleben der Betroffenen, das ihren Selbstschilderungen entnommen werden muss, verzichtet werden. Die zusätzliche Berücksichtigung spezieller psychopathologischer Merkmale für die Diagnostik der ADHS bei Erwachsenen über den Einsatz der DSM-5-Kriterien hinaus scheint daher sachlich angemessen zu sein.

Wie dies auch bei anderen psychiatrischen Erkrankungen der Fall ist, unterliegt die ADHS-Symptomatik entwicklungspsychopathologischen Veränderungen. Bei einer im Erwachsenenalter persistierenden ADHS finden sich wie im Kindesalter vor allem die zentralen Beeinträchtigungen der Aufmerksamkeitsleistungen, während das impulsiv-hyperkinetische Verhalten – anders als bei Kindern mit ADHS – oft nicht mehr unmittelbar erkennbar ist. Dabei sind nicht nur quantitative, sondern auch qualitative Veränderungen zu registrieren: Die motorische Unruhe der Kinder und Jugendlichen weicht bei Erwachsenen vielfach einer „inneren Unruhe", und auch die Impulsivität Erwachsener hat ihre eigenen Ausdrucksformen. So werden beispielsweise lange Theaterbesuche, Lesen anspruchsvoller Literatur, Schlange stehen etc. vermieden. Im DSM-5 und in der ICD-11 wurden daher entsprechende Anpassungen der diagnostischen Kriterien vorgenommen und damit auch ihre Anwendbarkeit bei Erwachsenen verbessert.

Tab. 2.2 18 DSM-5-Merkmale zur Diagnose der ADHS

Aufmerksamkeitsstörungen	Hyperaktivität/Impulsivität
Keine Details beachten, Flüchtigkeitsfehler	Nicht still sitzen können, Zappeln, auf dem Stuhl hin und her rutschen
Verkürzte Aufmerksamkeitsspanne	Nicht sitzen bleiben können
Nicht zuhören können, wenn mit ihnen gesprochen wird	Herumrennen, obwohl unpassend
Instruktionen nicht befolgen, begonnene Aufgaben nicht fertigstellen können	Sich nicht ruhig beschäftigen können
Probleme beim selbstständigen Planen von Aktivitäten	Gefühl, von einem inneren Motor angetrieben zu werden
Vermeiden längerer geistiger Anstrengungen	Übermäßig viel sprechen
Gegenstände verlieren	Antworten, bevor Frage vollendet wurde, Sätze anderer vervollständigen
Leicht ablenkbar, äußere Reize nicht ausblenden können	Nicht warten können, bis man an der Reihe ist
Alltagsvergesslichkeit	Unterbrechen von Gesprächen oder Aktivitäten anderer

Um den Besonderheiten der adulten Symptomatik gerecht zu werden, sind deshalb erwachsenenspezifische psychopathologische Kriterien ausgearbeitet worden. Welche Psychopathologie die ADHS im Erwachsenenalter zusätzlich charakterisiert, wird allerdings unterschiedlich beurteilt. Besonders bekannt sind die Utah-Kriterien für die Diagnostik der adulten ADHS (➢ Tab. 2.3; Wender 1995). Als wesentliche Ergänzung der Diagnostik kommen zu den traditionellen Syndromen der Unaufmerksamkeit, Überaktivität und Impulsivität noch die Syndrome Desorganisation, Affektlabilität, emotionale Überreagibilität, Stressintoleranz und spezielle Temperamentseigenschaften hinzu.

MEMO

In der Konzeption von Brown (2001) wird die adulte ADHS-Symptomatik in fünf Störungsbereiche exekutiver Funktionen eingeteilt:
1. Aktivierung zur und Organisation von Arbeit
2. Aufrechterhaltung von Aufmerksamkeit und Konzentration
3. Aufrechterhaltung von Energie und Leistung
4. Umgang mit affektiven Interferenzen
5. Arbeitsgedächtnis und Erinnerungsvermögen

Tab. 2.3 Utah-Kriterien der adulten ADHS (nach Wender 1995)

Symptombereich	Psychopathologie
1) Aufmerksamkeitsstörung (Schwierigkeiten mit der Aufmerksamkeit)	Verminderte Konzentrationsfähigkeit, v. a. bei fehlendem Interesse, „Hyperfokussierung" der Aufmerksamkeit bei entsprechendem Interesse und/oder ausreichender Stimulation (z. B. unter Zeitdruck). Verkürzte Aufmerksamkeitsspanne oder Vermeidung von Tätigkeiten, die Durchhaltevermögen verlangen. „Lesefaulheit". Bei Gesprächen nicht richtig zuhören, nicht bei der Sache bleiben. „Kommunikationsstörung" in der Partnerschaft oder in der Gruppe. Starke Ablenkbarkeit. Mit den Gedanken ständig woanders ein. Empfindlichkeit gegenüber Außenreizen. Vergesslichkeit, alles notieren müssen, Gegenstände verlegen.
2) Hyperaktivität	Bewegungsdrang, Zappeligkeit, Nervosität, innere Unruhe, Ungeduld und Unbehagen bei sitzenden Tätigkeiten. Drang, öfters aufzustehen, herumzulaufen. Allgemeines Bedürfnis nach Tätigkeiten. Bewegungsfreiheit. Sich nicht entspannen können, sich immer wie „aufgezogen" fühlen.
3) Affektlabilität (Stimmungsschwankungen)	Häufig wechselnde Stimmung. Kurze Phasen mit Niedergeschlagenheit, Missmutigkeit, aber auch Übererregtheit, Getriebenheit von wenigen Stunden bis Tagen. Starke Emotionalität.
4) Desorganisation	Probleme, das Leben in den kleinen und großen Bereichen zu organisieren. Schwierigkeiten, Termine und Vorgaben einzuhalten. Keine Prioritäten setzen können. Sprunghaftigkeit, Planlosigkeit. Verlegen von Gegenständen, Vergesslichkeit.
5) Verminderte Affektkontrolle (explosives, hitziges Gemüt)	Kurz dauernde Wutausbrüche, aber kein dauerhafter Groll und kein Aufstauen von Zorn. „Niedriger Siedepunkt".
6) Impulsivität	Handeln und entscheiden, ohne lange nachzudenken. Gespräche anderer unterbrechen, anderen ins Wort fallen, Sätze anderer zu Ende sprechen. Unüberlegte Spontaneinkäufe. Probleme, Geld zusammenzuhalten. Risikofreudigkeit.
7) Emotionale Überreagibilität (geringe Stresstoleranz)	Chronisch „dünnes Fell". Sich bei Belastung leicht aus der Ruhe bringen lassen, durcheinandergeraten, schnell nervös werden, sich bedrängt fühlen.

In diesen Konzepten der adulten ADHS werden nicht die DSM-5-Phänomene der Hyperaktivität und Impulsivität als obligatorisch für die ADHS angesehen, sondern ein breites Spektrum von kognitiven Einschränkungen bis hin zu besonderen Einschränkungen des Arbeitsgedächtnisses.

Auffälligkeiten in der Stimmungsregulation und der Umgang mit affektiven Interferenzen sind sowohl in der ADD-Konzeption von Brown (2001) als auch im psychopathologischen ADHS-Spektrum der Conners-Skalen für Erwachsene (CAARS, Conners et al. 1999) enthalten. Sie fallen unter den Begriff der emotionalen Labilität. Die CAARS nehmen ferner Bezug auf Probleme, die viele Betroffene mit ihrem Selbstkonzept haben. Die Berücksichtigung der emotionalen Symptomatik bei Brown (2001) und Conners et al. (1999) beruht letztlich auf den Vorarbeiten von Wender (1995), der Stimmungsschwankungen, emotionale Überreagibilität und überschießendes Temperament neben dem desorganisierten Verhalten als typische psychopathologische Phänomene bei Erwachsenen mit ADHS bezeichnet hat. Inzwischen liegen zahlreiche Untersuchungen vor, welche die Bedeutung von Störungen der Emotionsregulation bei Erwachsenen mit ADHS gut belegen (Retz et al. 2012)

2.1.4 Komorbidität und soziale Schwierigkeiten

Für die Diagnostik und Therapie der adulten ADHS ist von spezieller Bedeutung, dass sie vor allem in klinischen Populationen nur selten als isolierte Störung auftritt. Bereits bei Kindern mit ADHS sind häufig weitere psychiatrische Störungen vorhanden (Übersichten bei Biederman 2004; Spencer 2006). Mehr als zwei Drittel der erwachsenen Patienten haben weitere psychische Leiden; die häufigsten sind ➤ Kasten 2.1 zu entnehmen.

Kasten 2.1

Komorbiditäten bei Erwachsenen mit ADHS

- Drogenmissbrauch und Alkoholismus (bis 80 %),
- antisoziale Persönlichkeitsstörungen (25 %) und
- emotional instabile Persönlichkeitsstörungen (20 %),
- daneben Angststörungen (ca. 30 %) und
- affektive Erkrankungen (bis 40 %).

Verlaufsuntersuchungen von Kindern mit ADHS bis ins Jugendlichen- und Erwachsenenalter sowie verschiedene epidemiologische Projekte haben gezeigt, dass eine Reihe von Einschränkungen mit der ADHS einhergehen können, die für den Prozess der sozialen Adaptation von erheblicher Bedeutung sind (Übersicht bei Rösler 2006).

MEMO

- Im Vergleich zu Kontrollpersonen erreichen Personen mit ADHS, gemessen am Begabungsniveau, weniger qualitativ hochwertige Schul- und Berufsabschlüsse, und sie verlieren bzw. wechseln häufiger ihren Arbeitsplatz.

- Die Zahl unerwünschter Schwangerschaften und das Risiko sexuell übertragbarer Krankheiten sind signifikant erhöht, ebenso die Scheidungsraten.
- Personen mit ADHS weisen ein höheres Risiko für alle Arten von Unfällen in Schule, Beruf, Freizeit und Straßenverkehr auf, wo auch eine vermehrte Neigung zu Regelverstößen registriert wird.
- Insbesondere die Spielart der hyperkinetischen Störung des Sozialverhaltens ist auch mit sozialen Adaptationsschwierigkeiten vor allem in der Legalbewährung assoziiert, und es wurde gezeigt, dass die Syndromkonstellation Impulsivität/Hyperaktivität/Konzentrationsstörungen im Kindesalter ein valider Prädiktor für spätere Aggressivität und Gewalttätigkeit ist (Farrington und West 1990).

2.1.5 Ursachen der ADHS

Die Ursachen der ADHS sind bis heute nicht bekannt. Es existieren aber verschiedene, durch neuropsychologische Untersuchungen unterschiedlich gut abgesicherte Modelle, mit denen die Symptome der ADHS erklärt werden können (Übersicht bei Döpfner und Lehmkuhl 2005). Diese umfassen das Verhaltenshemmungs-/-aktivierungs-Modell nach Quay (1993), das Modell der Störungen exekutiver Funktionen nach Pennington und Ozonoff (1996), das Modell der mangelnden Reaktionsinhibition nach Barkley (1997), das kognitiv-energetische Modell nach Sergeant (2000) und das Modell der Verzögerungsaversion bzw. das duale Modell inhibitorischer und motivationaler Dysfunktionen nach Sonuga-Barke (2002). All diesen – sich zum Teil überschneidenden – Modellen gemeinsam ist die Annahme, dass den neuropsychologischen Störungen neurologische Substrate zugrunde liegen, die zu Störungen im Bereich der Hemmung oder Verzögerung von Reaktionen, der exekutiven Funktionen sowie der Motivationsregulation führen.

Neurobiologie der ADHS

Nach den derzeitigen Vorstellungen ist die ADHS-Symptomatik vor allem auf eine Dysfunktion frontostriataler Regelkreise zurückzuführen, wobei den Katecholaminen Dopamin und Noradrenalin eine zentrale Rolle zugeschrieben wird. Dabei sollte aber nicht übersehen werden, dass diese Transmittersysteme durch andere Neurotransmitter (z.B. Serotonin, Glutamat und Acetylcholin) moduliert werden und man insofern eher von einer Multitransmitterstörung ausgehen muss. Es ist durchaus denkbar, dass Störungen in unterschiedlichen Transmittersystemen und auf unterschiedlichen funktionell-anatomischen Ebenen zum klinischen Bild der ADHS führen können. Störungen der katecholaminergen Neurotransmission könnten demnach auch sekundäre Phänomene darstellen. Sowohl die klinische Heterogenität der ADHS als auch die individuellen Unterschiede hinsichtlich der pharmakotherapeutischen Responsivität von ADHS-Patienten wären hiermit gut erklärbar (Übersicht bei Rösler und Retz 2006).

Neuroanatomische Befunde

Mit strukturell und funktionell bildgebenden Untersuchungstechniken konnten bei Kindern, Jugendlichen und Erwachsenen mit ADHS Veränderungen gegenüber gesunden Kontrollpersonen nachgewiesen werden (Übersicht bei Schneider et al. 2006). Bei Kindern mit ADHS fanden sich u. a. Verminderungen des Volumens im präfrontalen Cortex mit Schwerpunkt in der rechten Hemisphäre. Mit wechselnder Seitenlokalisation wurden Volumenminderungen im Nucleus caudatus und auch im Globus pallidus beschrieben. Im anterioren und posterioren Corpus callosum fanden sich gleich in mehreren Studien Volumenminderungen. Schließlich konnte auch eine Verminderung des Kleinhirnvolumens bei ADHS-Patienten gezeigt werden, wobei die Volumenminderung des an dopaminergen Verbindungen reichen Kleinhirnwurms von besonderem Interesse zu sein scheint. Die Vielzahl der anatomischen MRT-Befunde bei Kindern und Jugendlichen deutet auf einen Schwerpunkt der Volumenminderungen im fronto-striatalen und zerebellären Bereich hin. Es handelt sich dabei um Hirnregionen, in denen man besonders viele dopaminerge Projektionen findet.

Die Studien mit Erwachsenen ADHS-Probanden deuten in eine ähnliche Richtung wie bei Kindern. Es wurden ähnliche strukturelle Veränderungen festgestellt, die vor allem frontal-parietale Hirnregionen, das limbischen System und das Corpus callosum betreffen und somit Hirnstrukturen, die für Aufmerksamkeitsleistungen und exekutive Funktionen verantwortlich sind (Yu et al. 2023).

In funktionell kernspintomografischen (MRT-)Studien wurde bei Kindern mit ADHS eine stärkere frontale Aktivierung bei niedrigerer striataler Aktivität nachgewiesen, die sich mit Methylphenidat beeinflussen lässt (Vaidya et al. 1998). Auch finden sich bei ADHS-Patientinnen und -Patienten allgemein diffusere Aktivierungen von zerebralen Netzwerken als bei Gesunden (Bush et al. 1999). Bei Erwachsenen mit ADHS lässt sich metaanalytisch sehr ähnlich wie bei Kindern mit ADHS eine signifikante Hypoaktivierung in mehreren frontal-temporalen Hirnregionen, dem rechten Gyrus postcentralis, der linken Insula und dem Corpus callosum nachweisen (Yu et al. 2023).

Neurochemische Befunde

Hinsichtlich möglicher pathogenetischer Mechanismen bei ADHS werden Funktionsabweichungen in verschiedenen zentralen Transmittersystemen diskutiert, wobei man sich an der Beobachtung orientiert, dass Substanzen, die den Dopamin- und Noradrenalintransporter inhibieren, therapeutische Wirkung besitzen. Diese Beobachtungen führten zu der unspezifischen Hypothese, dass ADHS aus einer Fehlregulation des katecholaminergen Übertragungssystems im Gehirn resultiert (Pliszka 1996). Gestützt wird die Annahme einer primären Störung des Katecholaminstoffwechsels durch Studien, die im Vergleich zu Kontrollen bei ADHS erniedrigte Konzentrationen an Noradrenalin- und Dopaminmetaboliten zeigen konnten. In diesem Zusammenhang sind auch Befunde von Interesse, die bei unbehandelten Erwachsenen mit

ADHS eine signifikante Erhöhung der Dopamintransporteraktivität nahelegen (Krause et al. 2000).

Bei den Überlegungen zur „Katecholamin-Hypothese" der ADHS kommt dem präfrontalen Cortex (PFC) als Sitz übergeordneter koordinierender, sogenannter exekutiver Funktionen eine herausragende Bedeutung zu, da er in entscheidender Weise durch katecholaminerge Neurotransmission kontrolliert wird. Unter neuroanatomisch funktionellen Gesichtspunkten lassen sich ein noradrenerges posteriores kortikales Aufmerksamkeitssystem und ein anteriores kortikales Aufmerksamkeitssystem unterscheiden (➤ Abb. 2.1). Das anteriore Aufmerksamkeitssystem bildet einen Teil des präfrontalen Exekutivsystems und wird im Gegensatz zum posterioren auch dopaminerg kontrolliert. Während das posteriore System vor allem Aufgaben der Vigilanzregulation und der Orientierung und Neuausrichtung der Aufmerksamkeit auf Stimuli übernimmt, wird dem anterioren System die Aufmerksamkeitsfokussierung im Rahmen exekutiver Funktionen zugeschrieben (Posner und Petersen 1990).

Obwohl zentralnervöse Desinhibition nach heutiger Auffassung einen zentralen Gesichtspunkt der ADHS darstellt und Störungen der Impulskontrolle vor allem mit serotonergen Mechanismen in Zusammenhang gebracht werden, wurde diesem Transmittersystem bei ADHS bislang vergleichsweise wenig Beachtung geschenkt. Da serotonerge Neurone des Raphekerns sowohl mit dem mesokortikalen Dopaminsystem als auch mit dem noradrenergen Locus coeruleus in Verbindung stehen und die Wirkung von Stimulanzien auch über serotonerge Mechanismen vermittelt wird, dürfte dem serotonergen System eine gewisse modulatorische Bedeutung zukommen (Gainetdinov et al. 1999).

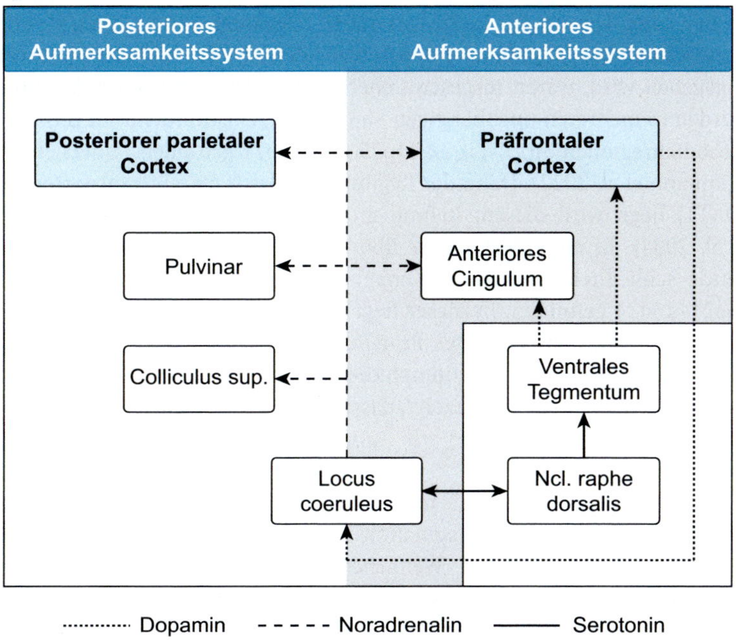

Abb. 2.1 Monoaminerge Projektionen zu kortikalen und subkortikalen Hirnregionen, die dem anterioren und posterioren Aufmerksamkeitssystem zugeordnet werden [L143]

Genetische Befunde

ADHS ist eine Erkrankung mit ungewöhnlich starker genetischer Verankerung (Übersichten bei Faraone 2004; Bobb et al. 2005). Die Konkordanzraten in formalgenetischen Untersuchungen mit eineiigen Zwillingen liegen zwischen 0,6 und 0,8 (Übersicht bei Thapar et al. 1999). Neben der genetischen Disposition tragen unzweifelhaft auch Umweltfaktoren zur Entwicklung einer ADHS bei. In den betroffenen Familien findet man in der Regel überzufällig häufig weitere Symptomträger. Auch das Risiko für andere psychiatrische Störungen ist unter Verwandten von ADHS-Patientinnen und - Patienten erhöht.

Nach derzeitiger Vorstellung ist die ADHS als eine polygenetische und wahrscheinlich auch genetisch heterogene Erkrankung zu verstehen. Die einzelnen mit ADHS assoziierten Gene erklären jeweils nur einen geringen Varianzanteil des Phänotyps. Es spricht einiges für ein polygenetisches Modell der ADHS, mit dem sich auch die hohe Komorbidität der Störung mit anderen psychiatrischen Erkrankungen erklären lässt. Demnach tragen störungsspezifische und auch an anderen Phänotypen beteiligte Gene zur Krankheitsentstehung bei, über deren Ausprägung und klinische Erscheinungsformen unterschiedliche Umweltfaktoren mitentscheiden. In einzelnen Studien konnten auch Gen-Umwelt-Interaktionen gezeigt werden, die darauf hinweisen, dass bestimmte biologische oder psychosoziale Faktoren das Risiko für ADHS erhöhen oder auch protektiv wirken können, wenn andere Einflussfaktoren vorhanden sind (Thapar et al. 2007).

In den verfügbaren Kopplungsanalysen, mit denen man nicht hypothesengeleitet nach der Koppelung von Risikogenen an ein bestimmtes Störungsbild suchen kann, konnte eine Reihe von ADHS-relevanten Genregionen identifiziert werden. Die gefundenen Koppelungen, deren Stärke mittels LOD-Scores angegeben wird, waren insgesamt eher niedrig. Die stärksten Kopplungen wurden in mehreren unabhängigen Studien übereinstimmend für die Chromosomenregionen 5p13, 11q22-11q25 und 17p11 gefunden (Übersicht bei Hohmann et al. 2022). Da in der Region 5p13 das Dopamintransporter-Gen (DAT1) liegt, wird diesem Befund große Bedeutung zugemessen (Heiser et al. 2004). In einer Metanalyse über sieben Koppelungsuntersuchungen wurde schließlich eine starke Koppelung von ADHS mit der Genregion 16q21–16q24 gefunden. In dieser liegt das Gen *CDH13*, das wiederum ein an der Zelladhäsion beteiligtes Protein codiert. Dieses wurde auch bereits mittels genomweiter Assoziationsstudie (GWAS) als Risikogen identifiziert. Interessanterweise hat sich gezeigt, dass Überlappungen zwischen mit ADHS und anderen Störungsbildern wie Autismus oder Legasthenie gekoppelten Genregionen existieren.

In hypothesengeleiteten molekulargenetischen Assoziationsstudien wurden vor allem an der Regulation monoaminerger Neurotransmission beteiligte Gene untersucht. Weitgehend akzeptiert und metaanalytisch abgesichert ist die Assoziation der ADHS mit der 7-Repeat-Variante in Exon 3 des Dopaminrezeptor-4-Gens *(DRD4)*. Wiederholt repliziert und durch gemeinsame Analyse von 14 Studienpopulationen bestätigt wurde auch die Assoziation mit dem Dopaminrezeptor-5-Gen *(DRD5)*. Deutlich uneinheitlicher sind die Befunde, die eine Längenvariante in Exon 15 des Dopamintransporter-1-Gens *(DAT1)* betreffen. Während sich für eine Assoziation genetischer Polymorphismen des noradrenergen Transmittersystems bislang keine ausreichende Evidenz fand, spricht einiges dafür, dass serotonerge Gene (Serotonintransporter und Tryptophanhydroxylase) für die ADHS von Bedeutung sind.

In genomweiten Assoziationsstudien (GWAS) wird wiederum explorativ nach mit ADHS assoziierten genetischen Varianten gesucht, die in der Bevölkerung häufig (> 1 %) vorkommen. Auf diese Weise lassen sich in sehr großen Studienpopulationen verschiedene Risikogene für ADHS identifizieren, die mit der Formation von Synapsen, Neuroplastizität und der Regulation von Transmitterkonzentrationen an der dopaminergen Synapse beteiligt sind. Derartige Befunde liefern vor allem neue Ansatzpunkte für die Erforschung der molekularen Ursachen der ADHS. GWAS bilden zudem die Grundlage für sogenannte polygene Risikoscores (PRS), mit deren Hilfe sich Personen mit und ohne ADHS anhand des jeweiligen genetischen Risikoloads unterscheiden lassen. Überlappungen des PRS für ADHS und andere psychisch Störungen deuten auf eine gemeinsame genetische Disposition für verschiedene psychische Störungen hin.

Umweltfaktoren

In verschiedenen Studien wurde gezeigt, dass ungünstige familiäre Entwicklungsbedingungen, ein geringer sozioökonomischer Status und eine psychische Störung in der Familie als Risikofaktoren für ADHS in Frage kommen. Auch Schwangerschafts- und Geburtskomplikationen, ein erniedrigtes Geburtsgewicht, Infektionen und Toxine gelten als exogene Risikofaktoren (Taylor et al. 2004). Dabei handelt es sich aber weder um notwendige noch hinreichende Bedingungen für die Entwicklung dieser Erkrankung. Psychosoziale Belastungen beeinflussen nach dem gegenwärtigen Wissensstand vermutlich aber den Schweregrad und tragen zur Stabilität der Störung bei. Die Bedeutung von pränataler Nikotin- und Alkoholexposition im Sinne erworbener biologischer Faktoren ist dagegen für die Entstehung von ADHS gut gesichert. Die Annahme, dass Ernährungsfaktoren einen maßgeblichen Einfluss auf die Entstehung einer ADHS haben, konnte in kontrollierten Studien dagegen nicht bestätigt werden.

Zusammenfassend bleibt festzuhalten: ADHS entsteht nach den heutigen Vorstellungen aus einem Zusammenwirken verschiedener biologischer und psychosozialer Faktoren, die in unterschiedlichen Entwicklungsphasen des Gehirns im Sinne zeitlich begrenzt oder dauerhaft vorhandener bzw. anlagebedingter Risiko-, aber auch protektiver Einflüsse wirksam werden (eine modellhafte Darstellung findet sich in ➤ Abb. 2.2.

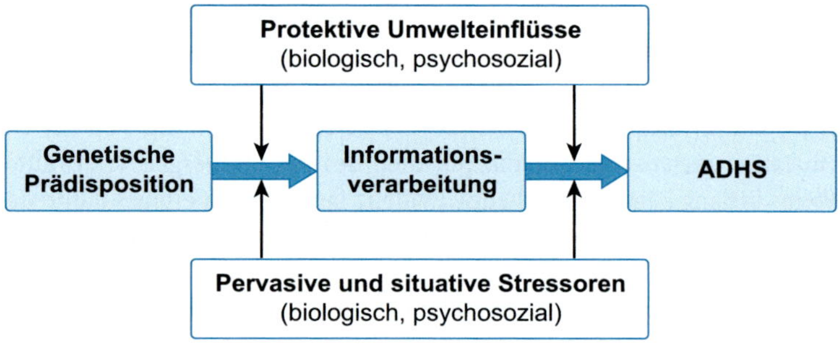

Abb. 2.2 Ätiopathogenetisches Modell der ADHS [L143]

2.2 Wie wird die ADHS diagnostiziert?

2.2.1 Schwierigkeiten bei der ADHS-Diagnostik

Die Diagnostik der ADHS im Erwachsenenalter ist ein klinischer Entscheidungsprozess. Kenntnisse über Psychopathologie und Verlauf der Erkrankung sind für den diagnostischen Prozess daher unerlässlich. Ein wie auch immer gearteter biologischer oder sonstiger Test, mit dem die Diagnose gesichert werden kann, steht nicht zur Verfügung. Damit verbunden sind verschiedene diagnostische Probleme, die in den Besonderheiten der Störung begründet sind, vor allem wenn sie nicht bereits in der Kindheit diagnostiziert wurde.

Ein erstes Problem ergibt sich daraus, dass bestimmte Symptome wegen des sehr frühen Beginns und kontinuierlichen Verlaufs der Störung von ADHS-Betroffenen mitunter als zu ihrer Persönlichkeit gehörig und nicht als Krankheitssymptome empfunden und deshalb oft nicht spontan berichtet werden. Besteht daher der Verdacht auf ADHS, müssen bestimmte psychopathologische Phänomene gezielt erfragt werden. Hinzu kommt, dass die Symptomatik aus der Untersuchungssituation heraus oft nur schwer zu bewerten ist, da diese sich vor allem im Alltagskontext bemerkbar macht. Direkt beobachtbar sind oft nur motorische Unruhe oder Konzentrationsmängel. Bei der Einschätzung der meisten Phänomene ist der Untersucher daher auf Angaben der Betroffenen selbst oder Aussagen Dritter angewiesen. Hinzu kommt, dass die Anforderungen an Aufmerksamkeit, Planungsvermögen, Strukturierung im beruflichen und privaten Bereich im Erwachsenenalter stark variieren und ADHS-Patientinnen und -Patienten oft mehr oder weniger geeignete Copingstrategien entwickelt und ihre privaten und beruflichen Lebensumstände so eingerichtet haben, dass charakteristische Merkmale der Krankheit weniger stark zum Tragen kommen.

Weitere Schwierigkeiten ergeben sich daraus, dass sich die Diagnose einer ADHS im Erwachsenenalter im Wesentlichen auf Berichte über ADHS-assoziierte Symptome und funktionelle Beeinträchtigungen in der Kindheit stützt. Nicht immer stehen Dokumente aus der Kindheit zur Verfügung (z. B. Schulzeugnisse oder Arztberichte), die dazu beitragen können, frühere Verhaltensauffälligkeiten objektiv zu beurteilen. Außerdem sind retrospektive Angaben, auch von Eltern und älteren Geschwistern, generell für Verzerrungen anfällig *(recall bias)*.

Bei Erwachsenen ergibt sich im Rahmen der diagnostischen Abklärung außerdem das Problem, dass eine ADHS in der Mehrzahl der Fälle nicht isoliert auftritt. Komorbide Störungen können parallel zur ADHS vorhanden sein, jedoch auch als Differenzialdiagnose in Betracht kommen. Ferner können erwachsene Patientinnen und Patienten an körperlichen Erkrankungen leiden, die ADHS-ähnliche Symptome hervorrufen, z. B. Hypo- oder Hyperthyreose, Diabetes oder Herz-/Kreislauferkrankungen. Zudem können Folgen von Stress und traumatischen Erlebnissen wie Scheidung, Trauer, berufliche und finanzielle Probleme zu Symptombildungen führen, die einer ADHS ähnlich sind. Diese Aspekte machen in besonderer Weise deutlich, dass eine psychiatrische Untersuchung im Rahmen der ADHS-Diagnostik unerlässlich ist. Schließlich darf auch der sogenannte *informed bias* nicht unerwähnt bleiben. Danach können wegen des mittlerweile hohen Bekanntheitsgrades der Störung und des guten Informationsstandes von Patientinnen und Patienten Einflüsse auf die Selbstbewertung nicht ausgeschlossen werden.

2.2.2 Praktisches Vorgehen

Im Rahmen der diagnostischen Abklärung sollten folgende Grundfragen geklärt werden:

1. Gibt es klare Hinweise darauf, dass die ADHS-typischen Symptome bereits in der Kindheit aufgetreten sind?
2. Gibt es klare Hinweise darauf, dass durch die ADHS-Symptome für die Betroffenen bedeutsame und konsistente Beeinträchtigungen in verschiedenen Funktionsbereichen aufgetreten sind?
3. Gibt es diagnostische Alternativen, mit denen sich die ADHS-verdächtige Symptomatik besser erklären lässt?
4. Gibt es Hinweise darauf, dass bei Patientinnen und Patienten, die die Kriterien einer ADHS erfüllen, weitere komorbide Störungen vorliegen?

Für das praktische diagnostische Vorgehen wurden verschiedentlich Empfehlungen formuliert (Ebert et al. 2003; Stieglitz und Rösler 2006). Um die diagnostischen Fragen beantworten zu können, ist in der Untersuchung ein mehrstufiges Vorgehen zu empfehlen, wobei die Reihenfolge variabel gestaltet werden kann.

Stufe 1: Die Exploration

Im klinischen Interview sind die Lebensgeschichte der Patientin bzw. des Patienten und das aktuell beobachtbare Verhalten zu erfassen. Es dient insbesondere aber auch der Exploration von nicht beobachtbaren ADHS-Symptomen und Symptomen anderer Störungen sowie der Bewertung des aktuellen Funktionsniveaus.

Stufe 2: Die Erfassung der ADHS-Symptome unter Einsatz standardisierter Instrumente

Zwischenzeitlich ist eine Fülle von standardisierten Verfahren verfügbar, die eingesetzt werden können, um die kindliche ADHS-Symptomatik retrospektiv, die aktuelle ADHS-Symptomatik entsprechend den verschiedenen Klassifikationssystemen und die funktionellen Beeinträchtigungen zu erfassen (Übersicht bei Rösler 2006). Es handelt sich hierbei um Selbstbeurteilungsskalen, die von den Betroffenen zu bearbeiten sind, sowie klinische Interviews und Fremdbeurteilungsinstrumente, die von der untersuchenden Person bzw. von Drittpersonen durchgeführt werden. Neben Instrumenten, die speziell zur ADHS-Diagnostik entwickelt wurden, können auch andere psychiatrische Skalen eingesetzt werden, mit denen sich psychopathologische und funktionelle Beeinträchtigungen erfassen lassen. Inzwischen wurden verschiedene Instrumente zur Unterstützung der ADHS-Diagnostik für die Anwendung im deutschen Sprachraum validiert (Christiansen et al. 2014, Rösler et al. 2021).

Stufe 3: Erfassung von ADHS-Symptomen in der Kindheit

Nach heutiger Auffassung handelt es sich bei ADHS um eine Erkrankung, die sich im Kindesalter manifestiert und als solche bei Erwachsenen nur diagnostiziert werden kann, wenn entsprechende Symptome bereits in der Kindheit vorgelegen haben. Erwachsene mit einer ADHS berichten oft über sehr lebhafte Erinnerungen an die Kindheit. Zu nennen sind z. B. emotionale Reaktionen von Lehrkräften und Eltern. Es lassen sich auch standardisierte Fragebögen zur retrospektiven Erfassung typischer Symptome in der Kindheit einsetzen (Rösler et al. 2021). Wenn der Patient oder die Patientin Schwierigkeiten hat, die kindliche Geschichte zu erinnern, ist die untersuchende Person auf zusätzliche Informationsquellen angewiesen.

Stufe 4: Erfassung von anderen psychiatrischen Störungen

Die Diagnostik bei ADHS setzt immer eine sorgfältige psychiatrische Differenzialdiagnostik voraus. Die Symptome der ADHS sind nicht spezifisch. Aufmerksamkeitsstörungen können beispielsweise bei fast jeder psychiatrischen Krankheit auftreten. Andererseits ist zu bedenken, dass im Verlauf einer ADHS häufig andere psychische Störungen auftreten können, die nicht übersehen werden sollten.

Stufe 5: Zusatzuntersuchungen

Obwohl neuropsychologische Testungen die Diagnose einer adulten ADHS alleine weder absichern noch sicher ausschließen, können sie dazu beitragen, Leistungsbeeinträchtigungen zu objektivieren, oder Hinweise auf den Schweregrad der Störung liefern. Neuropsychologische Tests sind kein Ersatz für Exploration und körperliche Untersuchung.

In diesem Zusammenhang sind auch weitere Zusatzuntersuchungen zu nennen, die auf den Ausschluss körperlicher Erkrankungen oder differenzialdiagnostische Überlegungen abzielen (z. B. EEG, EKG, Blutuntersuchungen, Drogenscreening).

Stufe 6: Erfassung von Beeinträchtigungen

Da ADHS mit vielfältigen Beeinträchtigungen einhergeht, sollten die sozialen Bezüge des Patienten bzw. der Patientin, die familiäre und berufliche Situation, die Aktivitäten im täglichen Leben sowie die allgemeine Lebensqualität differenziert erfasst werden. Eine ADHS sollte nur diagnostiziert werden, wenn der Störungscharakter eindeutig zum Ausdruck kommt.

2.3 Therapie der ADHS

2.3.1 Medikamentöse Behandlung der ADHS im Erwachsenenalter

Grundsätzliche Wirkprinzipien

Nach heutigem Erkenntnisstand werden in erster Linie Störungen des Dopamin- und Noradrenalinstoffwechsels als Ursache der ADHS-Symptomatik angesehen. Dopamin ist für Antrieb und Motivation bedeutend, während Noradrenalin die Aufmerksamkeit moduliert. Darüber hinaus ist Noradrenalin auch an der Impulssteuerung beteiligt, die in erster Linie von Serotonin reguliert wird. Daher werden bei der Behandlung der ADHS vor allem Wirkstoffe eingesetzt, die die Aktivität des dopaminergen oder noradrenergen Systems steigern.

Therapiedauer

Es gibt derzeit noch keine generellen Empfehlungen für die Dauer einer medikamentösen Behandlung des ADHS im Erwachsenenalter. Es liegen Beobachtungen vor, dass mit zunehmendem Alter bei einem Teil der Betroffenen die Intensität der ADHS-Symptome abnimmt. Daher erscheint es sinnvoll, alle 1–2 Jahre einen Auslassversuch zu unternehmen und zu beurteilen, ob sich auch ohne Medikation eine ausreichende Symptomreduktion erreichen lässt. Zumindest bei einem Teil der Betroffenen ist im zeitlichen Verlauf eine Dosisreduktion oder ein Absetzen der Medikation möglich; dies gilt vor allem dann, wenn die Betroffenen ergänzend zur Medikation psychotherapeutische Strategien zum Umgang mit ihrer Symptomatik erlernt haben.

Wirkstoffe

Wie bei Kindern und Jugendlichen besitzt die pharmakologische Behandlung auch im Erwachsenenalter einen hohen Stellenwert in der Therapie der ADHS. Nachdem lange Zeit in Deutschland Medikamente zur Behandlung von ADHS nur für Kinder und Jugendliche zugelassen waren, stehen inzwischen mehrere

Arzneimittel auch zur Behandlung der ADHS im Erwachsenenalter zur Verfügung. Es handelt sich dabei um Psychostimulanzien (Methylphenidat und Lisdexamfetamin) sowie das Nicht-Stimulans Atomoxetin. Bislang sind für das Erwachsenenalter nur Präparate mit verzögerter Wirkstofffreisetzung zugelassen.

Die Wirksamkeit und Sicherheit der Behandlung mit Psychostimulanzien und Atomoxetin im Erwachsenenalter ist durch zahlreiche Studien und Metaanalysen gut belegt (Übersicht bei Retz 2024). Die aktuellen S3-Leitlinien empfehlen daher die Behandlung mit Stimulanzien als Therapie erster Wahl (AWMF 2017).

Die einzelnen in Deutschland für die Behandlung der ADHS im Erwachsenenalter zugelassenen Präparate sind in ➤ Tab. 2.4 zusammengestellt.

Stimulanzien

Die Behandlung mit Stimulanzien ist Therapie der ersten Wahl bei Erwachsenen mit ADHS.

Der wichtigste Vertreter dieser Gruppe ist der Wirkstoff Methylphenidat (Schulte-Markwort und Warnke 2004). Inzwischen kann man auf jahrzehntelange Erfahrungen mit dieser Substanz bei Erwachsenen zurückblicken. Außerdem werden Amphetamin, Pemolin und Modafinil zu dieser Gruppe gezählt. In der praktischen Anwendung sind die Empfehlungen in den Fachinformationen zu beachten.

Methylphenidat

Wirkmechanismus: Durch tierexperimentelle Untersuchungen wurde festgestellt, dass Methylphenidat durch eine Blockade des Dopamintransporters die Wiederaufnahme von Dopamin in das präsynaptische Neuron verhindert. Neben dieser Hauptwirkung setzt es zusätzlich Dopamin frei und hemmt ein Abbauenzym, die Monoaminoxidase. Alles zusammen führt zu einer erhöhten Dopaminaktivität am postsynaptischen Neuron (Masellis et al. 2002). Die Gehirnstruktur mit der höchsten Dichte an Dopamintransportern ist das Striatum (Nucleus caudatus, Putamen).

Pharmakokinetik: Nach oraler Einnahme wird der maximale Plasmaspiegel nach 1,5–2,5 h erreicht. Die ersten Wirkeffekte treten nach 30–60 min auf, die maximale Wirkung ist nach 1–3 h und das Ende der Wirkung nach spä-

Tab. 2.4 Zur Behandlung der ADHS im Erwachsenenalter zugelassene Präparate

Substanzgruppe	Wirkstoff	Präparate
Stimulanzien	Methylphenidat (nur verzögerte Freisetzung)	Medikinet adult® Ritalin adult® Concerta® Kinecteen®
	Lisdexamfetamin	Elvanse®
Nicht-Stimulanzien	Atomoxetin	Strattera® Agakalin®

testens 6 h erreicht. Dabei sind jedoch erhebliche individuelle Unterschiede zu beobachten. Wegen der kurzen Halbwertszeit von Methylphenidat wurden verschiedene Präparate mit verzögerter Wirkstofffreisetzung entwickelt, die eine ein- bis zweimalige Gabe des Präparates erlauben. In Deutschland sind zwischenzeitlich mehrere derartige Präparate zugelassen.

Dosierung: Da die Höhe des Plasmaspiegels nicht mit der klinischen Wirkung korreliert, liegen keine Empfehlungen dazu vor, welcher therapeutische Plasmaspiegel anzustreben ist. Da die Betroffenen unterschiedlich auf den Wirkstoff Methylphenidat ansprechen, kann eine individuelle Dosisfindung nur durch langsame Titration der Substanz erfolgen. Im Gegensatz zur Empfehlung bei Kindern und Jugendlichen lassen sich derzeit noch keine generellen körpergewichtsbezogenen Dosierempfehlungen festlegen, da entsprechende Studien fehlen. Allerdings ergaben Metaanalysen von US-amerikanischen Studien mit Dosierungen von ca. 1–1,4 mg/kg KG höhere Effektstärken als im niedrigen Dosisbereich. Viele erwachsene Patientinnen und Patienten sprechen allerdings bereits auch auf niedrige Dosierungen (10–40 mg Methylphenidat) an. In Einzelfällen können für eine zufriedenstellende Therapie aber auch mehr als 100 mg täglich erforderlich sein. Daher gilt die Empfehlung, die Dosis mit einmal täglich 5 mg Methylphenidat zu beginnen und alle 3–4 Tage in 5-mg-Schritten zu erhöhen. Die individuelle Erhaltungsdosis orientiert sich an der Wirksamkeit der Behandlung und den möglicherweise auftretenden Nebenwirkungen. Wegen der kurzen Halbwertszeit ist je nach persönlichen Anforderungen der Betrofffenen in der Regel eine 3- bis 4-malige Verabreichung pro Tag erforderlich, wenn man den unretardierten Wirkstoff verordnet. Nur bei Präparaten mit verzögerter Wirkstofffreisetzung ist eine 1- bis 2-malige Gabe pro Tag ausreichend. Gelegentlich müssen jedoch zusätzlich zum Retardpräparat 5–10 mg eines Präparates mit sofortiger Wirkstofffreisetzung gegeben werden, um vor allem morgens einen ausreichend schnellen und starken Wirkungseintritt zu erreichen.

Wirksamkeit: In zahlreichen kontrollierten Studien konnte im Vergleich zu Placebo bei Erwachsenen mit ADHS eine Wirkung von Methylphenidat auf die Symptomatik nachgewiesen werden. Eine Metaanalyse von allen Studien konnte dieses Ergebnis bestätigen (Faraone et al. 2004).

Unerwünschte Nebenwirkungen: Insgesamt hat Methylphenidat ein geringes Nebenwirkungspotenzial. Typisch sind Appetitminderung, Schlafstörung, Schläfrigkeit, Agitation, Magenschmerzen, Kopfschmerzen, Dysphorie, Blutdruckerhöhung und Erhöhung des Herzschlags. Üblicherweise treten diese zu Beginn der Behandlung auf und bessern sich bei einer Langzeitbehandlung. Regelmäßige Kontrollen der Vitalparameter sind daher notwendig; ferner empfiehlt sich die Durchführung eines EKG vor Beginn und während der Behandlung mit Methylphenidat. Generell sind gerade bei erwachsenen Patientinnen und Patienten körperliche Leiden und Interaktionen mit anderen Medikamenten zu beachten.

Bei einigen Betroffenen kommt es nach Absinken des Methylphenidat-Spiegels gegen Nachmittag oder Abend zu einem Rebound-Phänomen mit Gereiztheit, Unruhe und dysphorischer Stimmung. In der Regel kann dies durch die Gabe einer geringen Dosis von Methylphenidat am Nachmittag verhindert werden.

Suchtpotenzial: Mehrere Untersuchungen zu diesem Thema konnten zeigen, dass Methylphenidat nicht zu einem erhöhten Suchtverhalten führt. Es konnte sogar beobachtet werden, dass es die Suchtgefahr bei rechtzeitiger Anwendung vermindert. Da Methylphenidat bei oraler Gabe nicht zu einer Euphorisierung führt, fehlt bei Patientinnen und Patienten mit einer Polytoxikomanie der Anreiz, das Medikament einzunehmen.

Amphetamin

Wirkungsweise: Amphetamin bewirkt ähnlich wie Methylphenidat eine reversible Hemmung des Dopamintransporters. Darüber hinaus führt es zur Freisetzung von Dopamin, Noradrenalin und Serotonin. Es ist nicht das Mittel der ersten Wahl, stellt jedoch, wie eine Metaanalyse zeigen konnte, eine wirksame Alternative zu Methylphenidat dar (Faraone et al. 2002).
Pharmakokinetik: Nach oraler Einnahme wird der maximale Plasmaspiegel nach etwa 2 h erreicht. Die Plasmahalbwertszeit liegt bei 5–8 h.
Dosierung: Seit 2019 ist Lisdexamfetamin als einziges Amphetaminderivat in Deutschland zur Behandlung von Erwachsenen mit ADHS zugelassen. Es handelt sich um eine pharmakologisch nicht aktive Prodrug und wird nach Resorption im Magen-Darm-Trakt vor allem in den Erythrozyten durch Abspaltung von Lysin in das pharmakologisch aktive Dexamfetamin umgewandelt. In der Regel sollte eine Behandlung mit 30 mg einmal täglich morgens begonnen und kann bei Bedarf schrittweise um 10 bis 20 mg Schritten erhöht werden. Die höchste empfohlene Dosis beträgt 70 mg täglich.
Unerwünschte Nebenwirkungen: Diese sind mit denen von Methylphenidat vergleichbar. Auch hier ist die Durchführung von Kontrolluntersuchungen angezeigt.

Noradrenalin-Wiederaufnahmehemmer

Neben den Stimulanzien, die ihre Wirkung vor allem über das dopaminerge System entfalten, haben sich auch noradrenerge Substanzen in der Behandlung der ADHS etabliert (Becker et al. 2005). Hierzu gehören neben dem Noradrenalin-Wiederaufnahmehemmer Atomoxetin verschiedene Antidepressiva mit noradrenerger Wirkung, deren Wirksamkeit bei ADHS jedoch weniger gut belegt ist.

Atomoxetin

Atomoxetin ist ein selektiver reversibler Hemmer des Noradrenalintransporters, der zu einer Erhöhung der Noradrenalin- und Dopaminkonzentrationen im präfrontalen Cortex führt. Da die Konzentration des Dopamintransporters im präfrontalen Cortex sehr gering ist, erfolgt der Rücktransport von Dopamin hier über den Noradrenalintransporter. Da Atomoxetin keine Dopaminerhöhung im Nucleus accumbens verursacht, besteht keine Suchtgefahr. Daher fällt Atomoxetin nicht unter das Betäubungsmittelgesetz und muss nicht auf gesonderten Rezepten verordnet werden.

In zwei großen Doppelblindstudien konnte bei Erwachsenen eine gute Wirksamkeit gegenüber Placebo gezeigt werden (Michelson et al. 2003).

Atomoxetin ist in den USA und einigen anderen Ländern zur Behandlung der adulten ADHS zugelassen. In Deutschland liegt eine Zulassung zur Behandlung der ADHS des Kindes- und Jugendalters vor, wobei eine im Kindes- und Jugendalter begonnene Behandlung im Erwachsenenalter fortgeführt werden kann und in diesen Fällen die Zulassung als weiterhin gegeben gilt.

Pharmakokinetik: Die maximale Plasmakonzentration wird 1–2 h nach der Aufnahme erreicht. Die Halbwertszeit beträgt 4–5 h. Der Abbau erfolgt über die Leber. Hierbei ist das Cytochrom-P_{450}-Isoenzym 2D6 beteiligt. Bei ca. 7 % der Bevölkerung verstoffwechselt dieses Isoenzym Substrate nur sehr langsam (sog. *poor metabolizer*). Dies führt zu einer verlängerten Halbwertszeit von bis zu 24 Stunden.

Dosierung: Es wird eine gewichtsadaptierte Dosierung vorgeschlagen, die der Fachinformation zu entnehmen ist. Um die Nebenwirkungsrate zu Beginn der Behandlung zu senken, ist es nach Erfahrungen des Autors sinnvoll, die empfohlene Dosis in den ersten Wochen zu halbieren. In der Regel benötigen Erwachsene zwischen 60 und 80 mg als Erhaltungsdosis.

Unerwünschte Nebenwirkungen: Bei Erwachsenen sind die häufigsten unerwünschten Wirkungen Mundtrockenheit, Schlafstörungen, Übelkeit, Appetitlosigkeit, Obstipation und erektile Dysfunktion. Nach klinischen Erfahrungen des Autors sind auch Schwitzen und Benommenheit möglich. Außerdem kann es zur Erhöhung der Herzfrequenz und zu einem Blutdruckanstieg kommen. Selten tritt eine Transaminasenerhöhung auf, die die weitere Medikation mit Atomoxetin ausschließt.

Eine Kombinationsbehandlung aus Atomoxetin und Methylphenidat kann im Einzelfall durchaus sinnvoll sein. Da Methylphenidat vor allem Dopamintransporter im Striatum blockiert und im präfrontalen Cortex kaum Dopamintransporter vorhanden sind, kann dort über eine Noradrenalintransporter-Blockade auch eine positive Wirkung auf die Dopaminaktivität erzielt werden.

Insgesamt liegen zur Anwendung von Atomoxetin keine Langzeitdaten vor.

2.3.2 Psychotherapie und Psychoedukation bei ADHS im Erwachsenenalter

Laut der deutschsprachigen S3-Leitlinie „Aufmerksamkeitsdefizit-/Hyperaktivitätsstörung (ADHS) im Kindes-, Jugend- und Erwachsenenalter" von 2017 (aktuell in Überarbeitung; https://register.awmf.org/de/leitlinien/detail/028-045) sollte die Behandlung von ADHS individuell und multimodal gestaltet werden. Dies bedeutet, dass je nach Schweregrad der Erkrankung, dem Funktionsniveau, der Art der Begleitstörungen und dem Ausmaß der Beeinträchtigung psychosoziale, psychotherapeutische und medikamentöse Maßnahmen kombiniert werden. In diesem Zusammenhang ist wichtig zu erwähnen, dass laut Leitlinie empfohlen wird, zunächst jedem und jeder Betroffenen Psychoedukation anzubieten. Erst nach angemessenen psychoedukativen Maßnahmen sollten bei weiterhin klinisch relevanter Symptomatik weitere psychotherapeutische und/ oder pharmakologische Interventionen erfolgen (s. dazu ➤ Tab. 2.5).

Tab. 2.5 Therapieempfehlung entsprechend dem Schweregrad der ADHS-Symptomatik

Leichtgradige Ausprägung der ADHS: Es treten wenige oder keine Symptome zusätzlich zu denjenigen auf, die zur Diagnosestellung erforderlich sind. Der Patient/die Patientin ist durch die ADHS in seiner/ihrer sozialen oder beruflichen Funktion nur geringfügig beeinträchtigt.	Bei leichter Ausprägung wird gemäß den Leitlinien grundsätzlich eine psychoedukative Vorgehensweise und gegebenenfalls eine Psychotherapie empfohlen. In Einzelfällen kann bei behandlungsbedürftiger residualer ADHS-Symptomatik ergänzend eine Pharmakotherapie angeboten werden.
Mittelschwere Ausprägung der ADHS: Trotz nur gering ausgeprägter Symptome besteht eine deutliche funktionelle Beeinträchtigung oder trotz nur geringer Beeinträchtigung sind die Symptome deutlich ausgeprägt.	Bei mittelschwerer Ausprägung soll in Abhängigkeit von den konkreten Bedingungen des Patienten/der Patientin und des Umfelds nach umfassender Psychoedukation eine intensivierte psychosoziale oder/und pharmakologische Intervention durchgeführt werden.
Schwergradige Ausprägung der ADHS: Die Anzahl der Symptome übersteigt deutlich die zur Diagnosestellung erforderliche Anzahl oder mehrere Symptome sind besonders stark ausgeprägt und führen zu einer erheblichen Beeinträchtigung der Funktionsfähigkeit.	Bei schwergradiger Ausprägung wird primär Pharmakotherapie nach einer intensiven Psychoedukation empfohlen, ergänzt durch geeignete psychosoziale (einschließlich psychotherapeutischer) Interventionen.

Wie aus der Tabelle ersichtlich, sollte im Rahmen eines gestuften Vorgehens Psychoedukation als grundlegende Strategie für alle Interventionen bei Erwachsenen mit ADHS eingesetzt werden (siehe Langfassung der S3-Leitlinie ADHS, S. 63). Durch Psychoedukation sollen Betroffene umfassend über ihre Störung sowie die Vor- und Nachteile verschiedener Behandlungsmöglichkeiten informiert werden. Dies ermöglicht ihnen, ein individuelles Verständnis der Störung zu entwickeln und in Absprache mit den Behandelnden eine geeignete Therapieentscheidung zu treffen (edukativer Anteil der Psychoedukation). Darüber hinaus soll Psychoedukation einen Überblick über relevante Selbstmanagement-Fertigkeiten, Kompetenzen und Strategien bieten und deren Umsetzung im Alltag unterstützen (psychotherapeutischer Anteil der Psychoedukation). Dieses psychoedukative Konzept wird auch hier verfolgt. Das Manual wurde auch bereits in einer Studie erprobt und hat sich hierbei als hilfreich bei der Reduktion von ADHS-Symptomen, der Erhöhung des psychosozialen Funktionsniveaus und der Steigerung der Lebensqualität erwiesen (Hoxhaj et al. 2018).

Im Falle einer Indikation für Psychotherapie sollte laut Leitlinie die kognitive Verhaltenstherapie (KVT) angewendet werden. Störungsspezifische KVT bei ADHS im Erwachsenenalter soll die Entwicklung von Strategien und das Erlernen praktischer Techniken unterstützen, die zu einer Reduktion des Einflusses der ADHS Symptomatik auf die Alltagsfunktionen beitragen. Beispielsweise sollen Fertigkeiten bei der Lösung von Problemen, Techniken zur Reduktion von Ablenkbarkeit und Fertigkeiten zur Gefühlsregulation vermittelt werden. Weiterhin sollen über die Lebensspanne erworbene dysfunktionale Kognitionen erkannt und überprüft werden. In ➤ Tab. 2.6 findet sich eine Übersicht über aktuell verfügbare deutschsprachige KVT-Manuale zur Psychotherapie bei ADHS im Erwachsenenalter:

Tab. 2.6 Übersicht über deutschsprachige Manuale zur KVT-Psychotherapie von ADHS bei Erwachsenen

Manual	Beschreibung
Baer N, Kirsch P (2010). Training bei ADHS im Erwachsenenalter TADSE. Weinheim: Beltz Verlag.	Kognitiv-verhaltenstherapeutisches Manual, Gruppensetting, monofokaler Ansatz (ADHS Betroffene), zehn thematische Sitzungen.
Hesslinger B, Philipsen A, Richter H (2004). Psychotherapie der ADHS im Erwachsenenalter. Göttingen: Hogrefe, Reihe: Therapeutische Praxis	Kognitiv-verhaltenstherapeutisches Manual unter Einbezug von DBT-Therapieprinzipien, Gruppensetting, monofokaler Ansatz (ADHS-Betroffene), 13 thematische Sitzungen.
Lauth, GW, Minsel WR (2009). ADHS bei Erwachsenen: Diagnostik und Behandlung von Aufmerksamkeits-/Hyperaktivitätsstörungen. Göttingen: Hogrefe, Reihe: Therapeutische Praxis	Kognitiv-verhaltenstherapeutisches Manual, Einzel- und/oder Gruppensetting, monofokaler Ansatz (ADHS-Betroffene), fünf strukturierte Sitzungen.
Safren SA, Perlman CA, Sprich S, Otto MW (2009). Kognitive Verhaltenstherapie der ADHS im Erwachsenenalter. (Deutsche Bearbeitung von E. Sobanski, M. Schumacher-Stien, B. Alm). Berlin: Medizinisch Wissenschaftliche Verlagsgesellschaft.	Kognitiv-verhaltenstherapeutisches Manual, Einzelsetting, monofokaler Ansatz (ADHS-Betroffene), fünf thematische Module, insgesamt 17 Sitzungen

2.4 Was ist Psychoedukation?

Der Fachbegriff „Psychoedukation" beschreibt eine Interventionsform, die ihre Wurzeln in der kognitiven Verhaltenstherapie hat, gleichermaßen die Komponenten „Psychotherapie" und „Bildung" berücksichtigt und zumeist im Gruppensetting durchgeführt wird (Behrendt und Schaub 2005). Die in der Literatur genannten übergeordneten Ziele psychoedukativer Interventionen sind in ➤ Kasten 2.2 zusammengefasst.

Kasten 2.2

Ziele psychoedukativer Interventionen (nach D'Amelio et al. 2006)

- Förderung des Verständnisses und der subjektiven Verarbeitung des Krankheitsgeschehens, Stärkung der aktiven Krankheitsbewältigung, Reduzierung von Unsicherheit und Angst, Förderung eines positiven Selbstkonzeptes, Unterstützung von Selbstverantwortung und Autonomie im Umgang mit der eigenen Verletzlichkeit
- Verbesserung des krankheitsbezogenen Wissens
- Verbesserung der (medikamentösen) Compliance, Erhöhung der Mitverantwortung bzw. Mitbestimmung bei der Medikation

- Förderung einer partnerschaftlichen Zusammenarbeit zwischen Professionellen, Betroffenen und ihren Angehörigen
- Verbesserung des Umgangs mit Krisensituationen, Verbesserung des Umgangs mit den Symptomen
- Antizipation und Vermeidung von Über- bzw. Unterforderung
- Verbesserung der Rückfallprophylaxe, Verminderung der Anzahl bzw. Schwere von Krankheitsmanifestationen, Reduktion der Hospitalisierungsrate und -dauer
- Verbesserung des familiären Interaktionsstils
- Verbesserung der Wirksamkeit sozialer Rehabilitation
- Förderung des Gesundheitsverhaltens
- Kostenminderung

Wie aus ➤ Kasten 2.2 ersichtlich, richtet sich Psychoedukation vornehmlich an chronisch psychisch kranke Menschen und deren Angehörige, mit dem Ziel, sie umfassend über Ursachen, Diagnostik und aktuelle Therapiestandards bzw. -optionen bezüglich der vorliegenden Erkrankung zu informieren (vgl. dazu Behrendt und Krischke 2005). Dadurch soll die Therapiecompliance und -zufriedenheit der Betroffenen erhöht, der Umgang miteinander (im sozialen Bezugs- und mit dem professionellen Hilfesystem) erleichtert und der Krankheitsverlauf insgesamt verbessert werden. Des Weiteren zielen psychoedukative Interventionen auf eine Stärkung der Selbstakzeptanz und Selbstwirksamkeitsüberzeugung sowie die Förderung der individuellen Bewältigungsfähigkeiten und des eigenverantwortlichen Umgangs mit der vorliegenden Erkrankung ab. Da oben genannte Begriffe als wesentliche Elemente psychotherapeutischen Handelns aufgefasst werden können, ist Psychoedukation in diesem Sinne als spezielle Form von Psychotherapie anzusehen (vgl. dazu Bäuml und Pitschel-Walz 2003). Darüber hinaus bieten psychoedukative Gruppen den Betroffenen die Möglichkeit, sich untereinander auszutauschen und sich auf diese Weise emotional zu entlasten und in ihrer Alltags- oder Krankheitsbewältigung zu unterstützen.

Insofern kann und soll Psychoedukation nicht auf eine reine krankheitsbezogene Wissensvermittlung reduziert werden. Die Durchführung von Psychoedukation erfordert vom Therapeuten eine spezifische, ressourcenorientierte und partnerschaftlich ausgerichtete therapeutische Grundhaltung, in der die Betroffenen als „Experten ihrer Erkrankung“ (Böker 1991) wahrgenommen und gewürdigt werden. Das bedeutet, dass relevante Inhalte gemeinsam zu erarbeiten sind, wobei stets auf den „Erfahrungsschatz“ des Betroffenen zurückzugreifen ist. Insgesamt sollen die Betroffenen in ihrer Fähigkeit zur Selbsthilfe bzw. Problemlösekompetenz unterstützt, gefördert und therapeutisch begleitet werden (D'Amelio et al. 2006).

2.5 Warum Psychoedukation bei ADHS?

Wie bereits angesprochen, ist Psychoedukation vor allem dann sinnvoll, wenn es sich um eine chronische Erkrankung handelt oder um eine Krankheit, deren Verlauf von ständig wiederkehrenden akuten Krankheitsereignissen gekennzeichnet ist. Es muss sich außerdem um ein Leiden handeln, dessen Verlauf sich mit einer entsprechenden Anpassung der Lebensweise grundsätzlich beeinflussen lässt, oder der Behandlungsprozess muss hierdurch gefördert werden können.

Alle diese Voraussetzungen sind bei der ADHS erfüllt. Es handelt sich zwar nicht um eine in allen Fällen chronische Erkrankung, aber um eine Störung, die häufig im Erwachsenenalter persistiert und dann sowohl mit weiteren psychischen Beeinträchtigungen als auch mit mannigfaltigen psychosozialen Folgen behaftet ist. Gerade die psychosozialen Folgen der ADHS wie Partnerschaftsprobleme, geringes Selbstwertgefühl, Schwierigkeiten am Arbeitsplatz oder rechtliche Probleme sind beispielsweise einer rein pharmakologischen Behandlung kaum zugänglich und erfordern die aktive Beteiligung der Betroffenen am Behandlungsprozess, z. B. im Rahmen einer psychoedukativen Intervention. Darüber hinaus bietet es sich an, Betroffene bei der Modifikation dysfunktionaler Bewältigungsstrategien, etwa in Form von Vermeidungsverhalten, zwanghaft anmutenden Kompensationsversuchen von Organisationsdefiziten oder Gebrauch psychotroper Substanzen einschließlich eines exzessiven Nikotinkonsums therapeutisch zu unterstützen und anzuleiten.

Viele Patientinnen und Patienten mit ADHS entwickeln im Verlauf der Erkrankung ausgeprägte Störungen des Selbstwertgefühls. Oft erleben sie ihre Insuffizienz, wenn es darum geht, in Alltagssituationen zu bestehen, und sie machen die Erfahrung, dass es ihnen trotz aller Anstrengungen nicht gelingt, ihren Aufgaben zufriedenstellend nachzukommen. Das Zurückbleiben hinter den eigenen Möglichkeiten stellt ein zentrales Problem bei den Betroffenen dar, verursacht häufig Selbstzweifel und Versagensängste und begünstigt dadurch auch die Entstehung von Depressionen. In der Praxis ist immer wieder festzustellen, dass sich Patientinnen und Patienten mit ADHS darüber im Klaren sind, dass sie sich von anderen Menschen unterscheiden, aber nicht wissen, dass es sich hierbei um ein vergleichsweise häufiges und auch behandelbares Störungsmuster handelt. Auch hier können psychoedukative Maßnahmen ansetzen, wenn es darum geht, die Betroffenen mit den notwendigen Informationen zu versorgen und ihnen Hilfestellungen bei der Auseinandersetzung mit für sie neuen Erkenntnissen zu geben.

2.6 Ziele psychoedukativer Interventionen bei ADHS

Psychoedukation bei ADHS verfolgt mehrere Ziele:

1. **Über die Krankheit und häufige assoziierte Störungen informieren:** Zunächst müssen die Betroffenen kompetent über ihre Erkrankung informiert werden. Dadurch soll ihnen ein Verständnis dafür vermittelt werden, welche Symptome und Alltagsprobleme Teil der ADHS sind. Dabei gilt es auch, häufig bereits vorhandene Fehlinformationen, z. B. zu den möglichen Ursachen der Krankheit, zu korrigieren. Ziel der Intervention sollte es sein, ein geeignetes Krankheitsmodell zu vermitteln, das sich am derzeitigen Stand der Wissenschaft orientiert. Hierdurch werden die Betroffenen in die Lage versetzt, eine eigene Einstellung zu ihrer Erkrankung und deren Behandlung zu finden, was eine wichtige Voraussetzung für ein tragfähiges Behandlungsbündnis darstellt.
2. **Über die Behandlungsmöglichkeiten informieren:** Da es sich bei der ADHS um eine Erkrankung handelt, die einer Therapie grundsätzlich zugänglich ist, sollten die Betroffenen über die Vor- und Nachteile der unterschiedlichen Behandlungsmöglichkeiten ausreichend informiert werden. Dazu zählen Informationen zur Wirksamkeit und Sicherheit der jeweiligen Behandlung. Auch hierbei sollte man sich an seriösen, wissenschaftlich gesicherten Erkenntnissen orientieren und die Betroffenen ggf. auch vor gefährlichen Selbstbehandlungsversuchen warnen. Informationen über die Wirkprinzipien verschiedener Medikamente etwa können dazu beitragen, die Compliance der Patientinnen und Patienten zu optimieren, falls eine pharmakologische Behandlung in Betracht kommt.
3. **Strategien zur Bewältigung des individuellen Aufgabenspektrums erarbeiten:** Einen wesentlichen Aspekt in der Psychoedukation bei ADHS stellt die Aufgabe dar, gemeinsam Strategien zu erarbeiten, die es den Betroffenen ermöglichen, ihren Alltagsaufgaben trotz ADHS-Symptomatik nachzukommen. Hierzu bedarf es einer Analyse der individuellen Schwächen und Stärken. Neben dem Versuch, für abgrenzbare Problemfelder individuelle Lösungen zu finden, können auch übergeordnete Strategien entwickelt werden. Als Beispiel kann in diesem Zusammenhang das Erarbeiten von Verhaltensstrategien dienen, mit dem Ziel, emotionale Überreaktionen in spezifischen partnerschaftlichen Konflikten in Zukunft zu vermeiden, aber auch das Erlernen von Techniken, mit denen sich Stimmungsschwankungen generell reduzieren lassen. Ein übergeordnetes Ziel kann auch der Erwerb von Fähigkeiten darstellen, die den Patienten oder die Patientin in die Lage versetzen, bei neuen Anforderungen im Alltag selbst adäquate Bewältigungsstrategien zu entwickeln.
4. **Individuelle Stärken fördern:** Von nicht geringer Bedeutung ist das Ziel psychoedukativer Maßnahmen, die Stärken der Betroffenen zu fördern und ihnen unterschiedliche Sichtweisen auf die Symptome der Krankheit zu ermöglichen. Obwohl die ADHS nur dann diagnostiziert und insofern als Krankheit bezeichnet werden kann, wenn der störende Charakter

des Syndroms tatsächlich nachweisbar ist, wird zu Recht immer wieder darauf hingewiesen, dass je nach Schwere der jeweiligen Symptomausprägung mit einer ADHS häufig auch positive Persönlichkeitseigenschaften verknüpft sind. Kreativität, Ideenreichtum, Spontaneität, Emotionalität, Hartnäckigkeit und Gerechtigkeitssinn sind einige Eigenschaften, die bei Menschen mit ADHS anzutreffen sind und in einem entsprechenden Umfeld durchaus positiv genutzt werden können.

5. **Den Austausch von Betroffenen untereinander fördern:** Viele Betroffene haben im Verlauf der Krankheit bereits Wege gefunden, die ihnen die Bewältigung des Alltags mit der Erkrankung erleichtern. Oftmals handelt es sich dabei um sinnvolle Strategien, mit deren Hilfe sie ihren Alltag beispielsweise durch Nutzung von Listen, Notizbüchern und Zeitgebern zu strukturieren und Versäumnissen vorzubeugen versuchen. Auch Freizeitaktivitäten werden oft so gewählt, dass sie dem Bewegungsdrang entgegenkommen, oder sie finden in der geeigneten Berufswahl eine „ökologische Nische“, die ihren Fähigkeiten und Bedürfnissen entspricht. Diesen „Erfahrungsschatz“ an hilfreichen Strategien und Techniken gilt es untereinander auszutauschen, sodass Betroffene ihre Kompetenzen im Umgang mit der ADHS ausbauen können.
6. **Angehörige aktiv einbeziehen:** Angehörige sollten nach Möglichkeit im Sinne eines bifokalen Ansatzes in die Behandlung einbezogen werden. Auch sie haben Bedarf an aktuellen und sachlichen Informationen über Ursachen, Auswirkungen und Behandlungsmöglichkeiten bei ADHS. Darüber hinaus benötigen auch die Angehörigen oftmals emotionale Unterstützung. Die psychoedukative Angehörigengruppe bietet zudem einen geeigneten Rahmen, in dem sich die Teilnehmenden auch über ihre eigenen Befindlichkeiten und ihre aktuelle Lebenswirklichkeit austauschen und von den Erfahrungen anderer Teilnehmender profitieren können. Ziel der Gruppenarbeit ist es nicht nur, zur Verbesserung der Lebenszufriedenheit und Lebensqualität der Angehörigen von Menschen mit ADHS beizutragen, sondern auch bei den Bezugspersonen der Patientinnen und Patienten ein Krankheitsverständnis zu schaffen, das positiv auf diese selbst zurückwirkt.

KAPITEL

3 Durchführung der psychoedukativen Gruppe

Roberto D'Amelio und Alexandra Philipsen

Die folgenden Abschnitte beinhalten allgemeine Informationen zur Organisation und Durchführung der psychoedukativen Gruppe für Erwachsene mit einer ADHS. Des Weiteren sollen grundsätzliche Überlegungen zu Zielen, Leitungsstil, psychotherapeutischen Strategien und methodisch-didaktischen Prinzipien angestellt und Verfahren zur Evaluation und Qualitätssicherung vorgestellt werden.

➢ Tab. 3.1 gibt stichwortartig eine Übersicht über relevante Eckpunkte der psychoedukativen Gruppe, die in den folgenden Abschnitten aufgegriffen und näher erläutert werden.

Da Psychoedukation adaptiv ist, sollten bei der Umsetzung des hier dargestellten Konzepts selbstverständlich immer die Besonderheiten und Erfordernisse vor Ort Berücksichtigung finden und in die Planung und Gestaltung der Intervention einfließen.

Tab. 3.1 Übersicht über die Struktur der psychoedukativen Gruppe für Patientinnen und Patienten mit einer ADHS im Erwachsenenalter

Indikation	• ADHS im Erwachsenenalter
Ziele	• Aufklärung und Information zum Störungskomplex ADHS und mögliche Komorbiditäten • Vermittlung von Einstellungen, Strategien und Fertigkeiten zur Selbstregulation, um (mehr) Kontrolle über die ADHS zu erlangen • Motivierung zu einer kontinuierlichen Behandlung der ADHS und eventuell vorhandener Komorbiditäten • Interaktion mit anderen Betroffenen zum Austausch von störungsbezogenen Informationen, zur Unterstützung bei der Lösung ADHS-assoziierter Probleme und zur gegenseitigen emotionalen Entlastung
Anzahl	• 10 Sitzungen und 1 Nachtermin
Dauer	• 120 Minuten pro Sitzung inklusive Pause(-n)
Frequenz	• 1 × pro Woche
Setting	• (Möglichst) geschlossene Gruppe • Stationär, teilstationär, ambulant
Größe	• 5–10 Patientinnen/Patienten
Gruppenleitung/ Ko-Gruppenleitung	• Dipl. Psychologin/Dipl.-Psychologe mit klinischer Erfahrung, Ärztin oder Arzt mit psychiatrischer Erfahrung • Therapeutisch und in der Leitung von Gruppen erfahrene Berufsgruppen (Sozialpädagogik, Ergotherapie, Fachpflegekräfte)

MEMO

Insgesamt ist diese störungsspezifische psychoedukative Intervention im Sinne eines gestuften Vorgehens *(stepped care)* als Instrument zur psychotherapeutischen „Basisversorgung" konzipiert, das sich bei Bedarf mit anderen bewährten Bausteinen einer multimodalen Therapie der ADHS im Erwachsenenalter (Psychotherapie z.B. nach dem „Freiburger Konzept" von Hesslinger et al. 2004), mit Psychopharmakologie und Coaching kombinieren lässt.

3.1 Indikation

Diese psychoedukative Intervention wendet sich an Betroffene mit einer ADHS im Erwachsenenalter, wobei ADHS-assoziierte Komorbiditäten keine prinzipielle Kontraindikation zum Besuch der Gruppe darstellen. Es sollte darauf geachtet werden, dass die Teilnehmenden über genügend intellektuelle Fähigkeiten, Sprachverständnis und psychische Stabilität verfügen, um dem Gruppengeschehen folgen bzw. sich aktiv daran beteiligen zu können. In ➤ Kasten 3.1 sind idealtypische Voraussetzungen zum Besuch der psychoedukativen Gruppe aufgeführt.

Kasten 3.1

Individuelle Voraussetzungen zur Besuch der psychoedukativen Gruppe

- Erfolgte Mitteilung der Diagnose „ADHS im Erwachsenenalter"
- Freiwillige Teilnahme
- Gute Erreichbarkeit der Institution
- Bereitschaft und Möglichkeit, an allen 10 Sitzungen teilzunehmen
- Intellektuelle Funktionen im Normbereich
- Ausreichende Sprachkenntnisse, um sich aktiv an der Gruppe beteiligen zu können
- Weitgehende psychische Stabilität in Bezug auf die ADHS und die vorhandenen komorbiden psychischen Störungen

3.2 Ziele

In der psychoedukativen Gruppe werden wissenschaftlich fundierte Informationen zur Störung ADHS (Diagnostik, Ätiologie, Symptomatik und Verlauf), zu pharmakologischen und psychotherapeutischen Behandlungsoptionen und zu ADHS-assoziierten Komorbiditäten bzw. Folgeerkrankungen vermittelt. Des Weiteren sollen Therapieverständnis und Therapiecompliance erhöht und die Teilnehmenden zu einer konsequenten Behandlung der ADHS und mit ihr assoziierten Komorbiditäten und Folgeerkrankungen ermutigt werden. Ferner soll besprochen werden, wie man durch geeignete Selbstmanagement- bzw.

Selbstregulationsfertigkeiten auch *mit* ADHS zu größerer Selbstakzeptanz und zufriedenstellender Lebensgestaltung gelangen kann. Auf diesem Wege soll ein Zuwachs an Selbstzuversicht, Selbstvertrauen und Selbstwirksamkeit gefördert werden. Dies ist umso wichtiger, als viele der Patientinnen und Patienten ein eher negatives Selbstbild und ein geringes Selbstwertgefühl aufweisen.

Die Betroffenen berichten in diesem Zusammenhang häufig, dass sie bereits seit der Kindheit mit vielen frustranen bzw. entmutigenden Ereignissen konfrontiert wurden. So konnten beispielsweise (subjektiv) wichtige Ziele in Schule, Ausbildung, Studium oder Arbeitsleben nicht erreicht werden, was von den Betroffenen selbst bzw. von Personen in ihrem sozialen Umfeld häufig auf „mangelnden Willen" oder „Faulheit" zurückgeführt wurde. Dies wiederum hat bei den Betroffenen nicht selten den Eindruck hinterlassen, permanent „selbstverschuldet" hinter den eigenen Möglichkeiten zurückzubleiben und deshalb im Leben (bislang) mehr oder weniger gescheitert zu sein.

Ferner haben viele Betroffene den Eindruck, dass sie mit ihrem „Anderssein" anecken, auf Unverständnis stoßen und ausgegrenzt werden. Verschärft wird dieses Gefühl einer bisweilen existenziell anmutenden Einsamkeit häufig noch von der Überzeugung, diesen „Defekt" als Einzige(r) aufzuweisen. Umso wichtiger ist der Kontakt und Austausch mit anderen Betroffenen, um ein „Wir-" bzw. „Ich-bin-nicht-allein"-Gefühl auszubilden, sich im Gespräch mit anderen wiederzuerkennen, emotional zu entlasten und sich gegenseitig bei der Lösung von ADHS-assoziierten Problemen zu unterstützen. Die psychoedukative Gruppe kann einen solchen „Lern- und Begegnungsraum" darstellen, in dem die Teilnehmenden (als eigentliche Expertinnen und Experten ihrer Erkrankung) unter fachkundiger Anleitung zusammenkommen, um sich gegenseitig zu unterstützen und voneinander zu profitieren.

Eine Zusammenfassung der Ziele der psychoedukativen Intervention findet sich in ➤ Kasten 3.2.

Kasten 3.2

Interventionsziele der psychoedukativen Gruppe für Patientinnen und Patienten mit einer ADHS im Erwachsenenalter

- **Information:** Die Teilnehmenden sollen ausführlich über Ätiologie, Symptomatik, Verlauf, Auswirkung (-en) und Behandlungsoptionen der ADHS, des Weiteren über ADHS-assoziierte Komorbiditäten und Folgeerkrankungen informiert werden.
- **Coping:** Bei den Teilnehmenden sollen Selbstmanagement- und Selbstregulationsfertigkeiten angestoßen und (re-)aktiviert werden, die ihnen mehr Kontrolle über die ADHS ermöglichen und ihre Selbstachtung und Lebenszufriedenheit vergrößern.
- **Compliance:** Die Teilnehmenden sollen zu einer weiterführenden, kontinuierlichen und konsequenten Behandlung der ADHS und eventuell vorhandenen Komorbiditäten bzw. Folgeerkrankungen motiviert werden.
- **Interaktion:** Die Teilnehmenden sollen sich im Gespräch mit anderen Betroffenen emotional entlasten und über bewährte Möglichkeiten der Alltags- oder Krankheitsbewältigung austauschen.

Selbstverständlich sind die oben genannten Ziele zu individualisieren, d. h. auf die Wünsche, Bedürfnisse und Möglichkeiten der einzelnen Teilnehmenden abzustimmen. Um unnötige Missverständnisse und Enttäuschungen zu vermeiden, sollte allerdings auch klar ausgesprochen werden, was sicherlich *nicht* erreicht werden kann: **ADHS als „neurobiologische Besonderheit" kann nicht „geheilt" im Sinne von ursächlich beseitigt werden. Möglich und wünschenswert ist vielmehr ein einvernehmliches Leben mit ADHS.** Die Betroffenen können lernen, die ADHS (besser) unter Kontrolle zu halten, anstatt von ihr wie bisher mehr oder weniger stark kontrolliert zu werden.

Die psychoedukative Gruppe kann eine weitere Etappe auf dem Weg zu diesem Ziel darstellen.

3.3 Setting

In diesem Manual wird ein Konzept zur Durchführung einer diagnosespezifischen Intervention im Gruppensetting beschrieben. Diese psychoedukative Gruppe lässt sich im Sinne eines psychotherapeutischen „Basisinstruments" gleichermaßen in einem stationären, teilstationären oder auch ambulanten Setting umsetzen.

Damit sich zwischen den Teilnehmenden vertrauensvolle Beziehungen und eine gute Arbeitsatmosphäre ausbilden können, sollte die Gruppe im Idealfall in geschlossener Form durchgeführt werden. Diese Organisationsform kommt auch der erhöhten Ablenkbarkeit bzw. Irritierbarkeit von Betroffenen mit ADHS entgegen, die durch einen häufigen Wechsel in der Gruppenzusammensetzung (zumindest während der Sitzungen) noch weiter zunehmen könnte. Falls sich eine geschlossene Gruppe nicht mit den Gegebenheiten vor Ort vereinbaren lässt, sollten die Termine zur Aufnahme neuer Mitglieder im Voraus geplant und allen Beteiligten rechtzeitig mitgeteilt werden. Ferner ist darauf zu achten, dass die neuen Mitglieder gut in die Gruppe integriert werden können. Bei Durchführung der Psychoedukation im stationären Setting sollte den Betroffenen ermöglicht werden, „ihre" Gruppe auch nach der Entlassung in einem ambulanten Status weiter zu besuchen.

Selbstverständlich kann dieses Manual auch zur Durchführung einer diagnosespezifischen Psychoedukation im Einzelsetting genutzt werden. Des Weiteren können Inhalte und Materialien der einzelnen Sitzungen auch selektiv eingesetzt werden, um beispielsweise bestimmte Fertigkeiten im Rahmen eines Coachings (➤ Kap. 6) zu verbessern.

3.4 Gruppengröße, Häufigkeit und Anzahl der Sitzungen

In diesem Manual (➤ Kap. 4) sind Materialien zur Gestaltung von 10 Sitzungen und einem Nachtermin à 120 min, inkl. jeweils ca. 15 min Pause, mit einmal wöchentlicher Frequenz dargestellt. Selbstverständlich kann das Programm durch die jeweiligen Therapeutinnen und Therapeuten modifiziert und um zusätzliche Sitzungen aufgestockt werden, falls beispielsweise bestimmte Themen vertieft werden sollen.

Im stationären Kontext mit entsprechendem Druck bezüglich der „Liegezeiten" von Patientinnen und Patienten könnte dieses Programm auch in der erhöhten Frequenz von zweimal pro Woche angeboten werden.

Um eine fruchtbare Arbeitsatmosphäre herzustellen und die positiven Effekte einer therapeutischen Gruppe zu nutzen, sollten mindestens 5 und höchstens 10 Personen an der Gruppe teilnehmen. Damit ist am ehesten gewährleistet, dass die Gruppe für die Betroffenen wie auch für die Therapeutinnen und Therapeuten überschaubar bleibt und sich somit alle Beteiligten aktiv einbringen können bzw. niemand übersehen wird.

3.5 Vorbereitungen

Die Gruppenleitung sollte auf das Angebot einer psychoedukativen Gruppe für Betroffene mit ADHS im Erwachsenenalter in ihrer Institution oder Praxis mittels Aushang, Informationsveranstaltungen oder gezielter „Mund-zu-Mund-Propaganda" im Kollegenkreis, bei Beratungsstellen oder Selbsthilfegruppen rechtzeitig aufmerksam machen. Entsprechende Vordrucke mit dem Titel der psychoedukativen Gruppe, den therapeutische Ansprechpersonen, dem Ort und den Terminen der Sitzungen können den Bekanntheitsgrad dieses therapeutischen Angebots zusätzlich steigern.

Falls diese Gruppe regelmäßig wiederholt werden soll, erleichtern fixe Anfangstermine (z. B. jeder 1. Dienstag alle 3 Monate) für alle Beteiligten die Planbarkeit. Im stationären Setting sollten die einzelnen Stationsleitungen sowie die Stationsärztinnen- und -ärzte ein entsprechendes Informationsblatt mit den relevanten Daten (Namen der Teilnehmenden, Angaben zu Ort, Datum und Uhrzeit aller 10 Sitzungen + Nachtermin) der Gruppe bekommen, damit Gruppentermine nicht mit Untersuchungen, Ausflügen, den verschiedenen sozialen und therapeutischen Aktivitäten kollidieren.

Des Weiteren ist für einen Gruppenraum zu sorgen, der möglichst für alle Sitzungen zur Verfügung steht, während der Gruppensitzungen ungestört nutzbar ist, mindestens mit einer Tafel oder einem Flipchart ausgerüstet ist und über genügend viele Sitzgelegenheiten verfügt. Darüber hinaus sollte man mehrere beschriftete Flipchartblätter an den Wänden anbringen können. Falls auch die Präsentation von Folien beabsichtigt ist (s. Materialien in ➤ Kap. 8), muss ein Overhead-Projektor oder Beamer zur Verfügung stehen.

Mit den Interessenten für die ADHS-Gruppe sollte in einem Vorgespräch geklärt werden, ob die beabsichtigte **Terminabfolge** der einzelnen Sitzungen auch eingehalten werden kann. Um spätere Therapieabbrüche auf ein Minimum zu begrenzen, sollte in diesem Zusammenhang unbedingt auch darauf hingewiesen werden, dass zwischen den einzelnen Sitzungen (therapeutische) „Hausaufgaben" zu erledigen sind. Dies ist umso wichtiger, als dieser Begriff bei vielen Betroffenen noch aus Schulzeiten aversiv besetzt ist. Da das Nichterscheinen zu den Terminen genauso wie das Nichtbearbeiten von Hausaufgaben prinzipiell als „therapiegefährdendes Verhalten“ zu werten ist, sollte eine Patientin oder ein Patient erst in die Gruppe aufgenommen werden, nachdem sie oder er die Einhaltung der oben genannten Punkte zugesichert hat.

TIPP

„Überredungsversuche" sind strikt zu vermeiden. Vielmehr sollten die Betroffenen beim Aufbau einer **intrinsischen Therapiemotivation** unterstützt werden, gemäß der Aussage: *„Lack of motivation is not a fault which to blame your clients: It is a challenge for your therapeutic skills."* (Miller und Rollnick 1991)
Um einen Anhaltspunkt zu gewinnen, in welchem Stadium der Therapiemotivation sich der Patient oder die Patientin gerade befindet, kann man sich an dem zu diesem Zweck *modifizierten* Transtheoretischen Modell der Verhaltensänderung von Prochaska und DiClemente (1983) orientieren (➤ Abb. 3.1).

Im ersten Stadium der **Absichtslosigkeit** denken die Betroffenen nicht über den Beginn einer Therapie nach. Die Ursache dafür könnte beispielsweise durch ein Informationsdefizit begründet sein, d. h., es besteht Unkenntnis darüber, dass eine geeignete diagnosespezifische therapeutische Intervention existiert oder vor Ort angeboten wird. Die aktuell nicht vorhandene Therapiemotivation kann auch auf negative Vorerfahrungen mit therapeutischen Interaktionspartnern zurückzuführen sein. Des Weiteren könnte etwa eine Patientin eine Therapie ablehnen, weil sie insgesamt entmutigt ist

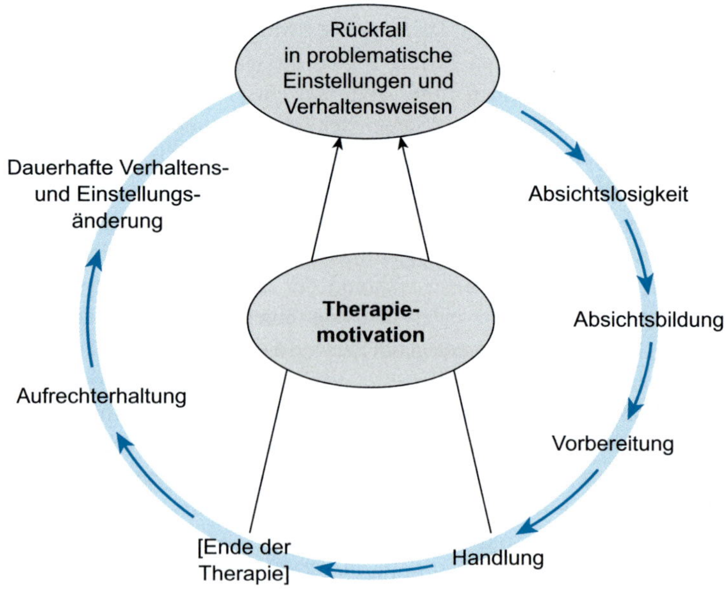

Abb. 3.1 Modifiziertes Kreismodell der Stadien der Veränderung nach Prochaska und DiClemente (1983) [L143]

und nicht glaubt, ihre ADHS-assoziierten Probleme dadurch in den Griff zu bekommen.

Im zweiten Stadium der **Absichtsbildung** kann können die Betroffenen die Aufnahme einer Therapie *erwägen,* wobei noch große Ambivalenz vorherrscht („Was bringt mir Therapie, was kostet mich Therapie?").

Im dritten Stadium der **Vorbereitung** ist den Betroffenen die Erkenntnis gereift, dass sich Therapie lohnt und deshalb angegangen werden sollte.

Das vierte Stadium der **Handlung** haben Betroffene erreicht, wenn sie die psychoedukative Gruppe regelmäßig besuchen und erfolgreich abschließen.

Im fünften Stadium der **Aufrechterhaltung** geht es um die Stabilisierung des Therapieerfolgs. Dies entspricht der Vorstellung, dass (neu erworbene bzw. reaktivierte) funktionale Verhaltensweisen, Fertigkeiten, Strategien und Einstellungen beibehalten werden müssen, damit sich ein *bleibender* Therapieerfolg ausbilden kann, gemäß der redensartlichen Metapher, dass man „seinen Garten kontinuierlich bestellen muss, um sich dauerhaft an den schönen Früchten (seiner Arbeit) erfreuen zu können".

Dem therapeutischen Team kommt die Aufgabe zu, die Betroffenen angemessen zu unterstützen, damit diese in ein „höheres" Stadium ihrer Veränderungs- und Therapiemotivation gelangen können. Ein wirksames Instrument zur Herstellung einer *intrinsischen* Veränderungsmotivation stellt unserer Erfahrung nach die sog. „motivierende Gesprächsführung" dar (s. dazu Miller und Rollnick 1991), deren Prinzipien hier nur schematisch dargestellt werden sollen (➤ Kasten 3.3).

Kasten 3.3

Fünf therapeutische Prinzipien im Rahmen des Motivational Interviewing (nach Miller und Rollnick 1991)

- *Express empathy* (Empathie ausdrücken)
- *Develop discrepancy* (Diskrepanz entwickeln)
- *Avoid argumentation* (Wortgefechte vermeiden)
- *Roll with resistance* (nachgiebig auf Widerstand reagieren)
- *Support self-efficacy* (Selbstwirksamkeit fördern)

Vor Beginn der Gruppe sollten die Teilnehmenden darauf hingewiesen werden, dass sie zur Aufbewahrung von Handouts und zum Abheften von Notizen zu „Hausaufgaben" zwischen den Gruppensitzungen einen DIN-A4-Ordner benötigen.

TIPP

Neben dem pragmatischen Aspekt der Aufbewahrung von Kursunterlagen ist ein solcher Ordner gleichzeitig als **strukturbildendes Ordnungselement** zu werten, das den Betroffenen helfen soll, *„Chaos zu vermeiden"* und mehr Kontrolle zu erlangen.

Aus diesem Grund sollte bei Bedarf (z. B. bei Vergessen des Ordners) immer unmittelbar reagiert und mit den Gruppenteilnehmenden im Plenum erarbeitet werden, *wie* sie sich rechtzeitig daran erinnern können, die Kursunterlagen zur nächsten Sitzung mitzubringen (➤ Beispiel 3.1).

BEISPIEL 3.1

Erinnerungshilfen

- Akustische „Erinnerungsfunktion" im Handy
- Ordner an gut sichtbarer Stelle in unmittelbarer Nähe zur Haustür deponieren
- „Merkzettel" oder Foto des Ordners an die Haustür kleben
- Ein Familienmitglied oder einen Freund bitten, einen am … um … (Datum/Uhrzeit) daran zu erinnern
- Ordner bereits am Abend vor der nächsten Gruppensitzung ins Auto legen
- Checkliste in Tabellenform schreiben, mit Handlungen, die am Tag der Gruppe bzw. zur Vorbereitung der Gruppensitzungen „abgehakt" werden müssen etc.

Die Gruppenleitung sollte im Gegenzug darauf achten, dass die zur Gestaltung der Sitzung benötigten Materialien (Formblätter, Folien, Handouts) rechtzeitig und in ausreichender Menge zur Verfügung stehen. Des Weiteren sollte mit den Teilnehmenden vereinbart werden, dass die Gruppensitzungen zu Trainings-, Supervisions- und Evaluationszwecken auf Video aufgenommen werden (Einwilligungserklärung unterschreiben lassen!).

3.6 Leitung der Gruppen

Die psychoedukativen Gruppen sollten grundsätzlich von zwei Therapeutinnen oder Therapeuten geleitet werden – in der Regel von einem klinisch erfahrenen Psychologen bzw. Psychotherapeuten und einer psychiatrisch erfahrenen Ärztin. Die Gruppenleitung sollte über vertiefte Kenntnisse über das Störungsbild ADHS und entsprechende Behandlungserfahrung verfügen. Darüber hinaus sollten nach Möglichkeit ein verhaltenstherapeutischer Hintergrund und/oder Erfahrung in der Durchführung von psychoedukativen Interventionen vorhanden sein. Auch andere im psychiatrisch-psychotherapeutischen Bereich Tätige kommen selbstverständlich als Ko-Therapeutinnen und -Therapeuten in Frage (Fachkräfte aus den Bereichen Sozialarbeit und Sozialpädagogik, Ergotherapie, Fachkrankenpflege). Darüber hinaus eignet sich eine (mehrfach ausgeführte) Position als Ko-Therapeut/-therapeutin als Einstieg, um in der Zukunft die Leitung einer Gruppe zu übernehmen. Wünschenswert wäre eine supervisorische Betreuung der Gruppenleitung, idealerweise unter Verwendung von audiovisuellen Aufzeichnungen aus den Gruppensitzungen.

Um die Gruppe aus jeweils anderen Perspektiven wahrnehmen zu können und eine „Blockbildung“ zu vermeiden, sollten Therapeutin und Ko-Therapeut nicht unmittelbar nebeneinander Platz nehmen. Bewährt hat sich aus unserer Sicht, wenn sie (z. B. bei einem runden Tisch) einander direkt gegenübersitzen: Bei Bedarf erleichtert diese Anordnung die Blickaufnahme und (nonverbale) Abstimmung. Damit die Teilnehmenden sich während der Sitzungen Notizen machen können, sind entsprechende Schreibunterlagen hilfreich.

Üblicherweise leitet der Therapeut die Gruppe und ist für die Strukturierung der Sitzung, die Präsentation der Inhalte und die Moderation der Teilnehmerbeiträge verantwortlich. Der Ko-Therapeutin kommen dagegen folgende Aufgaben zu: Beobachtung der Interaktionen und Beziehungen innerhalb der Gruppe; aktives Eingreifen, wenn die Gruppenleitung eine Wortmeldung übersehen sollte; Unterstützung und Begleitung von Teilnehmenden, die (z. B. aufgrund von Krisen) aktuell nicht weiter an der Sitzung teilnehmen können.

TIPP

Die dialektische Strategie könnte in der Gruppe umgesetzt werden, indem Therapeutin und Ko-Therapeut jeweils verschiedene **Standpunkte** einnehmen und die eine in den Interaktionen mit den Teilnehmenden *eher* den Aspekt der Validierung, der andere dagegen *mehr* den Aspekt der Notwendigkeit zur Veränderung betont.

Es bietet sich eine Aufgabenverteilung zwischen Therapeutin und Ko-Therapeut an, die sich an therapeutischen Prinzipien der Dialektisch-Behavioralen Therapie (DBT nach Linehan 1996) orientiert. So soll in der Interaktion mit den Betroffenen eine dynamische Balance zwischen **Validierung** (im Sinne von Akzeptieren, Verstehen und Wertschätzen) und **Veränderung** (im Sinne von Fordern und Fördern) hergestellt werden, was als „dialektische Strategie“ bezeichnet wird (vgl. dazu Hesslinger et al. 2004).

Darüber hinaus bezeichnet Dialektik das kontinuierliche Streben nach der Vereinigung von Gegensätzen in einem Prozess der Synthese (Linehan 1996). In diesem Sinne sind eventuell auftretende Spannungen zwischen den verschiedenen Interaktionsmustern im Rahmen einer „dialektischen“ Grundhaltung positiv zu bewerten und für die Entwicklung bzw. das Anschieben von Veränderungsprozessen zu nutzen.

Nach jeder Sitzung sollten Therapeut und Ko-Therapeutin sich Zeit nehmen, um Inhalte und Besonderheiten der vergangenen Sitzung zu besprechen und stichwortartig auf dem entsprechenden Formblatt zu dokumentieren. Darüber hinaus sollte die geleistete Zusammenarbeit bzw. das Zusammenwirken als therapeutisches Team reflektiert und bei Bedarf optimiert werden. Abschließend sind noch notwendige Sachverhalte und Vorbereitungen zur Gestaltung der nächsten Gruppensitzung zu erörtern.

3.7 Therapeutische Haltungen und Strategien

Im Rahmen eines psychoedukativen Ansatzes werden die Betroffenen als die „eigentlichen Experten“ ihrer Erkrankung angesehen, deren Wissen zu würdigen und deren Kompetenz es therapeutisch zu nutzen gilt (Böker 1991). Die Betroffenen *wollen* ihren Zustand verbessern und sollten deshalb nachhaltig in ihren Bemühungen um die Aktivierung von Ressourcen unterstützt werden, um neue Wege der Alltagsbewältigung beschreiten zu können (Linehan 1996; Grawe und Grawe-Gerber 1999).

Die Gruppenleitung bemüht sich darum, eine „ausbalancierte“ Gruppenatmosphäre zu schaffen, die einerseits von Akzeptanz und Wertschätzung geprägt ist und in der andererseits lösungs- und veränderungszentriertes Arbeiten möglich ist. Darüber hinaus achtet die Gruppenleitung darauf, dass die (zeitliche und inhaltliche) Struktur der jeweiligen Sitzung gewahrt bleibt. Dadurch soll sichergestellt werden, dass die vorgesehenen Themen für alle Beteiligten zufriedenstellend und zieldienlich bearbeitet werden können. Dies entspricht der therapeutischen Grundhaltung einer „unbeirrbaren Zentriertheit“, die im Sinne einer dialektischen Sicht- und Arbeitsweise durch eine „mitfühlende Flexibilität“ zu ergänzen ist, sodass eine (dynamische) Balance zwischen Struktur und Flexibilität in der Gestaltung der Gruppensitzungen entstehen kann (Linehan 1996; vgl. dazu Hesslinger et al. 2004).

TIPP

Das „ordnende Eingreifen“ kann auch an die Teilnehmenden delegiert werden, indem reihum jemand aus der Gruppe – für eine ganze Sitzung oder jeweils bis zur Pause – darauf achtet, dass der „rote Faden“ erkennbar bleibt. Dadurch können die Teilnehmenden – *mit* Unterstützung durch die Gruppenleitung! – wichtige Fertigkeiten trainieren, z. B.: aufmerksam bleiben, Struktur einhalten, den Überblick behalten, beharrlich sein, adäquates Zeitmanagement.

Im Bedarfsfall muss selbstverständlich auch „ordnend“ eingegriffen werden, etwa wenn einzelne Teilnehmende zu viel Redezeit auf sich konzentrieren und die Gruppe (zu sehr) vom Thema abweicht oder wenn sich jemand (zu sehr) in ein aktuelles Thema „verbeißt“.

Selbstverständlich sollte **therapiegefährdendes Verhalten** (➤ Beispiel 3.2) ausschließlich durch die Gruppenleitung bearbeitet werden. In einem pragmatischen Verständnis bezeichnet dieser Begriff alle Verhaltensweisen und Äußerungen der Teilnehmenden, die die Durchführung der psychoedukativen Sitzung oder der gesamten therapeutischen Intervention behindern und somit erwünschte Veränderungsprozesse blockieren (Linehan 1996; Hesslinger et al. 2004).

BEISPIEL 3.2

Beispiele für therapiegefährdendes Verhalten

- Zu spät zu den Sitzungen kommen
- Die Sitzungen früher zu verlassen
- Unentschuldigtes Fehlen
- Wiederholtes Nichterscheinen zu den Sitzungen
- Nichterledigen der Hausaufgaben
- Erscheinen ohne Unterlagen
- Erscheinen im intoxikierten Zustand
- Aggressive Äußerungen und Verhaltensweisen gegenüber Teilnehmenden oder Gruppenleitung etc.

Erscheint ein Teilnehmer oder eine Teilnehmerin im intoxizierten Zustand, muss ein *Time-out* verhängt werden, d. h. die betreffende Person kann an dieser Sitzung nicht teilnehmen und ist – nüchtern! –*gerne* wieder zum nächsten Gruppentermin eingeladen. Dasselbe gilt für aggressive Verhaltensweisen und Äußerungen, *wenn* der oder die Betroffene diese „Impulse" innerhalb der Sitzung nicht in einer akzeptablen Zeit unter Kontrolle bekommt. Auf jeden Fall sollte der Ko-Therapeut die betreffende Person aus dem Gruppenraum begleiten und den Vorfall – soweit möglich –mit ihr klären. Des Weiteren ist darauf zu achten, dass die Person „sicher" zurück auf Station oder nach Hause kommt. Darüber hinaus empfiehlt sich die zeitnahe Durchführung einer Verhaltensanalyse im Einzelsetting, in der zum einen innere und äußere Determinanten des Problemverhaltens und zum anderen mögliche Alternativen zur Stimulus- und/ oder Reaktionskontrolle erarbeitet werden.

Bei solchen Anlässen sollte im therapeutischen Team auch immer besprochen werden, ob die betreffende Person einer intensiveren bzw. umfassenderen therapeutischen Betreuung bedarf oder ob die psychoedukative Gruppe ihre aktuell vorhandenen Kompetenzen *momentan* womöglich noch überfordert.

Prinzipiell sollte mit derartigem „Problemverhalten" in jedem Fall pragmatisch – gemäß dem Leitsatz *„Wenn das Leben dir Zitronen gibt, mach' Limonade draus!"* – umgegangen werden. Das bedeutet, dass Probleme immer auch unter dem Aspekt der **Chance** zur Veränderung betrachtet werden sollten: als gute Möglichkeit für die Betroffenen, alltagsrelevante Fertigkeiten zu üben und somit *„noch besser zu werden!"*. Aus diesem Grund steht immer die Frage im Vordergrund, *wie* der Patient oder die Patientin dies (Problem) zur nächsten Sitzung unter Kontrolle bekommen kann. In diesem Vorhaben sind die Betroffenen therapeutisch zu unterstützen.

3.8 Didaktische Prinzipien

Im Folgenden sollen einige wichtige didaktische Prinzipien für die Gestaltung von psychoedukativen Gruppen erwähnt werden (➤ Kasten 3.4).

Kasten 3.4

Didaktische Prinzipien zur Gestaltung psychoedukativer Gruppen (nach D'Amelio et al. 2006:99–100)

- Das „gemeinsame Erarbeiten" und das Verknüpfen des Erfahrungswissens der Gruppenteilnehmenden mit dem aktuellen „Stand des Wissens" über die Störung impliziert bereits eine interaktive Vorgehensweise.
- Eine weitere wesentliche Aufgabe der Gruppenleitung besteht darin, strukturiert vorzugehen; das bedeutet zum einen, sich an die vorgegebene Struktur z. B. des Manuals zu halten, zum anderen aber auch, die Beiträge der Gruppenteilnehmenden zu strukturieren.
- Beim Erarbeiten der Informationsinhalte ist darauf zu achten, dass die Teilnehmenden nicht mit Informationen überflutet werden – weder mit einem Übermaß an Inhalten, noch mit zu vielen medizinisch-psychologischen Fachausdrücken.
- Da Informationen nicht nur über das Gehör, sondern auch über die Augen aufgenommen werden können, kommt dem Visualisieren der wichtigsten Inhalte eine besondere Bedeutung zu.
- Um auch hier dem interaktiven Aspekt gerecht zu werden, sollte die Entwicklung von Schaubildern auf einer Tafel oder dem Flipchart Vorrang haben vor dem Auflegen einer (vorgefertigten) Folie.
- Wenn möglich sollte auf einprägsame Bilder oder Metaphern zurückgegriffen werden, die das Erarbeiten der komplexen Wissensinhalte erleichtern.
- Da die Teilnehmenden in ihrer Aufmerksamkeit und Konzentration in der Regel eingeschränkt sind, ist es ebenso wichtig, mit einer deutlichen *Redundanz* zu arbeiten (regelmäßiges Wiederholen, mehrmaliges Erklären mit ähnlichen Worten, Wiederholen-Lassen durch die Teilnehmenden).
- Da andererseits die Aufmerksamkeitsleistung bei ADHS sehr vom Interesse am jeweiligen Thema abhängig ist, sollte das therapeutische Team versuchen, die Neugier der Teilnehmenden auf die zu vermittelnden Inhalte aufrechtzuerhalten (Einsatz von unterschiedlichen Medien, variierendes Sprechtempo, Humor …).
- Werden die Informationen in der Gruppe nur einseitig erarbeitet, kann leicht der Eindruck entstehen, man wolle den Teilnehmenden etwas „überstülpen". Um das zu vermeiden, sollte stets das *Pro und Kontra* erörtert werden.
- Als „Erinnerungshilfe" hat sich auch der Einsatz von schriftlichem *Informationsmaterial* bewährt. Die Gruppenteilnehmenden erhalten eine Arbeitsmappe, in der sie die wichtigsten Inhalte nachlesen können. Daneben fördern „Hausaufgaben" zwischen den Sitzungen eine vertiefte Auseinandersetzung mit dem Thema.

3.9 Struktur der Gruppensitzungen

Die einzelnen psychoedukativen Sitzungen weisen durchgängig folgende Struktur auf:

- Lernziel
- Überblick
- Anleitung zur Durchführung

Im **Lernziel** wird das Motto bzw. der Leitsatz der aktuellen Sitzung eingeführt, und es erfolgt gleichzeitig deren inhaltliche Zusammenfassung.

Im **Überblick** wird in Tabellenform der formale Ablauf der jeweiligen Stunde mit einer Liste der dafür benötigten Materialien (Formblatt, Folie, Handout) zusammengefasst. In der **Anleitung zur Durchführung** werden die Programmpunkte der jeweiligen Stunde und damit verbundene Besonderheiten, einschl. möglicher Probleme bzw. Schwierigkeiten beim Umsetzen des jeweiligen Punktes, detailliert beschrieben.

TIPP

Zur Vorbereitung der einzelnen Kursstunden empfiehlt es sich, die benötigten Materialien bereits vor sich zu haben. Das schafft einen „greifbaren" Überblick über den Ablauf der Stunde und erleichtert das Einarbeiten in die einzelnen Programmpunkte.

3.10 Aufbau der Gruppensitzungen

Alle Gruppensitzungen beginnen mit einer *Eingangsrunde*, der sich das *Hauptthema* für die jeweilige Stunde anschließt, und enden mit einer *Schlussrunde*.

Inhaltlich folgen die 10 Gruppensitzungen (+ 1 Nachsitzung), die detailliert im ➤ Kapitel 4 beschrieben werden, stets dem gleichen Aufbau und Ablauf.

3.10.1 Eröffnung

Nach der Begrüßung erhalten die Teilnehmenden in der Eingangsrunde die Möglichkeit, ihre aktuellen Anliegen für die anstehende Sitzung kurz mitzuteilen. Des Weiteren sollten offene Fragen aus der letzten Gruppensitzung geklärt werden. Eine kurze Wiederholung der wesentlichen Inhalte der vorherigen Sitzung – möglichst durch die Teilnehmenden – kann als Abschluss der Eingangsrunde sinnvoll sein, sollte aber knapp und prägnant gestaltet werden.

Falls die Teilnehmenden abgehetzt und den Kopf noch voller Eindrücke oder unerledigter Aufgaben in die Gruppe kommen, kann zunächst die Durchführung eines „Übergangsrituals" sinnvoll sein, um sich innerlich vom Tagesgeschäft zu distanzieren, sich neu zu **zentrieren** und sich damit den Einstieg in das Gruppengeschehen zu erleichtern.

Zu diesem Zweck bietet sich beispielsweise die **Übung „Schatzkiste"** an (➤ Beispiel 3.3 nach D'Amelio 2002: 107), die in imaginativer Form oder ganz real mit einem Blatt Papier durchgeführt werden kann.

BEISPIEL 3.3

Übung Schatzkiste

„Manchmal ist es gar nicht einfach, nach all der Anspannung und Hektik des Tages die Ruhe zu finden, die erwünscht und notwendig ist. Die Übung Schatzkiste kann Sie dabei unterstützen, den Kopf freizubekommen, damit Sie sich neu konzentrieren können, um eine weitere Aufgabe zu bewältigen. Gehen Sie dafür bitte folgendermaßen vor:

- Schließen Sie gleich Ihre Augen und stellen Sie sich vor, Sie gehen in Ihr Arbeitszimmer, an den Schreibtisch.
- Setzen Sie sich an diesen Schreibtisch, vor ein Fenster.
- Schauen Sie sich ruhig noch einmal um: in diesem Raum, aus dem Fenster, dann auf Ihren Schreibtisch … achten Sie dabei auch auf Ihre Sitzhaltung, atmen Sie durch.
- Denken Sie jetzt bitte kurz darüber nach, was Sie vielleicht heute zu tun versäumt haben oder noch nicht fertiggestellt haben, etwas Unerledigtes, an alles, was Sie weiter belastet …
- Holen Sie dann ein Blatt Papier und einen Stift hervor und schreiben dann alles auf, was Sie belastet, was vielleicht noch ansteht, morgen oder an den folgenden Tagen.
- Achten Sie dabei ruhig auf den Druck in Ihrer Schreibhand und auf die Worte und Sätze, die Sie zu Papier bringen.
- Lesen Sie jetzt diese Liste nochmals durch und ergänzen sie bei Bedarf.
- Falten Sie anschließend dieses Blatt Papier zusammen und überlegen Sie dann kurz, wann Sie es wieder anschauen möchten, um über die vorhandenen Punkte nachzudenken.
- Schreiben Sie die Zeit und das Datum, z. B. morgen – 9:30 Uhr – noch auf Ihr Blatt.
- Holen Sie anschließend Ihre „Schatzkiste" hervor, öffnen deren Schloss und legen dieses Blatt Papier hinein.
- Zur vereinbarten Zeit holen Sie Ihre Schatzkiste wieder hervor, öffnen das Schloss und lesen diese Liste nochmals durch: Vielleicht haben sich Belastungen von selbst erledigt oder Sie können diese jetzt frisch gestärkt angehen."

Alternativ dazu bietet sich auch an, die Gruppe mit einer **„Sammlung von positiven Ereignissen"** zu starten (Rentrop et al. 2007). Die einzelnen Teilnehmenden könnten reihum erzählen, was ihnen seit der letzten Gruppensitzung gut gelungen ist, was ihnen Freude oder Genuss bereitet hat, was ihnen Schönes widerfahren ist. Auf diese Weise soll der Blick wieder verstärkt auf die angenehmen Seiten des Lebens gerichtet und ein „Perspektivenwechsel" vollzogen werden. Zusätzlich kann diese Übung auch als Einladung verstanden werden, sich regelmäßig – z. B. bis zur nächsten Gruppensitzung – etwas Gutes zu tun.

3.10.2 Aktuelles Thema

Im Anschluss an die Eingangsrunde folgt das **Hauptthema** der Sitzung. Dieses sollte kurz von der Gruppenleitung vorgestellt und dann interaktiv, d. h. unter

Nutzung des Erfahrungsschatzes und Wissens der Teilnehmenden, erarbeitet werden.

3.10.3 Abschlussrunde

In der **Schlussrunde** werden die Teilnehmenden (erneut) auf offene Fragen angesprochen. Falls diese nicht kurz zu beantworten sind, sollten die Fragen (z. B. auf dem Flipchart) gesammelt und in einer der nächsten Sitzungen an passender Stelle erörtert werden. Des Weiteren sollen alle Teilnehmenden ein kurzes Statement darüber abgeben, wie es ihnen in der Stunde ergangen ist (z. B. bezüglich ihrer Konzentrationsfähigkeit) und welche Fertigkeiten sie eingesetzt haben, um aufmerksam bei der Sache zu bleiben bzw. um die notwendige Konzentration wiederherzustellen. Darüber hinaus kann gefragt werden, was als *Take-home-Message* aus der Sitzung mitgenommen wird.

Abschließend dankt die Gruppenleitung den Teilnehmenden für ihre Beiträge und ihr Engagement und geben einen kurzen Ausblick auf die nächste Stunde.

3

3.10.4 Pause

Bei Bedarf kann die aktuelle Sitzung zu einem zuvor definierten Zeitpunkt für eine Pause von ca. 15–20 Minuten unterbrochen werden. Die Teilnehmenden sollen dazu ermuntert werden, die zur Verfügung stehende Zeit zur „aktiven Regeneration" und zum Austausch untereinander zu nutzen. Dies kann beispielsweise geschehen, indem Anspannung oder motorische Unruhe über **Bewegung** (z. B. um den Block laufen, gymnastische Übungen, „Schattenboxen", Bälle zuwerfen, Jonglieren, „Basketball-Zielwürfe" mit Papierbällchen und Papierkorb) abgebaut wird. Alternativ dazu können auch in Selbstanleitung bestimmte auf Muskeln fokussierte Entspannungstechniken (z. B. Schnellform der Progressiven Muskelrelaxation nach Jacobsen, ➤ Handout 7.12 im Anhang) angewendet werden. Darüber hinaus könnten die Teilnehmenden auch eine **Achtsamkeitsübung** durchführen, um sich wieder „ins Lot zu bringen".

Nach den buddhistischen Schriften ist **Achtsamkeit** durch ein „leidenschaftsloses, nicht wertendes und fortwährendes Bewusstsein wahrnehmbarer geistiger Zustände und Prozesse von einem Augenblick zum anderen gekennzeichnet" (Grossmann 2004: 111). Angestrebt wird, „wertfrei ganz im Hier und Jetzt" zu verweilen und nicht im „Autopiloten-Modus" zu operieren (Thích Nhất Hạnh 2006; Grossmann 2004). Dies umfasst sowohl den Aspekt der **inneren Achtsamkeit** (Gedanken, Gefühle, Vorstellungsbilder) als auch die **äußere Achtsamkeit;** Letztere bezieht sich auf Eindrücke, die kontinuierlich über die fünf Sinne aufgenommen werden (Lammers und Stiglmayer 2004).

Um die Umsetzung dieses Prinzips der Achtsamkeit im Alltag etwas „(be-) greifbarer" zu machen, kann die Geschichte vom Zen-Mönch (➤ Beispiel 3.4) vorgelesen werden.

BEISPIEL 3.4

Geschichte vom Zen-Mönch

„In China reiste einst ein Zen-Meister mit einigen Schülern in die Hauptstadt und lagerte nah am Fluss. Ein Mönch aus einer anderen Sekte fragte einen der Schüler des Zen-Lehrers, ob dieser Zauberkunststücke vollbringen könne. Sein eigener Meister sei ein sehr befähigter und fortgeschrittener Mann; wenn er auf der einen Seite des Flusses stehe und jemand anderes auf der gegenüberliegenden Seite und wenn man ihm dann einen Pinsel gebe und dem anderen ein Blatt Papier, so könne der Meister Schriftzeichen in die Luft malen, die dann auf dem Blatt erschienen. Der Zen-Mönch erwiderte, auch sein Meister sei ein befähigter und fortgeschrittener Mann, denn auch er könne die erstaunlichsten Kunststücke fertig bringen. Zum Beispiel: Wenn er schlafe, dann schlafe er, und wenn er äße, dann äße er." (van de Wetering 2007)

3

Eine seit langem bewährte Übung zur Entwicklung von (mehr) Achtsamkeit bezieht sich auf das **Beobachten der Atmung** (nach D'Amelio 2002; ➤ Beispiel 3.5):

BEISPIEL 3.5

Übung: Atembeobachtung

„Diese Übung nennt sich **Atembeobachtung.** Es geht darum, dass Sie Ihren Atem beobachten, *ohne* diesen zu beeinflussen. Sie sollen Ihren Atem also nicht verändern, indem Sie sich beispielsweise bemühen, schneller oder langsamer zu atmen. Sie sollen Ihren Atem auch nicht bewerten: So, wie Sie gerade atmen, ist es gut und richtig. Um diese Übung durchzuführen, können Sie folgendermaßen vorgehen:

- Wählen Sie Zeitpunkt und Ort so, dass Sie ungestört sind.
- Nehmen Sie im Sitzen oder Liegen eine angenehme Position ein.
- Legen Sie die eine Hand auf den Bauch und die andere auf die Brust.
- Konzentrieren Sie sich dann auf Ihre Atmung.
- Spüren Sie, wie sich Ihre Hände beim Einatmen auf und ab bewegen.
- Wenn Sie wollen, können Sie dabei auch die Augen schließen.
- Zählen Sie dann beim Ein- *und* Ausatmen immer mit: beim Einatmen „eins" und beim Ausatmen „zwei", dann beim Einatmen „drei" und beim Ausatmen „vier", dann beim Einatmen „fünf" und beim Ausatmen „sechs" usw., bis Sie *zwanzig* erreicht haben, d. h. bis Sie zehnmal ein- und zehnmal ausgeatmet haben.
- Es macht nichts, wenn Sie aus dem Tritt kommen. Sie können ruhig vergessen, bei welcher Zahl Sie angekommen waren. Zählen Sie einfach bei der letzten Zahl weiter, an die Sie sich erinnern können."

Aus der bisherigen klinischen Erfahrung haben sich bei Menschen mit ADHS zum Einstieg in die Achtsamkeit vor allem visuelle und taktile Übungen bewährt (z. B. einen Stein achtsam betrachten und/oder ertasten). Weitere Achtsamkeitsübungen, die sich im Rahmen einer psychoedukativen Gruppe gut umsetzen lassen, finden sich z. B. bei Rentrop et al. (2007: 35–42) und bei Thích Nhất Hạnh (2004). In diesem Zusammenhang können auch die Teilnehmenden gebeten werden, bewegungszentrierte oder Achtsamkeitsübungen vorzubereiten und der Gruppe zur Verfügung zu stellen.

3.11 Evaluation und Qualitätssicherung

Die „Arbeitsgruppe Psychoedukation" hat 2003 eine Liste mit Fragebögen und Erhebungsinstrumenten vorgelegt, die sich zur Evaluation und Qualitätssicherung von psychoedukativen Gruppen eignen (s. dazu Behrendt und Pitschel-Walz 2003). Einige Instrumente zur Evaluation und Qualitätssicherung sind in ➤ Tab. 3.2 aufgeführt. Um einen langfristigen Verlauf (≥ 6 Monate) abzubilden, sollten idealerweise alle 3 Monate Nachbefragungen stattfinden.

3.12 Zu guter Letzt

„Und jedem Ende wohnt ein Anfang inne", wie es frei nach dem Gedicht *Stufen* von Hermann Hesse aus dem Jahre 1941 heißt: Damit wären wir bereits bei der Überleitung zu den folgenden Kapiteln mit einer detaillierten Darstellung von Inhalt und Ablauf der psychoedukativen Sitzungen für Erwachsene mit ADHS (➤ Kap. 4) und deren Angehörige (➤ Kap. 5).

Eine möglicherweise Erfolg versprechende literarische Anleitung, um etwas zu beginnen und dafür zu sorgen, dass einem zwischendrin „nicht die Puste ausgeht", findet sich in der Geschichte des alten Straßenkehrers Beppo aus Michael Endes (1973) Roman *Momo* (➤ Beispiel 3.6).

Tab. 3.2 Fragebogen und Erhebungsinstrumente zur Evaluation einer psychoedukativen Intervention

Erhebungsinstrument	Messzeitpunkt	
	prä	post
Patientenfragebogen (soziodemografische Daten, Diagnosen, Krankheitsgeschichte und -verlauf, Medikation, Drogengeschichte, bisherige Behandlungen etc.)	X	
Angehörigenfragebogen (soziodemografische Daten, Beziehung und Kontakte zum Patienten/zur Patientin)	X	
Fremdbeurteilungsskalen (soziales Funktionsniveau, Psychopathologie, Medikation, Compliance, Drogenerfahrung etc.)	X	X
ADHS-störungsbezogener Wissensfragebogen	X	X
ADHS-spezifische Fragebögen	X	X
Rückmeldebögen für Angehörige und Betroffene		X
Checklisten für die Gruppenleitung	fortlaufend	

BEISPIEL 3.6

Was ist wichtig? Schritt – Atemzug – Besenstrich

Das Geheimnis des alten Straßenkehrers Beppo

„Es ist so: Manchmal hat man eine sehr lange Straße vor sich. Man denkt, die ist so schrecklich lang; das kann man niemals schaffen, denkt man. Und dann fängt man an, sich zu eilen. Und man eilt sich immer mehr. Jedes Mal, wenn man aufblickt, sieht man, daß es gar nicht weniger wird, was noch vor einem liegt. Und man strengt sich noch mehr an, man kriegt es mit der Angst, und zum Schluß ist man ganz außer Puste und kann nicht mehr. Und die Straße liegt immer noch vor einem. So darf man es nicht machen. Man darf nie an die ganze Straße auf einmal denken, verstehst du? Man muß immer nur an den nächsten Schritt denken, an den nächsten Atemzug, an den nächsten Besenstrich. Und immer wieder nur an den nächsten. Dann macht es Freude; das ist wichtig, dann macht man seine Sache gut. Und so soll es sein. Auf einmal merkt man, daß man Schritt für Schritt die ganze Straße gemacht hat. Man hat es gar nicht gemerkt wie, und man ist nicht außer Puste. Das ist wichtig." (Ende 1973)

KAPITEL

4

Roberto D'Amelio, Wolfgang Retz, Eva Steinbach und Matthias Bender

Manual für die Gruppenleitung: Psychoedukative Gruppe Erwachsene mit ADHS

In Kapitel 4 werden in den Abschnitten 4.1 bis 4.10 Anregungen und Materialien zur Gestaltung und Durchführung von insgesamt 10 Sitzungen der „Psychoedukativen Gruppe für Patientinnen und Patienten mit ADHS im Erwachsenenalter" vorgestellt.

TIPP

Selbstverständlich können die Materialien auch für die Arbeit mit Patientinnen und Patienten im Einzelsetting verwendet werden.

➤ Tab. 4.1 gibt einen Überblick über die Themenschwerpunkte der einzelnen Sitzungen. Vor Beginn der Intervention empfiehlt es sich, interessierten Personen einen Vordruck mit Informationen zur psychoedukativen Gruppe für Patientinnen und Patienten mit ADHS zukommen zu lassen (➤ Vordruck V1 austeilen).

Tab. 4.1 Übersicht über die Themenschwerpunkte der Sitzungen 1–10 der psychoedukativen Gruppe ADHS im Erwachsenenalter

Sitzung	Thema	Inhalte
1	Kennenlernen und Organisatorisches	• Vorstellung der Teilnehmenden • Organisatorisches und Terminabsprache • „Regeln für eine gute Zusammenarbeit" • Individuelle Therapieziele • ADHS-Wissensfragebogen
2	Was ist ADHS und wie entsteht ADHS?	• Symptome der ADHS • Neurobiologische Grundlagen der ADHS • ADHS-assoziierte Komorbiditäten
3	Wie kann man ADHS behandeln?	• Pharmakologische und psychologische Behandlungsmöglichkeiten bei ADHS • Pharmakologische und psychologische Möglichkeiten zur Behandlung ADHS-assoziierter Komorbiditäten
4	Mein (soziales) Leben mit ADHS	• Besonderes Potenzial von Menschen mit ADHS • Problematische und positive Anteile meiner ADHS • ADHS in sozialen Interaktionen • Besprechung der Anteile der ADHS, die sozial als problematisch erachtet werden

Tab. 4.1 Übersicht über die Themenschwerpunkte der Sitzungen 1–10 der psychoedukativen Gruppe ADHS im Erwachsenenalter *(Forts.)*

Sitzung	Thema	Inhalte
5	Wie gehe ich mit mir um? Selbstbild und Selbstwert	• Wie gehe ich mit mir um? Der innere Trainer • Diskussion: Optimist oder Pessimist? • Individuelle Stärken und Kompetenzen
6	Von Chaos und Kontrolle – (Selbst-) Organisation im Alltag	• Chaosstifter und Ordnungshalter • Strategien und Techniken zur Alltagsstrukturierung • „Jäger und Bauer"-Metapher
7	Stressmanagement	• Psychosomatische Grundlagen von Stress und Stressreaktion • Externe und interne Stressoren • Methoden für Stressprophylaxe, Stressmanagement und Regeneration
8	Stimmungsregulation und Impulskontrolle	• Das Stimmungsbarometer • (Mehr) Selbstkontrolle bei Wut und Ärger • Stimmungsregulierende Maßnahmen
9	Selbstmodifikation von problematischem Verhalten	• Grundlagen der Selbstmodifikation • Schema zur Analyse und zur Veränderung von problematischem Verhalten • Subjektive Akzeptanz der ADHS-spezifischen Medikation
10	Ausklang und Verabschiedung	• Rückblick und Würdigung • Vereinbarung des 1. Nachtreffens • Evtl. Überführung in eine Selbsthilfegruppe • Durchführung des ADHS-Wissensfragebogens • Verabschiedung der Teilnehmenden

4.1 Sitzung 1: Kennenlernen und Organisatorisches

4.1.1 Lernziele der 1. Sitzung

In der ersten Sitzung soll ein solider Grundstock für eine gute und vertrauensvolle Arbeitsbeziehung im Rahmen der psychoedukativen Gruppe für Patientinnen und Patienten mit ADHS im Erwachsenalter hergestellt werden. Eine Voraussetzung dafür ist, dass Teilnehmende und Gruppenleitung einander (besser) kennenlernen und sich verbindlich auf Regeln für eine gute Zusammenarbeit einigen. Des Weiteren sollen die Teilnehmenden über den Ablauf und Inhalt der Gruppensitzungen informiert werden und die Möglichkeit bekommen, ihre Wünsche und Erwartungen hinsichtlich ihrer Teilnahme an der psychoedukativen Gruppe zu äußern. Darüber hinaus kann mit den Teilnehmenden ein ADHS-Wissensfragebogen im Multiple-Choice-Verfahren ausgefüllt werden. Durch Wiederholung dieses Tests in der letzten Sitzung kann ein entsprechender Wissenszuwachs „schwarz auf weiß" überprüft bzw. nachgewiesen werden.

4.1.2 Überblick über die 1. Sitzung

Tab. 4.2 Benötigte Materialien

Vordrucke	V2	• Teilnehmerliste
	V3	• Terminplanung
	V4	• Kontaktadressen der Teilnehmenden und der Gruppenleitung
	V5	• Rückmeldebogen zur Sitzung
Folien	1.1	• Ziele und Inhalte der 1. Sitzung
	1.2	• Allgemeine Ziele
	1.3	• Überblick über die Sitzungen 1 bis 10
	1.4	• Persönliche Therapieziele
	1.5	• Hilfreiche Regeln für eine gute Zusammenarbeit
Handouts	1.1	• Überblick über die Sitzungen 1 bis 10
	1.2	• Persönliche Therapieziele
	1.3	• Hilfreiche Regeln für eine gute Zusammenarbeit
	1.4	• Der ADHS-Wissensfragebogen
	1.5	• Alltagssituationen und Symptome der ADHS
Sonstiges Material	Din-A4-Ringmappen	
Geräte	• Flipchart • Stell- oder Pinwand • Overhead-Projektor	

Ablauf der 1. Sitzung

- Begrüßung der Gruppenteilnehmenden und Teilnahmedokumentation (➤ Vordruck V2 austeilen)
- Darstellung der Ziele und Inhalte dieser Sitzung (➤ Folie 1.1 auflegen) und Vorstellungsrunde
- Organisatorische Hinweise und Klärung organisatorischer Fragen (➤ Vordruck V3 austeilen)
- Erläuterung der allgemeinen Ziele der psychoedukativen Gruppe (➤ Folie 1.2 auflegen)
- Überblick über die Themenschwerpunkte der Sitzungen 1 bis 10 (➤ Folie 1.3 auflegen, ➤ Handout 1.1 austeilen)
- Sammlung von Fragen und Erwartungen der Teilnehmenden
- Diskussion: Meine persönlichen Therapieziele (➤ Folie 1.4 auflegen, ➤ Handout 1.2 austeilen)
- Erläuterung der Gruppenregeln (➤ Folie 1.5 auflegen, ➤ Handout 1.3 austeilen]
- **Hausaufgabe:** Alltagssituationen und Symptome der ADHS (➤ Handout 1.5 austeilen)
- Rekapitulation der wichtigsten Punkte dieser Sitzung
- Ausfüllen des ADHS-Wissensfragebogens (➤ Handout 1.4 austeilen)
- Abschlussrunde und Verabschiedung (➤ Vordruck V5 austeilen)

4

4

4.1.3 Durchführung der 1. Sitzung

Begrüßung und Dokumentation der Gruppenteilnahme

Die Teilnehmenden werden durch die Gruppenleitung begrüßt und gebeten, sich in die ausliegende Teilnehmerliste einzutragen (➤ Vordruck V2 austeilen).

Darstellung der Ziele und Inhalte der heutigen Sitzung und Vorstellungsrunde

Die erste Sitzung startet mit der Begrüßung der Teilnehmenden durch die Gruppenleitung. Danach stellt die Gruppenleitung die Ziele dieser Sitzung (➤ Folie 1.1 auflegen) und anschließend (↔ Modellfunktion) sich selbst unter Erwähnung ihrer Berufsgruppe, Arbeitsschwerpunkte, Funktion in der Institution, ADHS-spezifischer Erfahrungen und persönlicher Motivation zur Durchführung der Gruppe vor.

Eine wesentliche Aufgabe der Gruppenleitung ist es, für eine gute Arbeitsatmosphäre zu sorgen. Darüber hinaus bedarf es aktiver Teilnehmender, um eine Gruppe „lebendig" und damit für alle zufriedenstellend zu gestalten. Deshalb sollten die Teilnehmenden ermutigt werden, ihre eigenen Erlebnisse, Wünsche und Bedürfnisse einzubringen und damit den einzelnen Sitzungen eine „persönliche Note" zu geben.

TIPP

Frontalunterricht ist nach Möglichkeit zu vermeiden, stattdessen sollte Wissen gemeinsam erarbeitet werden.

Eine erste Möglichkeit für die Teilnehmenden, im Rahmen dieser Gruppe selbst aktiv zu werden, liegt darin, sich den anderen vorzustellen. Die Fragen in ➤ Beispiel 4.1 (auf Flipchart schreiben) können als „Orientierungshilfe" für die persönliche Vorstellungsrunde der Teilnehmenden dienen.

BEISPIEL 4.1

Persönliche Vorstellung der Teilnehmenden

- Wie heißen Sie?
- Wo wohnen Sie?
- Wie ist Ihr aktuelles Befinden?
- Haben Sie bestimmte Vorlieben oder Hobbys?
- Was würden Sie tun, wenn Sie heute nicht hier wären?
- Wie und von wem haben Sie von dieser Gruppe erfahren?
- Was erhoffen Sie sich von der Teilnahme an dieser Gruppe?

Bei Bedarf – z. B. bei stockendem Redefluss – sollte die Gruppenleitung durch gezieltes Nachfragen oder durch das Anbieten passender Formulierungen (unter-)stützend auf die Patientin einwirken. Allerdings gilt, dass jeder nur so viel äußert, wie er will und kann (aktive Teilnahme kann sich auch über Zuhören äußern). Des Weiteren sollte die Gruppenleitung darauf achten, dass alle angemessen zu Wort kommen. Um dies umzusetzen, muss ab und zu regulierend auf den Redefluss eingewirkt oder dafür gesorgt werden, dass die Teilnehmenden in Diskussionen „zentriert" bleiben (z. B. „Mir fällt gerade auf, dass wir uns vom eigentlichen Diskussionsthema wegbewegen. Lassen Sie uns deshalb den roten Faden nochmals aufgreifen und uns auf unser ursprüngliches Thema konzentrieren"). Selbstverständlich sind diese strukturierenden Maßnahmen durch die Gruppenleitung nur so lange vorgesehen, bis diesbezüglich die Selbstregulationsmechanismen der Gruppenteilnehmenden greifen.

Organisatorische Hinweise und Klärung organisatorischer Fragen

Des Weiteren werden die Teilnehmenden über organisatorische Sachverhalte informiert, wobei folgende Punkte bearbeitet werden sollten:

- Wie viele Sitzungen sind vorgesehen?
- An welchem Wochentag, an welchem Datum, zu welcher Uhrzeit finden die Sitzungen statt?
- In welchen Räumlichkeiten finden die Sitzungen statt?
- Wem muss ich Bescheid sagen, wenn ich einen Termin nicht einhalten kann?

Es empfiehlt sich, den Teilnehmenden als Erinnerungshilfe einen Vordruck mit entsprechenden Eckdaten der psychoedukativen Gruppe zukommen zu lassen (➤ Vordruck V3 austeilen). Ferner wird auf die Wichtigkeit der regelmäßigen Teilnahme hingewiesen: Insofern sollte mit den Teilnehmenden vorab besprochen werden, ob bereits feststehende Termine (bspw. Urlaub, arbeitsbezogene Verpflichtungen, Behandlungen usw.) dies unwahrscheinlich machen, und Hilfe bei der Klärung dieser Terminschwierigkeiten angeboten werden. Im Idealfall sollten die Teilnehmenden selbst darauf achten, dass zu den Gruppenzeiten keine anderen (Behandlungs-)Termine stattfinden. Verbindlich für alle ist eine – rechtzeitige telefonische oder persönliche – Abmeldung, falls ein Termin nicht wahrgenommen werden kann. Außerdem sollte mit den Teilnehmenden besprochen werden, wie sie zuverlässig (z. B. Termine in das Handy einprogrammieren; Hinweisschild mit den Terminen an die Innenseite der Haustür; Erinnerung an die Termine durch Bezugspersonen) und rechtzeitig (z. B. Berechnung der Anfahrtsdauer unter Berücksichtigung des Verkehrsaufkommens; Einplanen eines Zeitpolsters; Verabredung bzw. gemeinsame Anfahrt mit anderen Teilnehmenden) zu den jeweiligen Sitzungen erscheinen können. Um die Kontaktaufnahme mit den anderen Teilnehmenden zu erleichtern (z. B. zur Bildung von Fahrtgemeinschaften oder zum Informationsaustausch), kann ➤ Vordruck V4 (Kontaktadressen der Teilnehmenden und der Gruppenleitung) ausgeteilt werden.

Da die Teilnehmenden im Laufe der 10 Sitzungen weitere Unterlagen bzw. Handouts erhalten werden, hat es sich bewährt, passende Arbeitsmappen (Din-A4-Ringmappen) auszuteilen. Die Teilnehmenden sollten die Ringmappe zu jeder Sitzung mitführen und nach und nach mit Arbeitsunterlagen und eigenen Notizen füllen.

TIPP

Um Strukturierungs- und Problemlösefertigkeiten der Teilnehmenden zu trainieren, könnten diese gebeten werden, sich bis zur 2. Sitzung eigenständig eine Din-A4-Ringmappe zu besorgen.

Erläuterung der übergeordneten Ziele

Nachdem der organisatorische Rahmen dargestellt und – soweit nötig – auch geklärt wurde, ist es an der Zeit, die übergeordneten **Ziele** dieser psychoedukativen Intervention darzustellen (➤ Folie 1.2 auflegen):

- Informations- und Wissensvermittlung zur Diagnose ADHS, ADHS-assoziierter Komorbiditäten und deren Behandlungsmöglichkeiten
- Vermittlung von Strategien und Fertigkeiten zur Selbstregulation und zum adaptiven Umgang mit der Diagnose ADHS
- Erfahrungsaustausch mit anderen Betroffenen

Überblick über die Themenschwerpunkte der Sitzungen 1 bis 10

Nach Darstellung der übergeordneten Ziele wird ein Überblick über die Themenschwerpunkte der einzelnen Sitzungen dieser psychoedukativen Gruppe gegeben. Zu diesem Zweck erläutert die Gruppenleitung stichwortartig Titel und Inhalte der einzelnen Sitzungen (➤ Folie 1.3 auflegen, ➤ Handout 1.1 austeilen). Diesbezügliche Fragen der Teilnehmenden sollten kurz und prägnant beantwortet werden, mit dem Hinweis, dass die einzelnen Themen in der jeweiligen Sitzung ausführlich bearbeitet werden.

Sammlung von Fragen und Erwartungen der Teilnehmenden

Um Inhalt und Ablauf der einzelnen Sitzungen der Gruppe auf die Interessen und Bedürfnisse der Teilnehmenden abzustimmen, werden sie dazu ermuntert, ihre Fragen und Erwartungen zu äußern. Diese werden gesammelt und stichwortartig auf einem Flipchartblatt notiert, um sie im Verlauf der verschiedenen Sitzungen aufzuarbeiten.

TIPP

Das Flipchartblatt mit den Fragen und Erwartungen der Teilnehmenden sollte während des gesamten Kurses gut sichtbar im Gruppenraum hängen. Besprochene Themen können dann von diesem Blatt gestrichen oder als abgehakt und dadurch als bereits „bearbeitet" kenntlich gemacht werden.

Diskussion: Meine persönlichen Therapieziele

Zur Einleitung der Diskussion bietet sich ein etwas abgewandeltes Zitat von Seneca an: „Wer den Hafen kennt, in den er segeln will, für den ist auch der leichteste Wind günstig". Die Teilnehmenden sollen sich über mögliche Therapieziele austauschen, d. h. aussprechen, was sie durch den Besuch dieser psychoedukativen Gruppe für sich erreichen wollen. Dabei können die Fragen auf der entsprechenden Folie (➤ Folie 1.4 auflegen) als Diskussionsgrundlage dienen.

In ➤ Beispiel 4.2 sind einige mögliche Zielformulierungen von Teilnehmenden wiedergegeben.

BEISPIEL 4.2

Ziele von Teilnehmenden der psychoedukativen Gruppe für Erwachsene mit ADHS

- Herausfinden, wie ich besser mit ADHS umgehen kann
- ADHS kontrollieren anstatt (mehr oder weniger) von ADHS kontrolliert zu werden
- Mehr über die Wirkungen und Nebenwirkungen von Methylphenidat erfahren
- Meine Impulsivität besser unter Kontrolle bekommen
- Mehr über die Ursachen und die Behandlungsmöglichkeiten bei ADHS lernen
- Erfahren, ob ADHS erblich ist
- Mich mit anderen Betroffenen austauschen
- Herausfinden, wie andere Betroffene mit ADHS ihr Leben meistern

Die ausformulierten persönlichen Therapieziele sollen anschließend auf dem entsprechendem Vordruck dokumentiert werden (➤ Handout 1.2 austeilen). Dabei sollte die Gruppenleitung darauf achten, ob die anvisierten Ziele in diesem Setting und mit den hier angebotenen Mitteln realisierbar sind. Generell sollten Ziele realistisch, konkret und positiv formuliert sein.

MEMO

Die Ziele sollten generell folgende Kriterien erfüllen:

- Realistisch im Sinne von erreichbar
- Konkret im Sinne von überprüfbar
- Positiv formuliert

Um spätere Frustrationen zu vermeiden, sollte die Gruppenleitung auf unrealistische Zielvorstellungen der Teilnehmenden modifizierend einwirken.

TIPP

Bei unrealistischen Zielvorstellungen sollten immer realistische (Ziel-)Alternativen angeboten werden, die in einem Aushandlungsprozess so lange diskutiert werden, bis sie für die oder den Teilnehmenden akzeptabel erscheinen.

Damit die psychoedukative Intervention ein wichtiger Meilenstein in der persönlichen (Weiter-)Entwicklung von ADHS-Betroffenen werden kann, müssen diese die „Verpflichtung mit sich selbst" eingehen, in *und* zwischen den Sitzungen aktiv an einer Veränderung zum Besseren mitzuwirken *(„action speaks louder than words")*.

4

Erläuterung der Gruppenregeln

Die „Hilfreichen Regeln für eine gute Zusammenarbeit" (➤ Folie 1.5 auflegen, ➤ Handout 1.3 austeilen) sollen gewährleisten, dass während der 10 Sitzungen eine Atmosphäre vorherrscht, in der ziel- und veränderungsorientiertes Arbeiten möglich ist.

Kasten 4.1

Hilfreiche Regeln für eine gute Zusammenarbeit (➤ Handout 1.3)

- Nehmen Sie an allen 10 Sitzungen teil.
- Seien Sie bitte pünktlich.
- Bewahren Sie Stillschweigen über die anderen Gruppenmitglieder und deren Äußerungen.
- Es kann immer nur einer sprechen.
- Lassen Sie den anderen ausreden.
- Hören Sie aufmerksam zu.
- Sprechen Sie ausschließlich von Ihren eigenen Erfahrungen bzw. Meinungen, indem Sie das Wort „ICH" verwenden.
- Vermeiden Sie in Ihren Ausführungen die Wörter „man" oder „wir", allgemeine Ratschläge oder allgemeingültige Lebensweisheiten.
- Respektieren Sie die Erfahrungen, Meinungen und Erlebnisse der anderen Gruppenmitglieder.

Die Gruppenleitung nimmt diesbezüglich eine Moderatorenrolle ein, indem sie über die Einhaltung einer förderlichen (therapeutisch wirksamen) Atmosphäre wacht. Alternativ zu den oben genannten Vordrucken könnte man die Teilnehmenden auch bitten, von sich aus verbindliche „Spielregeln" zu formulieren. Diese werden auf dem Flipchart notiert und gut sichtbar im Gruppenraum aufgehängt, sodass im Bedarfsfall darauf verwiesen werden kann. Darüber hinaus gilt auch die Selbstverpflichtung der Teilnehmenden (und selbstverständlich auch der Gruppenleitung), ihr Verhalten nach diesen „Hilfreichen Regeln für eine gute Zusammenarbeit" auszurichten.

Bereits das Stillsitzen für die Dauer der Gruppensitzungen kann insbesondere für die hyperaktiven Teilnehmenden eine nicht zu unterschätzende Herausforderung darstellen. Einige Teilnehmende haben diesbezüglich bereits wirksame Strategien entwickelt, um motorische bzw. innere Unruhe zu kompensieren (z. B. Stricken, mit Alltagsgegenständen wie Kulis „spielen", zeichnen).

TIPP

In der Regel sind diese kompensatorischen Verhaltensweisen aufgrund der Multitasking-Fähigkeit von ADHS-Betroffenen gut mit aktivem Zuhören und reger Beteiligung an den Diskussionen kompatibel. Trotzdem sollten die Teilnehmenden dazu ermuntert werden, während der Gruppensitzungen – zumindest für eine begrenzte Zeit – auf ihre „altbewährten" Methoden zu verzichten. Dadurch sollen neue Strategien bzw. Fertigkeiten zum adaptiven bzw. konstruktiven Umgang mit ADHS-assoziierten Problemen entwickelt werden.

Rekapitulation der wichtigsten Punkte dieser Sitzung

Die Gruppenleitung wiederholt stichwortartig die wichtigsten Inhalte und Diskussionspunkte der heutigen Sitzung und klärt, ob bzw. welche wesentlichen Fragen/Anliegen unbeantwortet geblieben sind.

Der ADHS-Wissensfragebogen

Um sich einen Überblick über den aktuellen Kenntnisstand der Teilnehmenden zum Thema ADHS zu verschaffen und nach Beendigung der psychoedukativen Intervention einen Zuwachs (= Steigerung der Anzahl richtiger Antworten) an störungsbezogenem Wissen dokumentieren zu können, kann in der ersten und letzten Gruppensitzung der ADHS-Wissensfragebogen ausgefüllt werden (➤ Handout 1.4 austeilen). Die richtigen Lösungen sind ➤ Tab. 4.3 zu entnehmen.

Hausaufgabe: Alltagssituationen und Symptome der ADHS

Zur Vorbereitung auf die nächste Sitzung sollen die Teilnehmenden auf dem dafür vorgesehenen Handout dokumentieren (➤ Handout 1.5 austeilen), in welchen Alltagssituationen sich ADHS-Symptome bei ihnen besonders bemerkbar machen.

Abschlussrunde und Verabschiedung

Die Gruppenleitung erkundigt sich nach dem aktuellen Befinden der Teilnehmenden und bitten sie, ihren Eindruck von dieser Sitzung auf dem Sitzungsrückmeldebogen zu dokumentieren (➤ Vordruck V5 austeilen). Danach

Tab. 4.3 Richtige Antworten im ADHS-Wissensfragebogen

Frage	Lösung	Frage	Lösung
1	falsch	11	falsch
2	richtig	12	richtig
3	falsch	13	richtig
4	falsch	14	richtig
5	falsch	15	falsch
6	richtig	16	falsch
7	falsch	17	falsch
8	falsch	18	richtig
9	richtig	19	richtig
10	richtig	20	richtig

findet die Abschlussrunde statt; Anregungen hierfür sind in ➤ Kasten 4.2 beschrieben.

Kasten 4.2

Mögliche Inhalte einer Abschlussrunde

- Die Teilnehmenden geben kurz Auskunft über ihre aktuelle Befindlichkeit.
- Die Teilnehmenden werden gefragt, ob sie mit dem Ablauf dieser Sitzung – der Arbeitsatmosphäre in der Gruppe, dem Engagement der Gruppenleitung und ihrer Mitarbeit – zufrieden waren.
- Die Teilnehmenden werden gefragt, ob ihre Konzentration über die gesamte Zeitspanne der Sitzung ausgereicht hat und welche Fertigkeiten sie eingesetzt haben, um ihre Aufmerksamkeit während der Gruppensitzung aufrechtzuerhalten/wiederherzustellen bzw. um ihre motorische oder innere Unruhe zu reduzieren/unter Kontrolle zu halten (Copingmechanismen auf dem Flipchart notieren).
- Darüber hinaus werden die Teilnehmenden gebeten mitzuteilen, ob und was ihnen an den Inhalten dieser Sitzung gut gefallen hat und was davon für sie von praktischer Relevanz war („Take-home-Message").

Abschließend dankt die Gruppenleitung den Teilnehmenden für ihr Engagement und gibt – zur besseren Erinnerung und Einstimmung – Termin und Thema der kommenden Sitzung bekannt.

4.2 Sitzung 2: Was ist ADHS und wie entsteht ADHS?

4.2.1 Lernziele der 2. Sitzung

In dieser Gruppenstunde sollen die neurobiologischen Grundlagen der ADHS nach dem aktuellen Stand der Wissenschaft dargestellt werden, selbstverständlich ohne dabei in mehr oder weniger unverständliches „Fachchinesisch" zu verfallen. Es gilt zu vermitteln, dass die ADHS mit ihrem breiten Symptomspektrum eine dimensionale (vs. kategoriale) neurobiologisch verankerte Störung der Informationsverarbeitung ist, die sowohl durch genetische als auch umweltbedingte Faktoren verursacht bzw. aufrechterhalten wird. Des Weiteren sollen die altersabhängigen Veränderungen der Kernsymptome und die für das Erwachsenenalter typischen Symptome im Sinne der Utah-Kriterien (➤ Kap. 2.1.3, ➤ Tab. 2.3) herausgearbeitet werden. Darüber hinaus soll unter Berücksichtigung der Komorbiditäten *(„ADHS und was noch?")* und der großen Variationsbreite in die Problematik von Diagnostik und Therapie der adulten ADHS eingeführt werden. Eine besondere Herausforderung für die Gruppenleitung in dieser Sitzung besteht darin, die große Informations- und Stofffülle im vorgegebenen Zeitrahmen zu bewältigen, ohne in einen Frontalvortrag zu verfallen:

Selbstverständlich sollten die Inhalte, ausgehend von den individuellen Beiträgen und vom subjektiven Erleben der Teilnehmenden, gemeinsam erarbeitet werden. Erfahrungsgemäß gibt es beim Thema „Symptome und Ursachen" einen besonders regen Austausch in der Gruppe und viele spannende Beiträge zur jeweiligen Krankheitsgeschichte, die es aber zu strukturieren gilt. Um Frustrationen zu vermeiden, ist es wichtig, bereits zu Beginn der Sitzung auf die Folgestunden und Arbeitsmaterialien hinzuweisen. Unverzichtbar ist auch der Hinweis, dass verschiedene Teilaspekte nur begrenzt behandelt werden können.

4.2.2 Überblick über die 2. Sitzung

Tab. 4.4 Benötigte Materialien

Vordrucke	V2	• Teilnehmerliste
	V5	• Rückmeldebogen zur Sitzung
Folien	2.1	• Ziele und Inhalte der 2. Sitzung
	2.2–2.13	• Ursachen, Symptome, Komorbiditäten und Verlauf der ADHS
Handouts	1.5	• Alltagssituationen und Symptome der ADHS (fakultativ)
	2.1.1–2.1.4	• Ursachen, Symptome, Komorbiditäten und Verlauf der ADHS
Sonstiges Material	• Notizzettel (z. B. DIN A6) • Klebestreifen	
Geräte	• Flipchart • Stell- oder Pinwand • Overhead-Projektor	

Ablauf der 2. Sitzung

- Begrüßung der Gruppenteilnehmenden und Teilnahmedokumentation (➤ Vordruck V2 austeilen)
- Eingangsrunde und Zentrierungsübung
- Darstellen der Ziele und Inhalte der heutigen Sitzung (➤ Folie 2.1 auflegen)
- Besprechung der Hausaufgabe aus der 1. Sitzung
- Erarbeiten der typischen Symptome der ADHS in Kindheit und Erwachsenenalter (ggf. Notizzettel austeilen, Klebestreifen bereithalten)
- Darstellung von ADHS-Symptomen, Verlauf, Komorbidität und sozialen Folgen (➤ Handout 2.1.1–2.1.4 austeilen, ➤ Folien 2.2–2.6 auflegen)
- Darstellung der Ursachen der ADHS (➤ Folien 2.7–2.12 auflegen)
- Fakultative Hausaufgabe: Alltagssituationen und Symptome der ADHS (➤ Handout 1.5 austeilen, entsprechend der Hausaufgabe aus Sitzung 1)
- Rekapitulation der wichtigsten Punkte dieser Sitzung (➤ Folie 2.13 auflegen)
- Abschlussrunde und Verabschiedung (Vordruck V5 austeilen)

4.2.3 Durchführung der 2. Sitzung

Begrüßung und Dokumentation der Gruppenteilnahme

Die Teilnehmenden werden durch die Gruppenleitung begrüßt und gebeten, sich zu Beginn jeder Sitzung in die ausliegende Teilnehmerliste einzutragen (➤ Vordruck V2 austeilen). Falls angemeldete Personen fehlen, wird in der Gruppe nachgefragt, ob Hinderungsgründe bekannt sind.

Eingangsrunde und Zentrierungsübung

Anschließend erfolgt eine *kurze* Eingangsrunde, in alle Teilnehmenden

- Angaben zu ihrem aktuellen Befinden machen können,
- berichten können, ob sie etwas nach der letzten Sitzung weiter beschäftigt hat,
- mitteilen können, ob sie ein besonderes Anliegen in der heutigen Sitzung bearbeiten möchten,
- Verbesserungen bzw. Anregungen für die weitere Gestaltung der psychoedukativen Gruppe unterbreiten können (auf Flipchart notieren).

Die Eröffnungsphase wird mit einer Zentrierungsübung (Anregungen dazu ➤ Kap. 3.10.1) abgeschlossen. Dadurch sollen die Teilnehmenden auf ritualisierte Art und Weise darin unterstützt werden, in der heutigen Sitzung „anzukommen". Ergänzend bzw. alternativ dazu kann auch eine Achtsamkeitsübung durchgeführt werden (➤ Kap. 3.10.4). Selbstverständlich sollten die Teilnehmenden dazu ermutigt werden, im Laufe der kommenden Sitzungen eigene Zentrierungs- oder Achtsamkeitsübungen einzubringen.

Darstellung der Ziele und Inhalte der heutigen Sitzung

Die Gruppenleitung stellt stichwortartig die Ziele und Inhalte der heutigen Sitzung vor (➤ Folie 2.1 auflegen) und leitet damit zum Hauptthema über.

Besprechung der Hausaufgabe aus der 1. Sitzung

Die Hausaufgabe sollte als Einstieg in das Schwerpunktthema der heutigen Sitzung genutzt werden, indem die Gruppenmitglieder nach ihren (auf ➤ Handout 1.5 dokumentierten) „typischen" ADHS-assoziierten Symptomen gefragt werden.

TIPP

Die Besprechung dieser Hausaufgabe sollte aus Zeitgründen nicht zu ausführlich ausfallen; zur weiteren Motivierung der Teilnehmeden empfiehlt sich jedoch eine angemessene Beschäftigung mit der aufgetragenen Arbeit.

Bei Bedarf, z. B. um noch mehr Erkenntnisse über ihre ADHS-bedingte Symptomatik in Alltagssituationen zu gewinnen, können die Teilnehmenden dazu ermuntert werden, ihre Beobachtungen auch weiterhin zu dokumentieren (➤ Handout 1.5 austeilen, fakultative Hausaufgabe).

Erarbeiten der typischen Symptome der ADHS in Kindheit und Erwachsenenalter

Aufbauend auf den berichteten Selbstbeobachtungen werden die Gruppenmitglieder zunächst dazu angehalten, typische Symptome der ADHS zu sammeln. Dies kann durch Wortmeldungen oder durch Notieren einzelner Symptome auf Handzetteln geschehen. Aufgabe der Gruppenleitung ist es, die genannten Beschwerden entsprechend den Hauptsymptombereichen – entweder durch Anschreiben oder durch Anheften am Flipchart – zu ordnen, sodass eine Struktur sichtbar wird, z. B.:

- Aufmerksamkeitsstörungen
- Hyperaktivitätssymptome
- Merkmale der Impulsivität
- Dysfunktionale Emotionen gemäß Utah-Kriterien

In der Gruppe soll dabei thematisiert werden, welche Symptome bereits in der Kindheit vorhanden waren und wie diese sich im zeitlichen Verlauf verändert haben. Den Teilnehmenden soll dabei bewusst werden, dass beispielsweise Symptome der Überaktivität und Impulsivität unterschiedlich stark ausgeprägt sein können und der Schweregrad von Betroffenen und ihrer jeweiligen Umgebung unterschiedlich eingeschätzt wird. Werden von den Teilnehmenden Beschwerden genannt, die nicht unmittelbar zur ADHS gehören (z. B. „Depressionen", „Angstgefühle", „Schlafstörungen", „zu viel Alkohol" usw.), werden diese **separat aufgelistet,** und es wird darauf hingewiesen, dass sie später im Zusammenhang mit den typischen Begleiterscheinungen der ADHS erörtert werden.

TIPP

Das Sammeln von Symptomen sollte nicht zu ausführlich erfolgen, sondern nur zum Einstieg dienen, an dem sich die Teilnehmenden aktiv beteiligen können.

Darstellung von ADHS-Symptomen, Verlauf, Komorbidität und sozialen Folgen

UnterVerwendung der ➤ Folien 2.2–2.4 (➤ Handouts 2.1.1–2.1.4 austeilen) werden nun die zentralen ADHS-Symptome noch einmal zusammenhängend dargestellt. Zunächst soll erläutert werden, dass es sich bei der ADHS um eine dimensionale Erkrankung handelt (➤ Folie 2.2 auflegen); bei Bedarf kann dabei auf den Text in ➤ Beispiel 4.3 zurückgegriffen werden.

4

BEISPIEL 4.3

ADHS als dimensionale Erkrankung

„Auf dieser Folie sehen Sie noch einmal die wesentlichen Symptombereiche der ADHS, an denen sich die Diagnose dieser Störung orientiert, nämlich Aufmerksamkeitsprobleme, motorische Überaktivität und Impulsivität. Mit dieser Darstellung soll deutlich gemacht werden, dass diese Symptombereiche ähnlich wie die Lautstärke von Musik in mehr oder weniger starker Ausprägung vorhanden sein können. Jeder Mensch hat mehr oder weniger gute Fähigkeiten, die Aufmerksamkeit aufrechtzuerhalten, ist mehr oder weniger aktiv und impulsiv. Ein gewisses Ausmaß dieser Eigenschaften ist dabei durchaus sinnvoll und kann uns im Alltag auch von Nutzen sein. Schlagen die Pegel dieser Eigenschaften nun in einen extremen Bereich aus, sodass hierdurch im Alltag Probleme entstehen, sprechen wir von einer ADHS. Die ADHS unterscheidet sich insofern von anderen Krankheiten wie z. B. einem gebrochenen Bein: Der Beinbruch ist entweder vorhanden oder nicht; das Bein kann nicht nur ein bisschen gebrochen sein. ADHS ist dagegen eine dimensionale Krankheit, die mehr oder weniger stark ausgeprägt sein kann."

Mithilfe von ➤ Folie 2.3 (auflegen), die neben den DSM-5-Kriterien auch die Utah-Kriterien für die ADHS im Erwachsenalter zeigt, wird erläutert, dass sich die Symptome der ADHS mit dem Alter verändern und zu den Kernsymptomen typischerweise noch verschiedene Merkmale der emotionalen Dysregulation hinzutreten. Andererseits verschwindet z. B. die im Kindesalter typische motorische Überaktivität weitgehend, und an ihre Stelle tritt eine ständige innere Unruhe. In diesem Zusammenhang kann auch auf die Frage eingegangen werden, welche gesellschaftlichen Faktoren mit ADHS interferieren (➤ Folie 2.4 auflegen). Die Gruppenmitglieder werden aufgefordert, einige Beispiele dafür zu finden, in welchem gesellschaftlichen Kontext ADHS-Symptome sich für sie am deutlichsten bemerkbar machen.

Schließlich werden unter Hinweis auf die ➤ Folien 2.5 und 2.6 (auflegen) die verschiedenen zusätzlichen Problembereiche angesprochen, die bei Erwachsenen im Zusammenhang mit ADHS auftreten können. Gegebenenfalls kann man hier auf eingangs gesammelte Beiträge der Teilnehmenden zurückgreifen; Einzelerfahrungen sollte aus Zeitgründen jedoch nicht zu viel Raum gelassen werden.

Darstellung der Ursachen der ADHS

Anhand von ➤ Folie 2.7 (auflegen) wird die Störung der Informationsverarbeitung als zentrales Problem bei ADHS benannt, und es wird dargestellt, dass es sich um eine durch das Zusammenwirken von Erbanlagen und Umweltfaktoren verursachte Erkrankung handelt (➤ Beispiel 4.4).

BEISPIEL 4.4

Zusammenwirken von Erbanlagen und Umweltfaktoren

„Ich möchte Ihnen nun zeigen, wie man sich die Ursachen für die Symptomatik, über die wir eben gesprochen haben, heute vorstellt. Es handelt sich dabei um ein Modell, das auf wissenschaftlich gesicherten Erkenntnissen beruht. Das zentrale Problem bei ADHS besteht darin, dass es den Betroffenen nicht gelingt, die Vielzahl von Informationen, die ständig auf uns einströmen, situationsgerecht zu verarbeiten. Eine genetische Veranlagung spielt dabei eine wesentliche, aber nicht die alleinige Rolle. ADHS ist keine Erbkrankheit im eigentlichen Sinne, aber es gibt verschiedene Risikogene, durch die die Wahrscheinlichkeit, eine ADHS zu entwickeln, ansteigt. Andererseits gibt es wohl auch Gene, die uns davor schützen, eine ADHS zu bekommen. Im Verlauf unseres Lebens – und das beginnt schon vor unserer Geburt – wirken nun zahlreiche Umweltfaktoren auf uns ein, von denen wir wissen, dass sie das ADHS-Risiko ebenfalls erhöhen oder auch senken können. Kommen bestimmte genetische Risikofaktoren und ungünstige Umweltfaktoren zusammen, entsteht das, was wir ADHS nennen."

Mit Hilfe der anschließend gezeigten ➤ Folie 2.8 (auflegen) werden die biologischen und psychosozialen Umweltbedingungen (bzw. Risikofaktoren) erklärt, die zur Entstehung von ADHS beitragen. Wichtig ist, auch auf die häufig irrtümlich mit der Entstehung von ADHS in Zusammenhang gebrachten Ernährungsfaktoren hinzuweisen.

Exekutivfunktionen, Frontalhirn und regulierende Transmittersysteme

Zur Erläuterung, worin die Störung der Informationsverarbeitung besteht, werden die Teilnehmenden anhand von ➤ Folie 2.9 mit dem Modell der Exekutivfunktionen vertraut gemacht, die dem Frontalhirn zugeschrieben werden (Planung – Entscheidung für Prioritäten – Impulskontrolle – emotionale Regulation – Aufmerksamkeitssteuerung – zielgerichtetes Initiieren und Sequenzieren von Handlungen, motorische Steuerung, Beobachtung der Handlungsergebnisse und Selbstkorrektur). Es empfiehlt sich, zunächst den Querschnitt durch das Gehirn kurz zu erläutern und anschließend die Liste der so genannten Exekutivfunktionen durchzugehen, mit deren Hilfe Menschen sich selbst regulieren und ihr Verhalten unter Berücksichtigung der Bedingungen ihrer Umwelt steuern. Den Teilnehmenden sollte dabei der unmittelbare Bezug der Frontalhirnfunktionen mit der ADHS-Symptomatik verdeutlicht werden. Es gilt dabei auch zu vermitteln, dass die Funktionen dieser Hirnregion nicht unabänderlich festgelegt sind, sondern dass sich diese Hirnregion über den Umbau synaptischer Verschaltungen ständig neu organisieren und neuen Anforderungen und Umgebungsbedingungen anpassen kann und so auch für psychotherapeutische, übende und pharmakologische Einflüsse zugänglich ist.

Mit der nächsten Folie (➤ Folie 2.10 auflegen) wird veranschaulicht, dass die Botenstoffe Dopamin und Noradrenalin wichtige modulierende Eigenschaften auf die Frontalhirnfunktionen besitzen. Hinzuweisen ist auf den Ursprung dieser Transmittersysteme im Hirnstamm, von wo aus Bahnen ins Frontalhirn ziehen. Die Funktion einer dopaminergen Synapse und die Bedeutung genetischer Risikofaktoren wird schließlich anhand der ➤ Folien 2.11 und 2.12 (auflegen) erläutert (➤ Beispiel 4.5).

BEISPIEL 4.5

Funktion einer dopaminergen Synapse und die Bedeutung genetischer Risikofaktoren

„Sie haben jetzt gesehen, dass das Frontalhirn für die so genannten Exekutivfunktionen, die bei ADHS gestört sind, verantwortlich ist und dass für die Funktion des Frontalhirns die Botenstoffe Noradrenalin und vor allem das Dopamin von Bedeutung sind. Ich will Ihnen nun zeigen, wie die Übertragung von Informationen im Frontalhirn von einer Nervenzelle auf die nächste an einer so genannten dopaminergen Synapse funktioniert. Dies wird Ihnen auch helfen, die Wirkungsweise von Medikamenten besser zu verstehen. Die Übertragung elektrischer Impulse durch chemische Stoffe durch den synaptischen Spalt ist im Prinzip an allen Verbindungen zwischen zwei Nervenzellen gleich. Erreicht ein ausreichend starker elektrischer Nervenimpuls die Synapse, wird der Botenstoff – hier Dopamin – in den synaptischen Spalt ausgeschüttet. An der Oberfläche der benachbarten Nervenzelle sitzen Bindungsstellen, so genannte Rezeptoren, an die das Dopamin andocken kann. Dies führt dazu, dass an dieser Nervenzelle wiederum ein elektrischer Impuls entsteht. Die Übertragung des Signals wird dadurch beendet, dass das Dopamin über eine Art Pumpe wieder in die Nervenzelle zurückgeholt wird. Diese Pumpe nennt man Dopamintransporter. Bei der ADHS ist, nach allem, was wir bisher wissen, der genetische Bauplan dieses Dopamintransporters und bestimmter Dopaminrezeptoren verändert. Diese Gene haben sich in vielen Studien als Risikofaktoren für die ADHS herausgestellt. Allerdings dürfte es noch viele weitere Risikogene geben."

Rekapitulation der wichtigsten Punkte dieser Sitzung

Die Gruppenleitung wiederholt stichwortartig die wesentlichen Inhalte und Diskussionspunkte der heutigen Sitzung (➤ Folie 2.13 auflegen) und klärt, ob bzw. welche wesentlichen Fragen/Anliegen unbeantwortet geblieben sind.

Abschlussrunde und Verabschiedung

Entsprechend der Anleitung in Sitzung 1 (➤ Kap. 4.1.3).

4.3 Sitzung 3: Wie kann man ADHS behandeln?

4.3.1 Lernziele der 3. Sitzung

In der dritten Gruppensitzung wird ein Überblick über die pharmakologischen und nichtpharmakologischen Behandlungsmöglichkeiten bei Erwachsenen mit ADHS gegeben. Den Teilnehmenden sollte dabei vermittelt werden, dass diese Behandlungsansätze nicht miteinander konkurrieren, sondern sich auf sinnvolle Art und Weise gegenseitig ergänzen können. Hinsichtlich der medikamentösen Behandlung wird der Schwerpunkt auf Methylphenidat aus der Gruppe der Psychostimulanzien sowie auf den Noradrenalin-Wiederaufnahmehemmer Atomoxetin gelegt, da deren Wirksamkeit bei der pharmakologischen Behandlung von ADHS auch bei Erwachsenen am besten belegt ist.

4

Des Weiteren können in dieser Gruppenstunde auch einige grundlegende „Spielregeln“ der pharmakologischen Behandlung besprochen und verschiedene Strategien vorgestellt werden, wie die Betroffenen diese Regeln am besten umsetzen können.

Außerdem sollen die Teilnehmenden einen Überblick über die verschiedenen Psychotherapieverfahren gewinnen, wobei der Schwerpunkt auf verhaltenstherapeutische Interventionen gelegt wird, da hierfür die beste Evidenz vorliegt.

Bereits zu Beginn der Stunde empfiehlt sich der Hinweis, dass im Rahmen der Gruppenstunde keine individuelle Beratung über die „richtige“ Medikation bzw. die geeignete psychotherapeutische Intervention erfolgen kann, sondern lediglich ein orientierender Überblick über die Behandlungsoptionen bei ADHS im Erwachsenenalter gegeben wird. Die Vermittlung der Informationen sollte zum einen gut strukturiert, zum anderen aber auch flexibel angelegt sein, um den Teilnehmenden genügend Zeit und Raum für Fragen zu lassen.

4.3.2 Überblick über die 3. Sitzung

Ablauf der 3. Sitzung

- Begrüßung und Dokumentation der Gruppenteilnahme (➤ Vordruck V2 austeilen)
- Eingangsrunde und Zentrierungsübung
- Darstellung der Ziele und Inhalte dieser Sitzung (➤ Folie 3.1 auflegen)
- Grundlegende Informationen zur Therapie der ADHS bei Erwachsenen (➤ Handouts 3.1.1–3.1.3 austeilen; ➤ Folien 3.2 und 3.3 auflegen)
- Darstellung der Behandlungsoptionen von ADHS bei Erwachsenen (ggf. ➤ Handout 3.2 austeilen; ➤ Folien 3.4 und 3.5 auflegen)
- Die Wirkungsweise von Stimulanzien (➤ Folie 3.6 auflegen)
- **Hausaufgabe:** Selbsthilfe im Alltag bei ADHS-bedingten Problemen (➤ Handout 3.3 austeilen)
- Rekapitulation der wichtigsten Punkte dieser Sitzung (➤ Folie 3.7 auflegen)
- Abschlussrunde und Verabschiedung (➤ Vordruck V5 austeilen)

Tab. 4.5 Benötigte Materialien

Vordrucke	V2	• Teilnehmerliste
	V5	• Rückmeldebogen zur Sitzung
Folien	3.1	• Ziele und Inhalte der 3. Sitzung
	3.2–3.7	• Grundlegende Informationen zur Therapie der ADHS bei Erwachsenen
Handouts	3.1.1–3.1.2	• Wie kann man ADHS behandeln?
	3.2	• 10 Tipps zur Medikamenteneinnahme
	3.3	• Selbsthilfe im Alltag bei ADHS-bedingten Problemen
Sonstiges Material	• Notizzettel (z. B. DIN A6) • Klebestreifen	
Geräte	• Flipchart • Stell- oder Pinwand • Overhead-Projektor	

4.3.3 Durchführung der 3. Sitzung

Begrüßung der Teilnehmenden und Dokumentation der Gruppenteilnahme

Entsprechend der Anleitung in Sitzung 2 (➢ Kap. 4.2.3).

Eingangsrunde und Zentrierungsübung

Entsprechend der Anleitung in Sitzung 2 (➢ Kap. 4.2.3).

Darstellung der Ziele und Inhalte der Sitzung

Entsprechend der Anleitung in Sitzung 2 (➢ Kap. 4.2.3; ➢ Folie 3.1 auflegen).

Grundlegende Informationen zur Therapie der ADHS bei Erwachsenen

Den Gruppenmitgliedern wird in dieser Phase zunächst Gelegenheit gegeben, über eigene Therapieerfahrungen zu berichten. Aufgabe der Gruppenleitung ist es, auf die grundsätzliche Unterscheidung zwischen pharmakologischen und psychotherapeutischen Verfahren hinzuarbeiten. Dies kann durch Anschreiben der verschiedenen Wortmeldungen auf dem Flipchart geschehen.

Anschließend können unter Zuhilfenahme der ➢ Folien 3.2 und 3.3 grundlegende Aspekte der ADHS-Behandlung im Erwachsenenalter erläutert werden (➢ Handout 3.1.1–3.1.2 austeilen). Zunächst wird darauf hingewiesen, dass die Therapie der ADHS auf Veränderungen auf unterschiedlichen Ebenen abzielt und sich Pharmako- und Psychotherapie hierbei sinnvoll ergänzen (➢ Folie 3.2 auflegen). Als Grundsatz der Behandlung kann dabei gelten, dass Schwächen reduziert und individuelle Stärken und Ressourcen mobilisiert und nutzbar gemacht werden sollen. Während Pharmakotherapie hierbei vor allem auf eine Reduktion der ADHS-Symptomatik und ggf. auch komorbider psychischer Störungen abzielt, können psychotherapeutische Verfahren primär dazu beitragen, dass die Betroffenen lernen, mit den krankheitsbedingten Einschränkungen besser umzugehen.

Wichtig erscheint es in diesem Zusammenhang, den Gruppenteilnehmenden zu vermitteln, dass die pharmakologische Behandlung bei ausgeprägter ADHS-Symptomatik auch einen wichtigen Grundstein für eine erfolgreiche Psychotherapie darstellen kann. Psychotherapeutische Verfahren werden vor allem auf den übergeordneten funktionellen Ebenen wirksam. Es sollte darauf hingewiesen werden, dass psychotherapeutische Verfahren die Möglichkeit eröffnen, die dynamische Anpassungsfähigkeit des Gehirns therapeutisch zu nutzen. Hierdurch soll den Teilnehmenden auch vermittelt werden, dass es sich bei ADHS nicht um eine schicksalhafte, unabänderliche Störung handelt, sondern dass durch therapeutische Maßnahmen Veränderungen möglich sind. Ferner sollte den Teilnehmenden verdeutlicht werden, dass es bei der Psychotherapie entscheidend auf die Veränderungsbereitschaft und aktive Mitarbeit der Patientinnen und Patienten ankommt.

Ein weiterer Gesichtspunkt ist die Notwendigkeit der individuellen Therapieplanung (➤ Folie 3.3 auflegen), die sich an unterschiedlichen Faktoren orientiert, wie anhand des Textes in ➤ Beispiel 4.6 erläutert werden soll:

BEISPIEL 4.6

Therapiewahl

„Für die Behandlung ist es wichtig, dass zunächst gut überlegt wird, welche Art Therapie in Frage kommt. Dies gilt nicht nur für die generelle Entscheidung, ob eine Pharmakotherapie oder eine Psychotherapie bzw. eine Kombination beider Behandlungsverfahren zu erwägen ist, sondern auch, welches Medikament und/oder welches psychotherapeutische Verfahren eingesetzt werden sollen. Dabei spielen ganz unterschiedliche Faktoren eine Rolle, die zum einen die Patientinnen und Patienten betreffen, zum anderen aber auch in den therapeutischen Methoden und im Therapeuten oder der Therapeutin begründet sind. Zunächst müssen natürlich die Krankheitssymptome und funktionellen Beeinträchtigungen analysiert werden, d. h. also, wie sehr sich die ADHS im Alltag bemerkbar macht. Beispielsweise können durch spezielle Veränderungen der Lebensumstände vergleichsweise umschriebene Probleme aufgetreten sein, oder es können seit langem in verschiedenen Lebensfeldern Beeinträchtigungen bestehen. Einen wichtigen Gesichtspunkt stellen aber auch die Erwartungen der Betroffenen, ihre Haltung zu den verschiedenen Behandlungsmethoden sowie ihre Lebensumstände dar. Wenn z. B. an eine medikamentöse Behandlung gedacht wird, sind auch Begleiterkrankungen und beispielsweise der Kinderwunsch einer Patientin zu bedenken.

Des Weiteren muss man sich auch daran orientieren, welche Therapien verfügbar sind und ob der zu erwartende Nutzen mögliche ungünstige Begleiterscheinungen überwiegt. Dies betrifft nicht nur etwaige Nebenwirkungen von Medikamenten, sondern auch beispielsweise finanzielle Aufwendungen für Therapien, deren Wirksamkeit von vornherein zweifelhaft ist.

Nicht zuletzt muss man natürlich auch berücksichtigen, dass nicht jeder Therapeut und jede Therapeutin immer das gesamte Behandlungsspektrum anbieten kann und unter Umständen verschiedene Behandler an der Therapie beteiligt werden müssen. Oft erfolgt eine medikamentöse Behandlung durch eine Psychiaterin, und die Psychotherapie wird beispielsweise von einem psychologischen Psychotherapeuten durchgeführt."

Darstellung der Behandlungsoptionen der adulten ADHS

Unter Verwendung der ➤ Folien 3.4–3.6 werden nun die Therapieoptionen dargestellt. Zunächst soll erläutert werden, dass in der Behandlung der ADHS in der Regel mehrere Strategien zum Einsatz kommen (➤ Folie 3.4 auflegen). Bei Bedarf kann dabei auf den Text in ➤ Beispiel 4.7 zurückgegriffen werden.

BEISPIEL 4.7

Multimodale Behandlung der ADHS

„Die Darstellung auf dieser Folie soll Ihnen noch einmal deutlich machen, dass die Behandlung der ADHS auf mehreren Säulen ruht. Oft wird in diesem Zusammenhang von einer multimodalen Therapie gesprochen. Da die ADHS im Erwachsenenalter, wie Sie bereits wissen, selten als isolierte Störung auftritt, bildet die Behandlung zusätzlich vorhandener psychischer Störungen wie z. B. Depressionen das Fundament der Behandlung. Hierauf aufbauend können dann die spezifischen Therapien zur Behandlung der ADHS zum Einsatz kommen.
Einen weiteren wichtigen Bestandteil der Behandlung kann die Einbeziehung von Angehörigen bilden, da diese in der Regel nicht nur von der ADHS ihrer Familienangehörigen betroffen sind, sondern durch die Therapie bewirkte Veränderungen auch mittragen und mitvollziehen müssen. Deswegen ist es wichtig, dass auch Angehörige über die ADHS und ihre Behandlung Bescheid wissen. Außerdem können Angehörige/Partner auch Hilfestellungen im Rahmen der ADHS-Therapie geben."

Unter Verwendung von ➤ Folie 3.5 (auflegen) werden anschließend die medikamentösen Behandlungsoptionen besprochen. Je nach Wissensstand und Interesse der Teilnehmenden können hierbei unterschiedliche Schwerpunkte gesetzt werden, wobei vor allem auf die Behandlung mit Stimulanzien und Atomoxetin eingegangen werden sollte. Angesprochen werden sollten folgende Aspekte:

- Nachweis der Wirksamkeit vor allem von Stimulanzien und Atomoxetin, Substanz- und Dosisabhängigkeit der Effektstärken
- Unterschiede bezüglich Wirkungseintritt und Wirkungsdauer in Abhängigkeit von Substanz und Galenik (retardiert – unretardiert)
- Mögliche unerwünschte Effekte einschl. ihrer Dosisabhängigkeit und Reversibilität; relative und absolute Kontraindikationen und mögliche Interaktionen mit anderen Medikamenten
- Praktische Vorgehensweise und Dauer der medikamentösen Behandlung
- Missbrauchspotenzial von Stimulanzien
- Evtl. betäubungsmittelrechtliche Bestimmungen

Ferner sollten grundlegende Regeln im Umgang mit Psychopharmaka vermittelt werden (➤ Kasten 4.3).

Kasten 4.3

Grundlegende Regeln im Umgang mit Psychopharmaka

- Zuverlässige Einnahme der Medikamente
- Absprache von Veränderungen der Dosierung mit der behandelnden Ärztin
- Mitteilen von gesundheitlichen Veränderungen
- Mitteilen der Einnahme zusätzlicher Medikamente
- Verzicht auf sonstige psychotrope Substanzen

Da gerade Patientinnen und Patienten mit ADHS oft Schwierigkeiten mit der regelmäßigen Einnahme von Medikamenten haben, können verschiedene Tipps hilfreich sein (➤ Handout 3.2 austeilen).

Wie wirken Stimulanzien?

Die Wirkungsweise von Stimulanzien kann unter Zuhilfenahme von ➤ Folie 3.6 (auflegen) erklärt werden. Zum leichteren Verständnis wird hierbei auf die Abbildungen aus der vorangegangenen Gruppenstunde zurückgegriffen (➤ Beispiel 4.8).

BEISPIEL 4.8

Wirkungsweise von Stimulanzien

„Die Wirkung von Stimulanzien ist auf dieser Folie schematisch dargestellt. Nach heutigen Erkenntnissen wirken Stimulanzien wie Methylphenidat vor allem dadurch, dass sie die Dopamintransporter hemmen und damit die Verfügbarkeit von Dopamin im synaptischen Spalt erhöhen. Die Abbildung dieser Synapse mit ihren verschiedenen Strukturen kennen Sie bereits aus der letzten Stunde. Gleichzeitig wird die Informationsübertragung an der Synapse über eine negative Rückkoppelung gebremst, sodass nur noch wichtige Informationen weitergeleitet werden. Die synaptische Informationsübertragung wird durch diese Mechanismen effizienter, was letztlich dazu führt, dass sich die Exekutivfunktionen, die durch die frontalen Hirnregionen gesteuert und koordiniert werden, verbessern und die ADHS-Symptomatik abnimmt."

Rekapitulation der wichtigsten Punkte

Entsprechend der Anleitung in Sitzung 2 (➤ Kap. 4.2.3; ➤ Folie 3.7 auflegen).

Da bei diesem Thema erfahrungsgemäß beträchtlicher Rede- und Klärungsbedarf besteht, sollte abschließend der Hinweis gegeben werden, dass Fragen zur individuellen medikamentösen Einstellung am besten im Rahmen von (weiteren) ärztlichen Einzelkonsultationen zu erörtern sind. Auch Fragen zu einer psychotherapeutischen Intervention (z. B.: „Welche Therapieform kommt für mich in Frage?") sollten idealerweise in einem Einzelgespräch besprochen werden.

Hausaufgabe: Selbsthilfe im Alltag bei ADHS-bedingten Problemen

Aufbauend auf den in Sitzung 1 und 2 durchgeführten Selbstbeobachtungen anhand des ➤ Handouts 1.5 sollen die Teilnehmenden nun passende Lösungsstrategien für ihre ADHS-bedingten Einschränkungen im Alltag formulieren und auf dem entsprechenden Handout dokumentieren (➤ Handout 3.3 austeilen).

Abschlussrunde und Verabschiedung

Entsprechend der Anleitung in Sitzung 1 (➤ Kap. 4.1.3).

4.4 Sitzung 4: Mein (soziales) Leben mit ADHS

4.4.1 Lernziele der 4. Sitzung

„Die tatsächliche Entdeckungsreise besteht nicht darin, neue Landschaften zu suchen, sondern neue Augen zu haben" (Marcel Proust), oder anders ausgedrückt: Einen anderen Einblick gewinnt man nur durch einen Wechsel der Perspektive. In dieser Sitzung soll herausgearbeitet werden, dass ein Leben mit ADHS auch Vorteile mit sich bringen kann, indem es den Betroffenen Potenziale verleiht, durch die sie sich positiv von anderen Menschen abheben. Dadurch sollen die Teilnehmenden in ihrem Selbstwert gestärkt werden und einen Blick für die „guten" Anteile ihrer ADHS-Symptomatik bekommen. Selbstverständlich *kann* sich die ADHS auch positiv auf Interaktionen mit anderen Menschen auswirken. In diesem Zusammenhang rücken daher auch die bisher gemachten „guten" Erfahrungen innerhalb partnerschaftlicher Beziehungen sowie mit dem weiteren sozialen Umfeld in den Mittelpunkt des Interesses. Insgesamt soll diese Sitzung dazu beitragen, dass die Teilnehmenden ein positive(re)s Selbstverständnis entwickeln, indem sie ihre ADHS nicht (länger) *nur* als problematisch erachten, sondern ihren Blick verstärkt auf die in ihnen liegenden Ressourcen richten. Trotzdem sollen problematische Aspekte des (sozialen) Lebens mit ADHS nicht verschwiegen oder „schön geredet" werden. Vielmehr gilt es auch hier – falls notwendig – eine neue Haltung zu entwickeln, sodass diese Probleme aus dem Blickwinkel des „Veränderungspotenzials" betrachtet werden können.

4.4.2 Überblick über die 4. Sitzung

Tab. 4.6 Benötigte Materialien

Vordrucke	V2	• Teilnehmerliste
	V5	• Rückmeldebogen zur Sitzung
Folien	4.1	• Ziele und Inhalte der 4. Sitzung
	4.2	• Besonderes Potenzial von Menschen mit ADHS
Handouts	4.1	• Positive Anteile meiner ADHS
	4.2	• Problematische Anteile meiner ADHS
Geräte	• Flipchart • Stell- oder Pinwand • Overhead-Projektor	

Ablauf der 4. Sitzung

- Begrüßung und Dokumentation der Gruppenteilnahme (➤ Vordruck V2 austeilen)
- Eingangsrunde und Zentrierungsübung
- Darstellung der Ziele und Inhalte dieser Sitzung (➤ Folie 4.1 auflegen)
- Besprechung der Hausaufgabe aus Sitzung 3

- Diskussion: Welche GUTEN Eigenschaften weisen Betroffene mit ADHS auf? (ggf. ➤ Folie 4.2 auflegen)
- Diskussion: Positive Rückmeldungen von anderen (Handout 4.1 austeilen)
- **Hausaufgabe:** Anteile der ADHS, die sozial als problematisch erachtet werden (➤ Handout 4.2 austeilen)
- Rekapitulation der wichtigsten Punkte dieser Sitzung
- Abschlussrunde und Verabschiedung (➤ Vordruck V5 austeilen)

4.4.3 Durchführung der 4. Sitzung

Begrüßung der Teilnehmenden und Dokumentation der Gruppenteilnahme

Entsprechend der Anleitung in Sitzung 2 (➤ Kap. 4.2.3).

Eingangsrunde und Zentrierungsübung

Entsprechend der Anleitung in Sitzung 2 (➤ Kap. 4.2.3).

Darstellung der Ziele und Inhalte der Sitzung

Entsprechend der Anleitung in Sitzung 2 (➤ Kap. 4.2.3; ➤ Folie 4.1 auflegen).

Hausaufgabe: Selbsthilfe im Alltag bei ADHS-bedingten Problemen

Die Teilnehmenden werden gebeten, ihre auf dem ➤ Handout 3.3 formulierten Lösungen für die ADHS-bedingten Einschränkungen im Alltag „kurz und bündig" vorzustellen. Dabei sollte prinzipiell auf eine Wertung (↔„GUTE" vs. „SCHLECHTE" Lösung) verzichtet werden. Vielmehr gilt es die Teilnehmenden in ihren geäußerten Veränderungsabsichten zu bestärken und sie zu ermutigen, die beschriebenen Lösungsalternativen zeitnah in die Tat umzusetzen. Dabei sollte betont werden, dass Veränderung als stetiger Optimierungsprozess aufzufassen ist, der Zeit braucht und so lange konsequent zu verfolgen ist, bis ein zuvor definierter Zielzustand erreicht wurde (➤ Kap. 6.2).

TIPP

Falls einzelne Teilnehmende eine intensivere Unterstützung bei der Generierung oder Umsetzung von Lösungsalternativen bedürfen, sollte eine Betreuung im Einzelsetting angeboten bzw. vermittelt werden.

Diskussion: Welche GUTEN Eigenschaften weisen Betroffene mit ADHS auf?

Viele Betroffene, denen man in einem therapeutischen Kontext begegnet, können ihrer „neurobiologischen Besonderheit" zunächst nur wenig Positives abgewinnen: ADHS wird hier überwiegend mit problematischen Charaktermerkmalen bzw. schlechten Eigenschaften in Verbindung gebracht und demnach als „Makel" empfunden, der sie auf negative Weise von anderen Menschen unterscheidet bzw. von diesen isoliert. Aus den genannten Gründen fällt es den Betroffenen eher schwer, ihre guten ADHS-assoziierten Eigenschaften zu nennen, da ADHS hier nicht als Potenzial, sondern eher als *„heftiger Gegenwind"* erlebt wird, der Tag für Tag (zu) viel Kraft kostet und das Vorankommen behindert.

Da alles mindestens zwei Seiten hat, ist dies allerdings nur die halbe Wahrheit, da ADHS-Betroffene neben den bekannten Handicaps und Schwierigkeiten zweifellos auch viele Kompetenzen und Stärken aufweisen, die sie positiv von anderen abheben. Dies bedeutet, dass ADHS auch als hilfreicher bzw. unterstützender *„Rückenwind"* wirken kann, den es für sich zu nutzen gilt. Um diesbezüglich ein neues Selbstbewusstsein zu entwickeln, soll nun die Aufmerksamkeit gezielt auf die vielen positiven Anteile bzw. das **Potenzial** von Menschen mit ADHS gerichtet werden. Dies kann beispielsweise dadurch geschehen, dass die Teilnehmenden im Plenum gebeten werden, Brainstorming-artig GUTE Eigenschaften von Menschen mit ADHS zu nennen (➤ Kasten 4.4, Aussagen der Teilnehmenden auf Flipchart schreiben):

Kasten 4.4

Aussagen der Teilnehmenden zu den GUTEN Eigenschaften von Menschen mit ADHS

Menschen mit ADHS …

- sind künstlerisch kreativ
- sind leidenschaftlich
- zeigen eine hohe Flexibilität im Denken
- können **neue** Lösungen für Probleme finden
- können sich schnell einen Überblick verschaffen
- sind „Entdecker": bereit, Risiken einzugehen
- können Dinge mehrdimensional und von mehreren Seiten beleuchten
- können gut Verknüpfungen herstellen
- sind ehrgeizig
- sind bis ins hohe Alter verspielt
- können viele Dinge gleichzeitig tun
- haben einen großen Gerechtigkeitssinn
- sind da, wenn man sie braucht
- betreten gerne Neuland bzw. bewegen sich gerne „abseits ausgetretener Pfade"
- sind sensibel für ihre Mitmenschen und zeigen großes Mitgefühl
- sind spontan hilfsbereit und fürsorglich
- geben nicht leicht auf bzw. verfügen über eine große Zähigkeit (Stehaufmännchen-Phänomen) …

Falls eine entsprechende Diskussion nicht bzw. nur schleppend anläuft, kann die Gruppenleitung entsprechende Anregungen geben, indem sie erfolgreiche und berühmte Persönlichkeiten mit ADHS benennt und deren GUTE Eigenschaften beschreibt (ggf. ➤ Folie 4.2 auflegen).

TIPP

Wünschenswert wäre, dass jede und jeder Teilnehmende diese Aufgabe personalisiert und *eigene* GUTE ADHS-assoziierte Eigenschaften benennt (➤ Kap. 6.3.2: „Identifikation von Ressourcen"). Wenn ein Teilnehmer Schwierigkeiten hat, solche Eigenschaften zu identifizieren, kann man ihm auch empfehlen, dieses Thema mit guten Freunden zu besprechen und die dabei gefundenen GUTEN Eigenschaften in der nächsten Sitzung im Plenum vorzustellen.

Diskussion: Positive Rückmeldungen von anderen

Die Teilnehmenden sollen nun Situationen herausarbeiten, in denen sie für ADHS-typische Eigenschaften bzw. Verhaltensweisen POSITIVE Rückmeldungen aus der Umwelt erfahren haben (➤ Handout 4.1 austeilen). Dabei hilft es, wenn man sich zunächst auf die Menschen im persönlichen Umfeld konzentriert, zu denen man einen „guten Draht" hat. Es hat sich bewährt, diese Aufgabe zunächst in Kleingruppen mit jeweils 2 oder 3 Teilnehmenden zu bearbeiten, wofür ca. 10 Minuten veranschlagt werden sollten. Die Therapeutinnen gehen von Kleingruppe zu Kleingruppe und vergewissern sich, dass die Instruktionen verstanden wurden und inhaltlicher sowie zeitlicher Rahmen eingehalten werden. Anschließend werden die gefundenen Situationen, in denen die Teilnehmenden positive Rückmeldungen aus ihrem sozialen Umfeld erfahren haben, im Plenum vorgestellt und besprochen.

In ➤ Tab. 4.7 ist dargestellt, wie sich ➤ Handout 4.1 als Grundlage für eine „kleine Verhaltensanalyse" verwenden lässt. Zu diesem Zweck muss eine dritte Spalte eingefügt werden, in die dann die individuellen kognitiven und gefühlsmäßigen Reaktionen eingetragen werden. So kann man herausfinden, wie konkordant bzw. skeptisch man auf „positive Rückmeldungen aus der Umwelt" (zweite Spalte) reagiert, und im Anschluss diskutieren, welche Gründe dafür verantwortlich sind und welche Auswirkungen dies auf das Selbstbild hat (s. dazu auch Sitzung 5, ➤ Kap. 4.5).

Tab. 4.7 Beispiel für die Ausweitung von Handout 4.1 zu einer Verhaltensanalyse

GUTE Eigenschaft	Positive Rückmeldung aus der Umwelt	Eigene gedankliche und gefühlsmäßige Reaktion
In ausweglosen Situationen finde ich eine Lösung, auf die niemand sonst gekommen ist.	***„Daran hätte ich nie gedacht. Wie gut, dass wir dich haben!"***	**Gedanke:** „Oh, wie schön! Freut mich zu hören." **Gefühl:** Freude
		Gedanke: „Das meint der nicht so. Das sagt er jetzt nur, um mich nicht zu verletzen." **Gefühl:** Zweifel

Hausaufgabe: Erarbeiten der Anteile der Symptomatik, die sozial als problematisch erachtet werden

Selbstverständlich gibt es auch Anteile der ADHS-bedingten Symptomatik, die im sozialen Umfeld und/oder in partnerschaftlichen Beziehungen Probleme verursachen. Diese gilt es – möglichst bis zur nächsten Sitzung – zu identifizieren und zu dokumentieren, damit anschließend adäquate Lösungsvorschläge erarbeitet werden können (➤ Handout 4.2 austeilen). Dabei muss unbedingt darauf geachtet werden, dass sich die Teilnehmenden nicht dysfunktional auf Schuld- oder Defizitthemen konzentrieren (z. B.: *„Mache alles falsch!"*; *„Ich bin unverbesserlich!"*; *„Bin unfähig, Verabredungen einzuhalten"*, *„Bin ein großes Problem für andere"* usw.), sondern der Fokus auf der Problemidentifikation und Problemlösung, d. h. einer beabsichtigten Veränderung zum GUTEN liegt.

4

Tipp

Um dies zu unterstützen, können die Teilnehmenden gebeten werden, bis zur nächsten Sitzung auch weiterhin auf positive Rückmeldungen (➤ Handout 4.1) in sozialen Interaktionen zu achten.

Rekapitulation der wichtigsten Punkte dieser Sitzung

Entsprechend der Anleitung in Sitzung 2 (➤ Kap. 4.2.3).

Um die weiter oben im Text benutzte Metapher nochmals aufzugreifen, sollte an dieser Stelle herausgestellt werden, dass ADHS als „Gegenwind" *und* „Rückenwind" wirken kann.

TIPP

Die Patientinnen und Patienten sollen mit therapeutischer Unterstützung in die Lage versetzt werden, adaptiv(er) mit dem „Gegenwind" (ADHS) umzugehen, und lernen, *„hart am Wind zu segeln"*, *„gegen den Wind zu kreuzen"* bzw. *„Fahrt herauszunehmen"*, indem eine passende *„Sturmbesegelung gesetzt wird"*. Selbstverständlich gilt es auch das *„Wetter zu deuten"*, um adäquate Gegenmaßnahmen einleiten zu können oder auch um noch rechtzeitig den *„sicheren Hafen anzusteuern"*. Des Weiteren heißt es auch zu lernen, „Rückenwind" (durch ADHS-bedingtes Potenzial) optimal für sich auszunutzen, indem beispielsweise frühzeitig das *„Schiff in den Wind gedreht"* wird oder bevorzugt bestimmte *„Segelreviere"* aufgesucht werden.

Abschlussrunde und Verabschiedung

Entsprechend der Anleitung in Sitzung 1 (➤ Kap. 4.1.3).

4.5 Sitzung 5: Wie gehe ich mit mir um? – Selbstbild und Selbstwert

4.5.1 Lernziele der 5. Sitzung

Es ist nicht einfach, sich selbst bzw. etwas in seinem Leben zu verändern, wenn man nicht an sich glaubt. Aus diesem Grund sollen die Teilnehmenden anhand der Figur des **„Inneren Trainers“** einen kritischen Blick auf Art und Qualität des Umgangs mit sich selbst werfen und herausfinden, wie sie die Beziehung zu sich selbst verbessern können, um sich **helfend zur Seite zu stehen.** Des Weiteren sollen sich die Teilnehmenden in Anknüpfung an die vorherige Sitzung ihrer persönliche Stärken, Kompetenzen und Ressourcen bewusst werden. Dadurch sollen sie in die Lage versetzt werden, ihr Selbstbild positiver zu gestalten, mehr Selbstwertgefühl zu entwickeln und optimistischer in die Zukunft zu schauen.

4.5.2 Überblick über die 5. Sitzung

Tab. 4.8 Benötigte Materialien

Vordrucke	V2	• Teilnehmerliste
	V5	• Rückmeldebogen zur Sitzung
Folien	5.1	• Ziele und Inhalte der 5. Sitzung
	5.2	• Mein Innerer Trainer
Handouts	C9	• Mein Innerer Trainer
	C3	• Meine Stärken und Kompetenzen
Sonstiges Material	• Notizzettel (z. B. DIN A6) • Klebestreifen • Papierrolle (zum Abzeichnen der Körperkonturen) • Filzstifte in verschiedenen Farben	
Geräte	• Flipchart • Stell- oder Pinwand • Overhead-Projektor	

Ablauf der 5. Sitzung

- Begrüßung und Dokumentation der Gruppenteilnahme (➤ Vordruck V2 austeilen)
- Eingangsrunde und Zentrierungsübung
- Darstellung der Ziele und Inhalte dieser Sitzung (➤ Folie 5.1 auflegen)
- Besprechung der Hausaufgabe aus Sitzung 4: Anteile der ADHS, die sozial als problematisch erachtet werden (➤ Handout 4.2)
- Diskussion: Wie gehe ich eigentlich mit mir um? – Mein Innerer Trainer (➤ Folie 5.2 auflegen, ➤ Handout C9 austeilen]
- Diskussion: Optimist oder eher Pessimist?

- Diskussion: Meine Stärken und Kompetenzen (➤ Handout C3 austeilen; ggf. Papierrolle und Filzstifte austeilen)
- Rekapitulation der wichtigsten Punkte dieser Sitzung
- Abschlussrunde und Verabschiedung

4.5.3 Durchführung der 5. Sitzung

Begrüßung der Teilnehmenden und Dokumentation der Gruppenteilnahme

Entsprechend der Anleitung in Sitzung 2 (➤ Kap. 4.2.3).

Eingangsrunde und Zentrierungsübung

Entsprechend der Anleitung in Sitzung 2 (➤ Kap. 4.2.3).

Darstellung der Ziele und Inhalte der Sitzung

Entsprechend der Anleitung in Sitzung 2 (➤ Kap. 4.2.3; ➤ Folie 5.1 auflegen).

Besprechung der Hausaufgabe aus Sitzung 4

Im Plenum werden die von den Teilnehmenden identifizierten und auf dem ➤ Handout 4.2 dokumentierten sozial problematischen Anteile der ADHS-bedingten Symptomatik besprochen. Gemäß dem Sprichwort *„Geteiltes Leid ist halbes Leid"* sollten dabei insbesondere Gemeinsamkeiten unter den Teilnehmenden herausgearbeitet werden (z. B. → Problemschilderung einer Teilnehmerin → Frage Gruppenleiter: *„Wer von Ihnen kennt dieses Problem so oder so ähnlich auch?"*). Falls einzelne Teilnehmende für die geschilderten Probleme noch keine passenden Lösungsalternativen finden bzw. ausformulieren konnten, so sollten sie darin unterstützt werden.

TIPP

Dies kann z. B. nach der Methode des Brainstormings geschehen, indem – mit Einverständnis der Betroffenen – reihum alle Gruppenmitglieder konkrete Lösungsvorschläge äußern (z. B.: *„Wenn es mich beträfe, dann würde ich* [folgendermaßen] *vorgehen"*. Anschließend kann die Betroffene entscheiden, welche Lösungsalternative am besten zu ihr passt bzw. ihr am praktikabelsten erscheint.

Da das Kämpfen an verschiedenen Fronten auch für Multitasking-begabte Menschen mit ADHS auf Dauer eine kräftezehrende Überforderung darstellt, muss anschließend noch besprochen werden, welches Problem zuerst angegangen bzw. welche Lösung zunächst umgesetzt wird (➤ Kap. 6.3.1, „Orientierungsphase"). In den folgenden Sitzungen sollte dann regelmäßig nach Fortschritten in der Problemlösung gefragt und bei Schwierigkeiten eine intensivere Unterstützung erwogen werden, z. B. in Form von Einzelgesprächen.

Diskussion: Wie gehe ich eigentlich mit mir um? – Mein Innerer Trainer

Insbesondere in harten Zeiten (z. B. bei lebensbezogenen Schwierigkeiten, Herausforderungen, Rückschlägen oder Misserfolgen) ist es besonders wichtig, sich hilfreich zur Seite zu stehen. Leider lässt sich dann häufig ein Selbstumgang beobachten, der von Entmutigung, Abwertung und Beschimpfung dominiert ist. Diese Form von „Selbst-Coaching" führt sicherlich nicht dazu, dass etwas leichter angegangen, durchgehalten oder gar bewältigt wird. Interessanterweise geht man mit guten Freunden in vergleichbaren Situationen sehr viel pflegsamer, d. h. unterstützend und ermutigend, um (z. B.: *„Ich glaube ganz fest an dich und trau' dir zu, dass du das durchstehst/hinkriegst"*).

Um zu besprechen, auf welche Art und Weise die Gruppenteilnehmenden – vor allem wenn es „hart auf hart" kommt – mit sich selbst umgehen, können im Plenum verschiedene Fragen gestellt werden (➤ Kasten 4.5).

Kasten 4.5

Fragen zum Umgang mit sich und anderen in Krisensituationen

- Was würden Sie einer guten Freundin sagen, die sich in einer schwierigen Lebenssituation befindet oder vor einer Herausforderung steht? (konkrete Beispiele nennen lassen)
- Was würde Ihnen ein guter Freund sagen, wenn Sie sich in einer schwierigen Lebenssituation befinden oder vor einer Herausforderung stehen?
- Was sagen Sie in solchen Momenten zu sich selbst? Wie geht es Ihnen dann?
- Wie würden Sie sich wünschen, dass Sie stattdessen mit sich umgehen?
- (Wieso gehen Sie mit anderen besser um als mit sich selbst?)

Um dem Thema „Wie gehe ich mit mir selbst um?" eine prägnante Gestalt zu geben, wird nun die Figur des „Inneren Trainers" eingeführt (➤ Abb. 4.1, ➤ Folie 5.2 auflegen). Die Teilnehmenden sollen herausfinden, wie ihr „innerer Trainer" prinzipiell (d. h. stabil und situationsübergreifend) mit ihnen umgeht und was er im Allgemeinen von ihnen hält:

TIPP

Um das Ganze noch plastischer und anschaulicher zu gestalten, können die Teilnehmenden gebeten werden, ihrem „Inneren Trainer" Aussehen und Habitus zu verleihen (beschreiben und ggf. malen lassen).

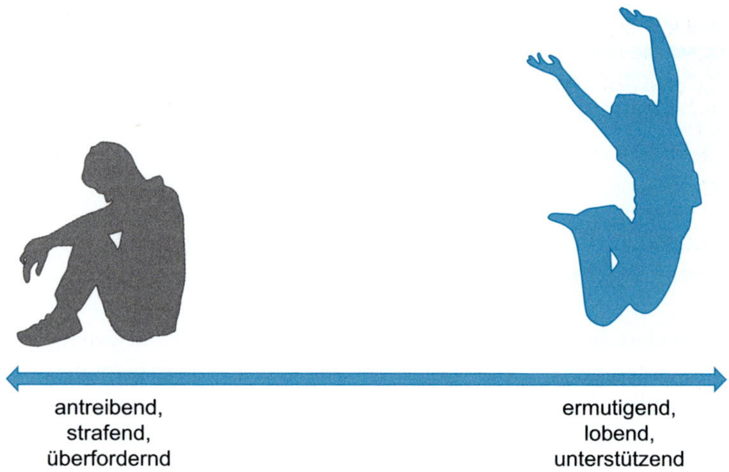

Abb. 4.1 Spielarten des „inneren Trainers" [L143]

Auf dem ➤ Handout C9 (austeilen) können die Teilnehmenden darstellen, welcher „Innere Trainer" ihnen gut tun würde, oder anders ausgedrückt, welchen Umgang mit sich selbst sie in Zukunft pflegen wollen, gerade wenn es hart auf hart kommt (➤ Kap. 6.3.6, „Umsetzung"). Dabei ist zu bedenken: Man kann einen „schlechten" Trainer auch feuern und durch einen neuen ersetzen, der besser zu einem passt. Gerade Betroffene mit ADHS brauchen – insbesondere in Krisenzeiten – einen „inneren Trainer", der sie unterstützt, ihnen Mut macht und ihnen zutraut, dass sie es schaffen. Dies bedeutet, dass man die Welt etwas mehr aus einem optimistischen Blickwinkel betrachtet, was uns zum nächsten Abschnitt führt.

Diskussion: Optimistin oder doch eher Pessimistin?

Um ein viel zitiertes Beispiel zu bemühen: Optimistinnen und Pessimistinnen lassen sich bereits anhand ihrer Einschätzung (↔ halb voll vs. halb leer) eines exakt bis zur Hälfte gefüllten Wasserglases voneinander unterscheiden. Pragmatisch gesehen bezeichnen diese Begriffe zwei generalisierte kognitive Verarbeitungsstile, die auf einem Kontinuum angeordnet und einander diametral entgegengesetzt sind. Dabei wird angenommen, dass Optimisten genauso viele Missgeschicke, Niederlagen oder Verluste erleben wie Pessimisten, diese allerdings unterschiedlich interpretieren bzw. verarbeiten (➤ Tab. 4.9).

Zusammengefasst und vereinfacht können Pessimistinnen als Menschen mit eher negativem Erklärungsmuster/Weltsicht beschrieben werden, die Missgeschicke bzw. aversive Ereignisse in der Regel als persönlich, allumfassend und dauerhaft *über*interpretieren. Wie bereits gesagt, mag dies zum Großteil auf biografische Erlebnisse zurückzuführen sein und kann funktional als Schutz vor weiteren bzw. allzu großen Enttäuschungen interpretiert werden, gemäß dem Leitsatz: *„Wer von sich und anderen nichts allzu Gutes erwartet, der kann auch nicht enttäuscht werden"*. Da eine pessimistische

Tab. 4.9 Prototypischer Unterschied zwischen Optimisten und Pessimisten (ohne Anspruch auf Vollständigkeit)

Die Optimistin	Der Pessimist
• glaubt an (das Gute in) sich • sucht nach der Chance im Unglück • ist voller Hoffnung, dass sich etwas wieder zum Guten wenden kann • ist davon überzeugt, etwas zu einem guten Abschluss zu bringen • traut sich einiges zu • beschäftigt sich mit Lösungen (und nicht vorwiegend mit Problemen) • nimmt sich erreichbare Ziele vor • nutzt die sich ihr bietende Chance • hat etwas mehr Mut zum Glück • …	• richtet einen bedeutenden Teil seiner Aufmerksamkeit auf Probleme bzw. mögliche Bedrohungen • ist davon überzeugt, dass etwas schlecht bleibt und/oder sich (bald wieder) zum Negativen verändern wird • traut sich wenig zu • nimmt sich Vieles zu Herzen • erwartet meist zu viel von sich • bewertet Erfolge eher als Zufall oder „Eintagsfliege" • …

Grundhaltung bzw. Lebenseinstellung allerdings auch einen Veränderungsprozess erschwert, sollte sie im Rahmen dieser psychoedukativen Gruppe angesprochen bzw. modifiziert werden. Um eine auf „Optimismus vs. Pessimismus" zentrierte Diskussion anzustoßen, können bei Bedarf wieder verschiedene Fragen gestellt werden (➤ Kasten 4.6).

Kasten 4.6

Fragen zum Thema „Optimismus vs. Pessimismus"

- Woran erkennt man Pessimisten bzw. Optimisten?
- Wie unterscheiden sich diese voneinander?
- Wie entwickeln sich diese „Grundhaltungen"?
- Wozu mögen sie gut sein?
- Was sind die Kosten dieser „Grundhaltungen"?

Letztendlich geht es darum, dass Betroffene mit ADHS mehr an sich selbst glauben, sowohl ihre GUTEN Eigenschaften *als auch* ihr Potenzial wahrnehmen, notwendige Veränderungen durchführen und ein einvernehmliches und zufriedenstellendes Leben mit ADHS führen. Um eine Entwicklung zu einer optimistischeren Haltung bzw. Lebenseinstellung anzustoßen, kann im Plenum folgende Frage gestellt bzw. Diskussionsrunde eingeleitet werden: *„Was wäre eine optimistische Einschätzung Ihrer ADHS bzw. Ihres Lebens mit ADHS?"*

Tipp

Bei einer solchen Diskussion gilt es Folgendes zu bedenken: Je früher der dysfunktionale Verarbeitungsstil aufgetreten ist bzw. je umfassender er angewendet wird, desto mehr ist er als persönlichkeitsnahe Grundhaltung zu betrachten. In diesem Fall sollte dem oder der Betroffenen empfohlen werden, die psychoedukative Intervention durch eine Psychotherapie im Einzelsetting zu ergänzen.

Diskussion: Meine Stärken und Kompetenzen

In der 4. Sitzung wurde bereits allgemein darüber gesprochen, welche GUTEN Eigenschaften Menschen mit ADHS aufweisen (➤ Folie 4.2 und die in Sitzung 4 auf dem Flipchart notierten Aufzeichnungen). Dieses Thema gilt es jetzt durch Fokussierung der EIGENEN Stärken und Kompetenzen nochmals aufzugreifen und zu vertiefen. Aus diesem Grund sollen die Teilnehmenden nun *drei* gute Eigenschaften von sich selbst benennen und auf ➤ Handout C3 (austeilen) dokumentieren (➤ Kap. 6.3.2, „Identifikation von Ressourcen"). Falls Formulierungsschwierigkeiten auftreten, kann die Gruppenleitung auch einige Begriffe zur Auswahl vorgeben (auf Flipchart vorbereiten, z. B.: *„klug; ehrlich; standfest; mutig; setze mich für andere ein; hilfsbereit; sensibel; großzügig; freundlich; kreativ; gelassen; humorvoll; bescheiden; Sinn für Gerechtigkeit; schwimme nicht mit der Masse; selbstbewusst …"* usw.).

TIPP

Ergänzend kann auch eine *Fremdbeurteilung* der GUTEN Eigenschaften vorgenommen werden. Zu diesem Zweck erhalten alle Teilnehmenden Notizzettel, auf denen sie separat ihre Einschätzung der Stärken und Ressourcen aller anderen Gruppenmitglieder abgeben könnenn (auf Pinwand anbringen).

Während Letzteres meist keine Schwierigkeiten bereitet, fällt vielen Betroffenen mit ADHS eine positive Selbsteinschätzung äußerst schwer. Dies lässt sich als Ausdruck eines eher niedrigen Selbstwertgefühls bzw. einer eher geringen Selbstachtung interpretieren und kann zumeist auf die vielen biografischen Erlebnisse zurückgeführt werden, bei denen sie sich als *„Außenseiter, Störenfried, Versager, Sündenbock"* vorgekommen sind. Dementsprechend äußern diese Teilnehmenden bei der Selbstbeschreibung häufig zunächst nur negative Eigenschaften (z. B.: *„faul, weniger wert als andere, ziellos, erfolglos, schlechter Charakter"*). Es soll nun nicht bestritten werden, dass (fast) niemand perfekt ist und deshalb JEDER Mensch auch Eigenschaften aufweist, die sich in bestimmten Kontexten/Lebenszeiten als „schlecht" erweisen. Allerdings sollten diese problematischen Eigenschaften nicht als unabänderliches Schicksal, sondern als Herausforderung zur Veränderung aufgefasst werden. Des Weiteren gilt im Sinne einer dialektischen Grundhaltung das Sprichwort *„Wo Schatten fällt, da ist auch Licht"*; dies bedeutet, dass jede und jeder Betroffene mit ADHS *mindestens* drei GUTE Eigenschaften aufweist, die – um die Aufgabenstellung nochmals aufzugreifen – identifiziert und auf dem ➤ Handout C3 dokumentiert werden sollen. Insofern lässt sich eine übermäßige bzw. ausschließliche Fokussierung auf Problembereiche als systematischer Denkfehler auffassen, den es abzulegen gilt. Hierzu hat insbesondere die sog. kognitive Verhaltenstherapie (KVT) wirksame und gut evaluierte therapeutische Interventionen entwickelt (z. B.: sokratischer Dialog, kognitive Umstrukturierung; vgl. dazu Margraf 2003).

Um negative lebensgeschichtlich bedingte Erlebnisse zu relativieren, kann es hilfreich sein, die Betroffenen nach wohlwollenden wertschätzenden Interaktionspartnern in der Vergangenheit zu fragen: Meistens lässt sich auf diese Art und Weise zumindest eine Person finden, die eine Betroffene als Bereicherung bzw. im positiven Sinne als „außergewöhnlich" empfunden hat und die ihr entsprechend wohlwollend bzw. liebevoll begegnet ist.

Des Weiteren kann auch die positive Fremdeinschätzung durch die Gruppenmitglieder den Fokus auf die eigenen bislang eher wenig beachteten guten Seiten lenken. So können die Betroffenen gebeten werden, sich von den auf Notizzetteln notierten Stärken und Kompetenzen diejenigen auszuwählen, die auf sie passen *könnten*. Noch eindrücklicher gestaltet sich diese Übung, wenn zuvor jede und jeder Teilnehmende von sich ein Körperumrissbild hat zeichnen lassen (Papierrolle und Filzstifte austeilen), auf das nun die GUTEN Eigenschaften angebracht werden können (➤ Abb. 4.2).

Den Teilnehmenden kann empfohlen werden, dieses Abbild mit ihren Stärken und Kompetenzen an einer gut sichtbaren Stelle zu Hause aufzuhängen, sodass sie es jeden Tag öfter ins Auge fassen und sich damit identifizieren können.

TIPP

Falls auch mit der notwendigen Unterstützung durch Gruppenleitung und Teilnehmende keine positiven Eigenschaften benannt werden können und/oder eine negative Selbsteinschätzung überwiegt, sollte überprüft werden, ob eine Komorbidität aus dem depressiven Störungskreis vorliegt, die einer intensiven psychotherapeutischen Betreuung im Einzelsetting bedarf.

Rekapitulation der wichtigsten Punkte dieser Sitzung

Entsprechend der Anleitung in Sitzung 2 (➤ Kap. 4.2.3).

Abschlussrunde und Verabschiedung

Entsprechend der Anleitung in Sitzung 1 (➤ Kap. 4.1.3).

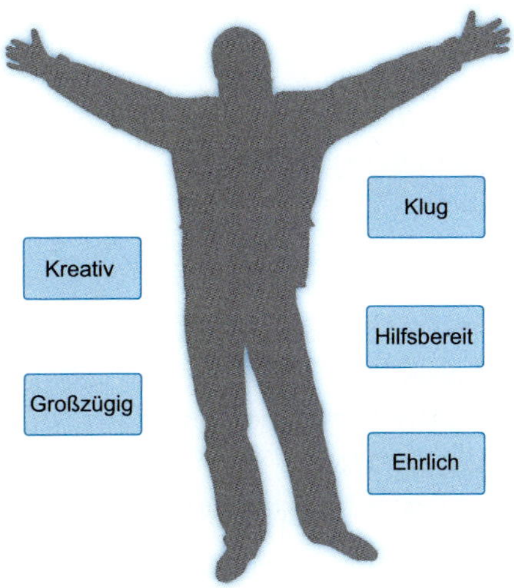

Abb. 4.2 Körperumriss mit Notizzetteln, auf denen „Meine GUTEN Eigenschaften" stehen [L143/J787]

4.6 Sitzung 6: Von Chaos und Kontrolle – (Selbst-)Organisation im Alltag

4.6.1 Lernziele der 6. Sitzung

Gemäß der Aussage *„Kontrolle zu haben, bedeutet, dass meine ADHS macht, was ICH will"* soll in dieser Gruppensitzung herausgearbeitet werden, wie Patientinnen und Patienten mit der Diagnose ADHS ihren Alltag (besser) organisieren und strukturieren können. Dazu ist es notwendig, dass die Teilnehmenden zunächst eine genaue Analyse der bestehenden Problemsituationen durchführen, um alltägliche Organisationsschwierigkeiten zu erkennen und ihre wiederkehrenden „ChaosStifter" zu identifizieren. Des Weiteren sollen mögliche Lösungen für die identifizierten Problembereiche formuliert und Strategien bzw. Prinzipien für ein Mehr an Selbstorganisation und -struktur benannt werden (= „OrdnungHalter"). Da allerdings einige der Betroffenen mit ADHS übermäßig mit der Frage nach Organisation und Struktur beschäftigt sind, muss in diesem Zusammenhang auch die Frage aufgeworfen werden, ob das Thema: „Ordnung schaffen bzw. halten" nicht bereits einen zu großen Raum in ihrem Leben eingenommen hat. In diesem Zusammenhang muss dann auch das eigene Anspruchsniveau kritisch beleuchtet werden, um die wichtige Frage zu beantworten: *„Wann bin ich eigentlich gut genug?"* Dies ist die Voraussetzung, um sich diesem Thema wieder mit etwas mehr Lässigkeit und dem notwendigen inneren Abstand widmen zu können. Abschließend soll mit Hilfe einer – verglichen mit dem Original von Hartmann (1997) modifizierten – „Jäger und Bauer"-Metapher darauf hingewiesen werden, dass auch die (zuweilen) Chaos begünstigenden Verhaltensweisen von ADHS-Betroffenen, zumindest in ihrem ursprünglichen Kontext, als Stärken anzusehen sind.

4.6.2 Überblick über die 6. Sitzung

Tab. 4.10 Benötigte Materialien

Vordrucke	V2	• Teilnehmerliste
	V5	• Rückmeldebogen zur Sitzung
Folien	6.1	• Ziele und Inhalte der 6. Sitzung
	6.2	• OrdnungHalter
Handouts	6.1	• Einen Überblick gewinnen
	6.2	• Meine ChaosStifter und OrdnungHalter
	C11	• Der Ordnungsmanager
	6.3	• Was HEUTE zu SCHAFFEN ist! Meine Tagesliste
	6.4	• Anfangsblockaden ÜBERWINDEN
	6.5	• Analyse einer problematischen Alltagssituation

Tab. 4.10 Benötigte Materialien (*Forts.*)

Sonstiges Material	• Notizzettel (z. B. DIN A6) • Klebestreifen • Filzstifte in verschiedenen Farben • Textmarker
Geräte	• Flipchart • Stell- oder Pinwand • Overhead-Projektor

Ablauf der 6. Sitzung

- Begrüßung und Dokumentation der Gruppenteilnahme (➤ Vordruck V2 austeilen)
- Eingangsrunde und Zentrierungsübung
- Darstellung der Ziele und Inhalte dieser Sitzung (➤ Folie 6.1 auflegen)
- (Selbst-)Einschätzung: Chaos oder Kontrolle im Alltag? (➤ Handout 6.1 austeilen)
- Diskussion: Meine ChaosStifter und OrdnungHalter (➤ Handout 6.2 austeilen, ➤ Folie 6.2 auflegen)
- Fakultativ: Hilfen zur Alltagsstrukturierung (➤ Handout C11 und ➤ Handout 6.3 austeilen) und Selbstmotivierung (➤ Handout 6.4 austeilen)
- Diskussion: Wann bin ich eigentlich gut genug? – Mein Anspruchsniveau
- Exkurs: „Von Jägern und Bauern"
- **Hausaufgabe:** Analyse einer problematischen Alltagssituation (➤ Handout 6.5 austeilen)
- Rekapitulation der wichtigsten Punkte dieser Sitzung
- Abschlussrunde und Verabschiedung der Teilnehmenden (**Vordruck V5** austeilen)

4

4.6.3 Durchführung der 6. Sitzung

Begrüßung der Teilnehmenden und Dokumentation der Gruppenteilnahme

Entsprechend der Anleitung in Sitzung 2 (➤ Kap. 4.2.3).

Eingangsrunde und Zentrierungsübung

Entsprechend der Anleitung in Sitzung 2 (➤ Kap. 4.2.3).

Darstellung der Ziele und Inhalte der Sitzung

Entsprechend der Anleitung in Sitzung 2 (➤ Kap. 4.2.3; ➤ Folie 6.1 auflegen).

(Selbst-)Einschätzung: Chaos oder Kontrolle im Alltag?

Als Einstieg in die heutige Sitzung werden die Teilnehmenden gebeten, auf dem Flipchart aufzuzeichnen (➤ Abb. 4.3), inwieweit ihr Alltag üblicherweise von „(ins) CHAOS (versinken)“ oder „ORDNUNG (halten)“ geprägt ist.

Wie aus ➤ Abb. 4.3 hervorgeht, ordnen sich die meisten Teilnehmenden bei dieser *globalen* Einschätzung tendenziell eher in Richtung „Chaos“ (bzw. „chaotisch“) ein. Da die Desorganisiertheit ein Leitsymptom der ADHS darstellt, mag dies eine durchaus zu erwartende, für die Betroffenen aber dennoch als „schmerzhaft“ empfundene Beurteilung der momentanen Situation darstellen, die durch die Gruppenleitung entsprechend aufgefangen werden sollte, etwa durch Äußerungen wie: *„Bevor etwas zum Guten verändert werden kann, muss man zuerst den Ist-Zustand offen legen, und es gehört Mut dazu, der Wahrheit ins Gesicht zu schauen“.*

Allerdings ist auch immer wieder zu beobachten, dass diese Selbsteinschätzung übertrieben negativ ausfällt, zumeist aufgrund perfektionistischer Erwartungen an sich selbst (s. dazu auch den Abschnitt: „Wann bin ich gut genug? – Mein Anspruchsniveau“) und/oder sog. Bewertungsfehler (z. B. „Schwarz-Weiß-Denken“: *„Wenn ich nicht sofort und überall Ordnung halten kann, dann bin ich insgesamt chaotisch“*). In diesem Fall sollte besprochen werden, wie man diesbezüglich einen faireren bzw. objektiveren Umgang mit sich selbst pflegen kann (s. dazu auch Abschnitt in Sitzung 5: „Wie gehe ich eigentlich mit mir um? – Mein Innerer Trainer“).

Selbstverständlich finden sich in den Gruppen immer wieder Teilnehmende, die bereits Strategien und Methoden entwickelt haben, um das alltägliche Chaos zu kontrollieren, d. h. (sich) verhältnismäßig gut organisieren und strukturieren können. Diese Teilnehmenden eignen sich als „Hoffnung auf Erfolg“ erzeugende Modelle (*„Die haben es geschafft, ich krieg das auch noch in den Griff!“*) und sollten deshalb gebeten werden, im Plenum ihre persönliche Erfolgsgeschichte („Wie ich Ordnung in mein Alltagschaos gebracht habe“) zu erzählen.

Nach dieser ersten globalen Einschätzung heißt es nun genauer hinschauen: Zu diesem Zweck sollen die Teilnehmenden im ➤ Handout 6.1 (austeilen) eintragen, in *welchen* Lebensbereichen (z. B. Haushalt, Beruf) bzw. Lebensabläufen (z. B. Termine einhalten, Wohnung putzen, Zimmer aufräumen, Aufgaben erledigen) bereits erfolgreich Kontrolle ausgeübt bzw. Ordnung gehalten wird und wo eher noch das Chaos dominiert. Dies führt meist dazu, dass nun ein differenzierteres und weniger negatives Bild entsteht, da auf diese Weise fast alle Teilnehmenden Lebensbereiche und Abläufe identifizieren können, in denen

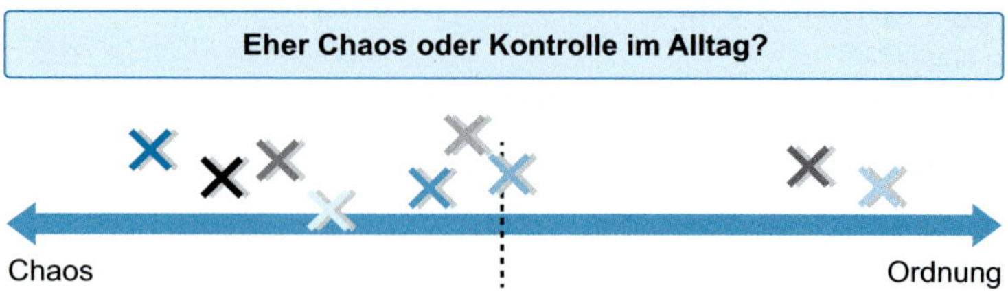

Abb. 4.3 Einschätzung der Teilnehmenden zum Vorherrschen von „Chaos vs. Ordnung“ in ihrem Alltag [L143]

sie sich bereits erfolgreich organisieren und strukturieren. In einem nächsten Schritt sollen dann für die aufgeführten Problembereiche Lösungs*vorschläge* formuliert und in der dritten Spalte auf dem ➤ Handout 6.1 eingetragen werden. Auch hier sollte wieder das „geballte Wissen" der Gruppe genutzt werden, indem die Lösungsfindung im Plenum erfolgt. Selbstverständlich sind die so gefundenen Lösungen als vorläufig zu betrachten und müssen noch spezifisch an die jeweilige Problemsituation angepasst werden (➤ Kap. 6.3.5).

Diskussion: Meine ChaosStifter und OrdnungHalter

In der Regel werden Chaos (stiften) oder Ordnung (schaffen/halten) durch situationsübergreifende Handlungsweisen und -prinzipien bedingt; oder anders ausgedrückt: *„Das, was ich immer wieder tue, ist häufig dafür verantwortlich, dass mein Alltag eher chaotisch oder eher strukturiert und geordnet ist".* Demzufolge ist es notwendig, dass sich die Teilnehmenden ihrer andauernden bzw. wiederkehrenden **„ChaosStifter"** bewusst werden. Genauso wichtig ist es, hilfreiche **„OrdnungHalter"** zu identifizieren, d. h. Maßnahmen, die mehr Struktur und Kontrolle in den Alltag bringen. Zur Strukturierung einer Diskussionsrunde zu diesem Thema können die Fragen in ➤ Kasten 4.7 herangezogen werden (ggf. ➤ Folie 6.2 auflegen).

Kasten 4.7

Hilfreiche Fragen zur Identifikation und Klärung individueller „ChaosStifter und OrdnungHalter"

- Welche allgemeinen bzw. übergeordneten Organisationsschwierigkeiten erkenne ich in meinem Alltag? Was sind meine „bewährten" Chaosstifter?
- Welche Strategien habe ich bisher entwickelt, um diesen Problemen zu begegnen? Welche dieser Strategien haben sich als erfolgreich erwiesen? Was hilft mir, Struktur und Ordnung zu schaffen bzw. zu halten?
- Mit welchen Strategien bin ich gescheitert und warum?
- Wie kann ich den Einsatz der erfolgreichen Strategien optimieren?
- Wie kann ich den Einsatz der missglückten Strategien minimieren?

TIPP

Alternativ zum oben dargestellten Vorgehen können die Teilnehmenden auch gebeten werden, das Thema: „ChaosStifter und OrdnungHalter" zunächst in Zweiergruppen zu besprechen, um anschließend die so gewonnenen Erkenntnisse im Rahmen einer Diskussionsrunde im Plenum darzustellen.

Die auf diese Weise identifizierten individuellen „ChaosStifter" und „OrdnungHalter" sollen anschließend in die entsprechenden Spalten auf ➤ Handout 6.2 (austeilen) eingetragen werden. In ➤ Tab. 4.11 sind beispielhaft einige Aussagen der Teilnehmenden aufgeführt.

Tab. 4.11 Auswahl von Aussagen von Teilnehmenden zu deren persönlichen „ChaosStiftern" und „OrdnungHaltern"

„ChaosStifter"	„OrdnungHalter"
• Ich entwerfe bei anfallenden Arbeiten keinen Plan, sondern fange „irgendwo" bzw. „irgendwie" an. • Ich fange meist zu spät mit etwas an und verkalkuliere mich zumeist auch mit der Zeit, die ich dazu brauchen werde. • Ich verzettele mich bei Arbeiten (komme vom Hundertsten ins Tausendste) und lande dann häufig dort, wo ich ursprünglich gar nicht hin wollte, und bringe deshalb die Arbeit nicht zu Ende. • Ich kann bei längeren Arbeiten nicht bei der Sache bleiben, schweife häufig innerlich ab oder vertrödele die zur Verfügung stehende Zeit. • Ich schreibe mir Termine nicht sofort auf und vergesse sie dann häufig. • Anstatt eines Terminplaners habe ich nur eine ungeordnete „Zettelwirtschaft"; diese Zettel gehen dann öfters verloren, sodass ich keinen Überblick über meine Termine habe. • Ich habe verschiedene Terminplaner und komme deshalb mit meinen Terminen durcheinander. • Wenn mich irgendjemand um einen Gefallen bittet, dann sage ich sofort zu, ohne zu überlegen, ob ich dies zeitlich bzw. inhaltlich überhaupt leisten kann. • Ich nehme mir meist zu viel vor und sehe dann nur noch einen unüberwindbaren Berg vor mir. • Ich drücke mich vor unangenehmen Arbeiten und mache zuerst alles, was mir leicht fällt und/oder mich interessiert. • Wenn ich „gute Einfälle" habe, dann lasse ich alles stehen und liegen und gehe diesen nach. • Ich lege zu Hause alles „irgendwo" hin, vergesse dies aber und finde es dann nicht mehr. • Ich habe für ungeliebte Routineaufgaben (z. B. Post beantworten, Bügeln) keine festgelegten, wiederkehrenden Zeiten, sondern mache das eher nach „Lust und Laune" bzw. immer dann, wenn die Arbeit nicht mehr zu umgehen ist; dadurch ist die zu bewältigende Menge meist viel zu groß, und ich bin noch demotivierter. Ein Teufelskreis. • Ich schiebe anfallende Aufgaben weit von mir weg, indem ich mir sage: „Das hat auch noch bis morgen Zeit." • Ich packe meine Tasche erst am Morgen unter Zeitdruck und vergesse dadurch die Hälfte.	• Vor Beginn einer Arbeit unnötige Ablenkungen und Störungen ausschalten • Während man etwas bearbeitet, in regelmäßigen Abständen überprüfen, ob man noch bei der Sache ist (z. B. alle 10 min Wecker zur Erinnerung stellen) • Arbeitsbereich so gestalten, dass Ablenkungen minimiert werden (z. B. Schreibtisch *nicht* ans Fenster stellen) • Bei langweiligen Tätigkeiten passende „Nebenbeschäftigung" finden, sodass innere Unruhe abreagiert werden kann und die Gedanken leichter bei der Sache bleiben (z. B. im Unterricht nebenher stricken oder malen, damit man besser zuhören kann) • Wichtiges zuerst erledigen; Kleinigkeiten sofort erledigen; Unangenehmes zuerst erledigen, sich erst danach mit etwas Angenehmem belohnen • Sich nicht zu viel vornehmen, sondern große Aufgaben immer in kleine „machbare" Teilbereiche aufteilen („mundgerecht", „Essbare-Portionen-Taktik"), damit man nie das Gefühl bekommt, vor einem unüberwindbaren Berg zu stehen • (Wiederkehrende) Abläufe durch Tages- und Wochenpläne strukturieren • Rituale einhalten (z. B. Essenszeiten, aber auch Wäsche bügeln usw. immer zur gleichen Zeit bzw. am selben Tag) • Höchstens 60 % der Zeit pro Tag verplanen, der Rest wird für Unerwartetes und „Trödeleien" benötigt • Für anfallende Arbeiten Ablaufpläne schreiben (Was – Wann – Wie – Wo – Bis wann – Mit wem) • Einfälle bzw. Ideen sofort in ein Notizbuch schreiben, das man immer bei sich trägt • Nur EINEN Kalender benutzen, in den alle Termine notiert werden – keine Zusage geben, ohne diesen kontrolliert zu haben • Wichtige Termine auch in die „Erinnerungsfunktion" des Handys einprogrammieren; zusätzlich gute Freunde bitten, einen rechtzeitig daran zu erinnern • Gedächtnisstützen sichtbar anbringen; wichtige Sachen, die unbedingt mitgenommen werden sollen, in den Weg zur Haustür legen • Tasche abends packen, zuvor „Checkliste" schreiben, was alles hinein- bzw. mitgenommen werden muss • Dingen im Haushalt einen festen Platz zuweisen und diese immer an die gleiche Stelle ablegen, sodass automatisch mehr Ordnung gehalten wird • Bei unerwarteten Anfragen von Arbeitskollegen, Freunden oder Bekannten, ob man etwas tun oder aushelfen kann, „Spielraumtechnik" einsetzen und antworten: „Ich muss kurz nachschauen, ob das geht, und sage dir gleich Bescheid". Dann zuerst Terminkalender überprüfen und überlegen, ob das zeitlich geht und ob ich mir das zumuten will/kann

Wie aus ➤ Tab. 4.11 ersichtlich, beziehen sich „ChaosStifter" (linke Spalte) und „OrdnungHalter" (rechte Spalte) auf dem ➤ Handout 6.2 nicht unmittelbar aufeinander. Dies bedeutet, dass zunächst beide Spalten getrennt bzw.

unabhängig voneinander ausgefüllt werden können. Somit muss erst in einem zweiten Schritt überlegt werden, welche Lösung (rechte Spalte) auf welches Problem (linke Spalte) passen *könnte,* was dann mittels gleichfarbigen Textmarker (austeilen) gekennzeichnet werden kann. Dadurch soll erreicht werden, dass der „kreative Fluss" bei der Lösungsgenerierung nicht ins Stocken kommt und die begrenzte Zeit einer Gruppensitzung somit optimal genutzt wird.

Zu guter Letzt sollen alle Teilnehmenden noch angeben, welche „Ordnung-Halter" sie *ab heute* umsetzen bzw. strikter befolgen möchten, damit sich ihr Chaos reduziert und sie mehr Kontrolle über ihren Alltag bekommen. Sicherlich finden sich jetzt in der rechten Spalte auf dem ➤ Handout 6.2 bereits genügend Anregungen, um eine passende Antwort auf diese Frage zu finden (➤ Kap. 6.3.8).

TIPP

Selbstverständlich sollten die Teilnehmenden auch darauf aufmerksam gemacht werden, dass schwerwiegende Organisations- und Strukturierungsprobleme auch mit Unterstützung durch einen auf ADHS-Betroffene spezialisierten Coach bearbeitet werden können (➤ Kap. 6).

Abschließend sollte mit den Teilnehmenden noch erörtert werden, ob das Thema: „Kontrolle ausüben und Ordnung schaffen/halten" bei ihnen bereits zwanghafte Züge angenommen hat bzw. einen zu großen Raum einnimmt. Falls dies zutrifft, sollte mit den Betroffenen überlegt werden, wie sie „die Zügel wieder etwas lockern" können, sodass ihre Lebensqualität nicht zu stark von einem „Ordnungs- bzw. Kontrollzwang" eingeschränkt wird (s. dazu auch Abschnitt: „Wann bin ich eigentlich gut genug? – Mein Anspruchsniveau").

Fakultativ: Hilfen zur Alltagsstrukturierung und Selbstmotivierung

In diesem Abschnitt sind noch einige Arbeitsblätter aufgeführt, die die Organisation und Strukturierung des Alltags erleichtern können.

So kann man sich mithilfe von ➤ Handout C11 zunächst einen groben Überblick über wiederkehrende Tages-, Wochen- und Monatsaufgaben verschaffen. Dies bildet die Grundlage, um die zur Verfügung stehende Zeit besser planen und/oder nutzen zu können.

Darauf aufbauend kann ➤ Handout 6.3 helfen, den Überblick über alle dringlichen Tages- (↔*„muss HEUTE unbedingt erledigt werden";* obere Tabelle) und Wochenaufgaben (untere Tabelle) zu behalten, sodass diese termingerecht erledigt werden können. Im Nebeneffekt übt man auf diese Art und Weise, seine Sinne zu schärfen und Wichtiges bzw. Dringliches von Unwichtigem *(„kann noch warten bis…")* zu unterscheiden.

Ein weiterer Chaos begünstigender Faktor liegt in dem Sachverhalt begründet, dass unliebsame Aufgaben häufig lange aufgeschoben und demzufolge meist sehr spät und noch dazu ohne adäquate Vorplanung angegangen werden. Aus diesem Grund sind auf ➤ Handout 6.4 einige Fragen bzw.

Überlegungen aufgeführt, die helfen können, sich rechtzeitig zur Bearbeitung einer anstehenden Aufgabe zu motivieren.

TIPP

Um die Teilnehmenden nicht mit Arbeitsblättern zu „überfrachten", sollten diese Materialien nur bei Bedarf und zielgerichtet an einzelne Gruppenmitglieder ausgeteilt werden.

Wann bin ich eigentlich gut genug? – Mein Anspruchsniveau

Viele Betroffene mit ADHS sind sich selbst gegenüber überaus kritisch eingestellt. Überspitzt formuliert erwarten sie viel von sich und trauen sich wenig zu. Zum einen erheben sie sich selbst gegenüber „perfektionistische" Ansprüche, die eigentlich nicht zu erfüllen sind – als würde man gleichsam *„die Latte im Hochsprung so hoch setzen"*, dass sie *„gerissen wird"* bzw. Fehlversuche wahrscheinlich sind. So wird die Angst zu versagen zum ständigen Begleiter.

Daneben lässt sich ein Bewertungsstil feststellen, bei dem Erfolg als „normal" bzw. als „Muss" angesehen und kaum beachtet wird (vgl. dazu „Locus of Control", Rotter 1990). Misserfolge werden dagegen deutlich wahrgenommen und zumeist mit negativen Selbstverbalisationen kommentiert (z. B. *„aus dir wird nie was"; „das hab ich gleich gewusst, dass das mal wieder schief geht"; „du hättest dich mehr anstrengen sollen"; „du bist unverbesserlich!" „warum machst du nur immer wieder die gleichen Fehler?!"; „alle anderen sind besser als du!"; „das haste mal wieder absichtlich gemacht!"*). Zudem werden Erfolge häufig nicht auf die eigene Kompetenz bzw. Willensanstrengung zurückgeführt, sondern externen (z. B. wohlwollendes Gegenüber; Glück oder Zufall; Aufgabenschwierigkeit) und/oder intern-instabilen Faktoren zugeschrieben (z. B. *„Tagesform; zufällig das Richtige gemacht; ausnahmsweise einmal richtig angestrengt; auch ein blindes Huhn findet mal ein Korn"*). Um die Hochsprungmetapher nochmals aufzugreifen, kann der bei diesen Betroffenen vorherrschende Attributionsstil pointiert wie folgt beschrieben werden: *„Wird die Latte gerissen, bin ich schuld, hab ich sie dann doch mal übersprungen, ist es Tagesform, Glück oder Zufall"*.

Zusammenfassend lässt sich sagen, dass manche Menschen mit ADHS sich mit überhöhten Selbstanforderungen stark unter Druck setzen. Als Konsequenz daraus kann sich die Verhaltenstendenz herausbilden, dringliche Aufgaben – aus Angst, (wieder) zu versagen – erst sehr spät bzw. nur schleppend anzugehen. Überdies werden eigene Erfolge aufgrund eines selektiven Bewertungsstils häufig nicht als solche wahrgenommen.

Deshalb sollte mit diesen Teilnehmenden besprochen werden, wie sie sich selbst gegenüber ein faireres Anspruchsniveau (↔*„dann bin ich gut genug"*) entwickeln können. Des Weiteren ist zu klären, wie sie ihre Erfolge innerlich attribuieren und ausreichend würdigen können, damit sie daran „wachsen". Dies bildet die Voraussetzung dafür, dass auch in den Bereichen „Chaoskontrolle und Ordnung schaffen bzw. halten" realistische Ziele gesetzt werden.

Exkurs: „Von Jägern und Bauern"

Die meisten Wesensmerkmale einer Person sind nicht prinzipiell als „gut" oder „schlecht" zu bewerten, sondern passen mehr oder weniger gut zu einem aktuellen Lebenskontext. Metaphorisch ausgedrückt: Ein guter Bauer weist nicht unbedingt auch die Eigenschaften auf, die notwendig sind, um auch einen geschickten Jäger abzugeben. Da sich Lebensbedingungen und -anforderungen mitunter ändern, ist es von Vorteil, sein Verhaltensrepertoire zu erweitern, um sich im Bedarfsfall adäquat bzw. adaptiv verhalten zu können. Oder anders ausgedrückt: Bauer und Jäger können viel voneinander lernen. Dies soll anhand der Geschichte in ➤ Beispiel 4.9 verdeutlicht werden.

BEISPIEL 4.9

„Jäger und Bauer"-Metapher

„Um effektiv jagen bzw. Wild erlegen zu können, mussten *Jäger* in früheren Zeiten besondere Eigenschaften aufweisen. So musste man auf der Suche nach Nahrung oder bei der Verfolgung von Wild wagemutig sein, Grenzen überschreiten und sich in unbekanntem Terrain bewegen können. Dabei war beispielsweise ein stark ausgeprägter Bewegungsdrang von Vorteil, in Zusammenhang mit einer gewissen Umtriebigkeit und unbändigen Neugier. Des Weiteren musste man sich blitzschnell auf sich verändernde Bedingungen einstellen können und imstande sein, Entscheidungen im Bruchteil einer Sekunde zu fällen. Dies bedeutet, dass langes Nachdenken und umfassendes Vorausplanen nicht unbedingt von Vorteil war. Viel wichtiger waren Spontaneität, gepaart mit einer gewissen Impulsivität und Risikobereitschaft. Damit einem kein Wild entging, musste man ständig Augen und Ohren offen halten. Dazu war es notwendig seine Umgebung ständig im Blick zu haben, allerdings auf eine ‚ruhelose' Art und Weise, d. h. ohne seine Aufmerksamkeit allzu lange auf einen Fleck zu richten. Überdies musste man beim Erspähen von Wild alles stehen und liegen lassen, was Flexibilität erfordert, um sich voll und ganz nur noch aufs Jagen zu konzentrieren.
Der erfolgreiche *Bauer* musste hingegen über ganz andere Eigenschaften verfügen. Ruhelosigkeit bzw. Umherziehen-Wollen wäre für Bauern fatal gewesen. Viel wichtiger waren Sesshaftigkeit und Kontinuität. Des Weiteren mussten Tages- und Arbeitsabläufe langfristig im Voraus geplant werden, damit z. B. Saatgut in ausreichender Menge zur Verfügung stand und Tiere zuverlässig versorgt werden konnten.
Sicherlich fallen Ihnen noch viele weitere gute Eigenschaften von Bauern ein. Und vielleicht haben Sie bei meinen Äußerungen zum Typ ‚Jäger' bereits viele gute Eigenschaften und Verhaltensweisen herausgehört, die typisch für Menschen mit ADHS sind. Allerdings möchte ich an dieser Stelle betonen, dass es keine wissenschaftlichen Belege dafür gibt, dass Menschen mit ADHS eher von urzeitlichen Jägern abstammen! Vielmehr kann dieser Vergleich verdeutlichen, dass Jäger und Bauern unterschiedliche Eigenschaften benötigen, damit sie gut und erfolgreich sind. Dies bedeutet, dass ein erfolgreicher Jäger noch lange kein guter Bauer ist und umgekehrt; aber man kann voneinander lernen und etwas von den guten Wesensmerkmalen des anderen übernehmen.
Auf Sie bezogen bedeutet dies, dass man nicht nur seine gut ausgeprägten ‚Jäger-Stärken' pflegen sollte. Darüber hinaus gilt es auch daran zu arbeiten, dass die in unserer heutigen Zeit so wichtigen ‚Bauer-Tugenden' entwickelt bzw. weiter ausgebaut werden, damit man am Ende sowohl ‚Jäger'- als auch möglichst viele ‚Bauer'-Qualitäten friedlich bzw. ausgewogen in sich vereint."

Hausaufgabe: Analyse einer problematischen Alltagssituation

(➤ Handout 6.5 austeilen) Die Teilnehmenden werden gebeten, bis zur nächsten Sitzung eine als „chaotisch" erlebte Situation aus ihrem Alltag einer genauen Analyse zu unterziehen (= Ist-Zustand). Darüber hinaus sollen erwünschte Veränderungen definiert (= Soll-Zustand) und passende Maßnahmen zur Zielerreichung formuliert werden. Ferner gilt es zu überlegen, was bzw. wer helfen könnte, diesen Veränderungsprozess „durchzustehen". Abschließend bleibt noch darüber nachzudenken, welche Belohnung nach Zielerreichung gut tun und für die Mühe entlohnen würde.

Rekapitulation der wichtigsten Punkte dieser Sitzung

Entsprechend der Anleitung in Sitzung 2 (➤ Kap. 4.2.3).

Abschlussrunde und Verabschiedung

Entsprechend der Anleitung in Sitzung 1 (➤ Kap. 4.1.3).

4.7 Sitzung 7: Stressmanagement

4.7.1 Lernziele der 7. Sitzung

Stress ist das, was man darüber denkt und daraus macht. In dieser Sitzung sollen zunächst grundlegende Informationen zum Ursprung und zur Bedeutung des Begriffs „Stress" gegeben werden. Darauf aufbauend sollen die Gruppenteilnehmenden ihre externen und internen Stressoren identifizieren und herausfinden, aus welchen situativen bzw. personenbezogenen Gründen sie sich bei bestimmten Anlässen „gestresst" fühlen. Zu diesem Zweck wird das „Transaktionale Stressmodell" nach Lazarus (1991) vorgestellt, das auf den Zusammenhang zwischen Bewertungsprozessen und der Intensität und Qualität der Stressreaktion fokussiert. Des Weiteren sollen die Teilnehmenden sich die verschiedenen (kognitiven, emotionalen, körperlichen und verhaltensbezogenen) Anteile ihrer Stressreaktionen bewusst machen, um sie differenzierter wahrnehmen und so bei aufkommendem Stress frühzeitiger gegensteuern zu können. Abschließend werden noch funktionale Maßnahmen zum Stressmanagement und zur Erhöhung der Stressresistenz besprochen, sodass jeder und jede Teilnehmende sich aus der Vielzahl der Materialien einen persönlichen „Stress-Selbsthilfekoffer" zusammenstellen kann.

4.7.2 Überblick über die 7. Sitzung

Tab. 4.12 Benötigte Materialien

Vordrucke	V2	• Teilnehmerliste
	V5	• Rückmeldebogen zur Sitzung
Folien	7.1	• Ziele und Inhalte der 7. Sitzung
	7.2	• Stress und Stressreaktion
	7.3	• Körperliche Veränderungen bei Stress
	7.4	• Das Transaktionale Stressmodell
	7.5	• Externe und interne Stressoren
	7.6	• Alles im Lot – Die Balance wahren
	7.7	• Stressmanagement
	7.8	• „STOPP!"-Technik bei negativer Gedankenlawine
Handouts	7.1	• Einen Überblick gewinnen
	7.2	• Meine Stressoren und Stressreaktionen
	7.3	• Wie man sich selbst in Bewegung bringt
	7.4.1–7.4.2	• Liste positiver Verstärker
	7.5	• Mit allen Sinnen genießen
	7.6	• Kleine Schule des Genießens – 7 Empfehlungen
	7.7	• Genusspunkte sammeln
	7.8	• Wie man sich selbst auf neue Gedanken bringt
	7.9	• Entspannungsmerkmale
	7.10	• Zur Ruhe kommen mit der Atementspannung
	7.11	• Verspannungsanalyse
	7.12	• Zur Ruhe kommen mit der Progressiven Muskelrelaxation
Sonstiges Material	• Notizzettel (z. B. DIN A6) • Klebestreifen • Filzstifte in verschiedenen Farben	
Geräte	• Flipchart • Stell- oder Pinwand • Overhead-Projektor	

Ablauf der 7. Sitzung

- Begrüßung und Dokumentation der Gruppenteilnahme (➤ Vordruck V2 austeilen)
- Eingangsrunde und Zentrierungsübung
- Darstellung der Ziele und Inhalte dieser Sitzung (➤ Folie 7.1 auflegen)
- Besprechung der Hausaufgabe aus Sitzung 6: Analyse einer problematischen Alltagssituation (➤ Handout 6.5)
- Allgemeine Informationen zum Thema: Stress und Stressreaktion (Folien ➤ 7.2–7.4 auflegen]
- Meine Stressoren und Stressreaktionen (➤ Handouts 7.1 und 7.2 austeilen, ➤ Folie 7.5 auflegen]

- Alles was mir gut tut – Hilfreiche Maßnahmen zum Stressmanagement (➤ Folien 7.6–7.8 auflegen, ➤ Handouts 7.3–7.12 austeilen]
- Rekapitulation der wichtigsten Punkte dieser Sitzung (➤ Folie 7.7 auflegen)
- Abschlussrunde und Verabschiedung (➤ Vordruck V5 austeilen)

4.7.3 Durchführung der 7. Sitzung

Begrüßung der Teilnehmenden und Dokumentation der Gruppenteilnahme

Entsprechend der Anleitung in Sitzung 2 (➤ Kap. 4.2.3).

Eingangsrunde und Zentrierungsübung

Entsprechend der Anleitung in Sitzung 2 (➤ Kap. 4.2.3).

Darstellung der Ziele und Inhalte der Sitzung

Entsprechend der Anleitung in Sitzung 2 (➤ Kap. 4.2.3; ➤ Folie 7.1 auflegen).

Besprechung der Hausaufgabe aus Sitzung 6: Analyse einer problematischen Alltagssituation

Die Teilnehmenden werden gebeten, ihre auf dem ➤ Handout 6.5 dokumentierte Bearbeitung einer problematischen Alltagssituation (Analyse – Lösungsvorschläge – Belohnung bei Zielerreichung) vorzustellen. Des Weiteren werden offene Fragen beantwortet, und es sollte ein verbindlicher Zeitpunkt festgelegt werden, ab dem mit der Umsetzung der beschlossenen Maßnahmen begonnen wird. In diesem Zusammenhang kann dann nochmals auf die Möglichkeit hingewiesen werden, sich bei der Umsetzung seines „Veränderungsprojekts" durch einen ADHS-Coach unterstützen zu lassen (s. dazu ➤ Kap. 6).

Allgemeine Informationen zum Thema: Stress und Stressreaktion

MEMO

„Stress ist ein Muster spezifischer und unspezifischer Reaktionen eines Organismus auf Reizereignisse, die sein Gleichgewicht stören und seine Fähigkeiten zur Bewältigung strapazieren oder überschreiten. Diese Reizereignisse umfassen eine ganze Bandbreite externer und interner Bedingungen, die allesamt als Stressoren bezeichnet werden. Ein Stressor ist ein Reizereignis, das vom Organismus eine adaptive Reaktion verlangt" (aus Zimbardo 1995: 575).

Um den Teilnehmenden eine ausführliche Einführung in das Thema Stress und Stressreaktion zu geben, kann bei Bedarf auf den Text in ➤ Beispiel 4.10 zurückgegriffen werden.

BEISPIEL 4.10

Stress

„Der Begriff Stress wurde ursprünglich in der Materialkunde verwendet und bezeichnet dort die Spannung bzw. Beanspruchung, die auf einem Werkstoff lastet. Wie leicht nachvollzogen werden kann, ist es wichtig, die Belastungsfähigkeit eines Werkstoffs zu überprüfen. Denn wenn der Druck oder Zug, der auf ein Material ausgeübt wird, zu groß ist, dann bricht dieses. Dies soll selbstverständlich verhindert werden.
Auch Menschen sind inneren oder äußeren Spannungen ausgesetzt. Diese werden als Stressoren bezeichnet. Genauer ausgedrückt: Alles, was bei einem Menschen eine Stressreaktion auslöst, ist als Stressor zu bezeichnen. Dabei werden externe, d.h. außerhalb der Person begründete, und interne, d.h. in einem selbst liegende, Stressoren unterschieden. Zu den externen Stressoren gehören beispielsweise der Berg voller Wäsche, der gebügelt werden muss, oder auch die vielen Briefe, die noch zu sortieren und zu beantworten sind. Dagegen sind Selbstvorwürfe oder Sorgen über die Zukunft als interne Stressoren zu bezeichnen. Auch meine Einstellungen zum Leben (Stichwort: ‚Optimist oder Pessimist') und mir selbst gegenüber (Stichwort: ‚überhöhtes Anspruchsniveau') können mich unter ‚Stress' setzen und somit als interne Stressoren wirken. Genauso stressig sind beispielsweise zukunftbezogene Sorgen oder Selbstvorwürfe (= negative Selbstverbalisationen), die auch zu den internen Stressoren zu zählen sind. Sowohl interne als auch externe Stressoren lösen in der Regel vielfältige Reaktionen aus, sowohl auf psychischer als auch körperlicher Ebene. Man könnte sich nun fragen, wozu diese Stressreaktion gut ist. Vereinfacht dargestellt, soll mittels Stressreaktion der Organismus schnell aktiviert und genügend Energie zur Verfügung gestellt werden, damit man einem Stressor durch den Einsatz von Copingmechanismen erfolgreich begegnen kann. Als Coping bezeichnet man in der Fachsprache alle Maßnahmen, die eine Person ergreift, um eine als stresshaft erlebte Situation zu bewältigen. Hierunter fallen kognitive, emotionale und verhaltensbezogene Strategien."

Anscheinend handelt es sich bei der **Stressreaktion** (➤ Folie 7.2 auflegen) um ein angeborenes „archaisches" psychosomatisches Reaktionsmuster, das bei Konfrontation mit einer tatsächlichen bzw. vermeintlichen Herausforderung oder Bedrohung aktiviert wird. Durch die Stressreaktion soll der Organismus „raketenmäßig" in die Lage versetzt werden, einem Stressor durch aktives Handeln (prototypisch mittels „Kampf" oder „Flucht") erfolgreich entgegenzutreten, um ihn zu bewältigen.

MEMO

Die Stressreaktion wird nach Selye (1981) in vier zeitlich aufeinander folgenden Phasen unterteilt: Alarmreaktion – Widerstandsphase – Erschöpfungsphase – Regenerationsphase.

In der **Alarmreaktion** treten zunächst körperliche Veränderungen wie Bradykardie, Senkung von Blutdruck und Muskeltonus auf, die sofort zu einer Gegenregulation und einem „Hochfahren" des Systems durch verstärkte Ausschüttung von Nebennierenrinden- (Cortisol) und Nebennierenmarkhormonen (z. B. Adrenalin und Noradrenalin) führen.

Die dadurch induzierten Veränderungen sollen den Organismus in der **Widerstandsphase** befähigen, dem Stressor durch Handeln erfolgreich zu begegnen. Dabei handelt es sich vorwiegend um Aktivitäten des sympathischen Systems mit der Folge, dass u. a. Muskeltonus, Durchblutung der Muskulatur, Herzleistung, Blutdruck, Ausschüttung von Fett- und Glukosereserven gesteigert werden, um ein größtmögliches Ausmaß an Energie und Wachheit für den unmittelbar bevorstehenden Kampf bzw. zur Flucht bereitzustellen. In ➤ Folie 7.3 (auflegen) sind prototypisch die vielfältigen **körperlichen Aktivierungen** in der Widerstandsphase beschrieben. Im Gegenzug werden alle körperlichen Vorgänge, die nicht zum unmittelbaren Reagieren benötigt werden, auf das notwendige Minimum reduziert. So werden beispielsweise Verdauung und Sexualfunktionen gehemmt, zeitweise kommt es auch zu einer Blockade von Denkprozessen (subjektiv gelegentlich als „Blackout" erlebt). Man vermutet, dass damit ursprünglich „unnötige" Überlegungen verhindert werden sollten, die ein erfolgreiches Handeln möglicherweise verzögert oder behindert hätten (z. B. *„Schlag ich zuerst da oder dort hin?"; „Renn ich in den rechten oder doch besser in den linken Weg?")*. Diese Tatsache unterstreicht nochmals, dass eine Stressreaktion ursprünglich nur für kurze Zeit gedacht war, um beispielsweise einen Säbelzahntiger zu erbeuten (= „Kampf") oder sich vor ihm in Sicherheit zu bringen (= „Flucht").

Wenn die Auseinandersetzung mit einem Stressor zu lange anhält, zu viel Kraft gekostet hat oder sogar neue Stressoren hinzukommen *(„an verschiedenen Fronten kämpfen"),* so kann der Organismus in die **Erschöpfungsphase** geraten. In dieser Phase kann die hohe Aktivierung der Widerstandsphase nicht weiter fortgeführt werden, und es sollte schnellstmöglich eine **Regenerationsphase** mit Fokus auf Ruhe, Erholung und vorherrschender parasympathischer Aktivierung eingeleitet werden. Falls in dieser Phase erneut Stressoren auftreten, kommt es zu einer erneuten Aktivierung, obwohl auf psychischer wie auch auf körperlicher Ebene noch nicht ausreichend „Kraft getankt" werden konnte.

In einem psychotherapeutischen Kontext ist natürlich die Frage von Interesse, warum ein Anlass bzw. Ereignis überhaupt als Stressor empfunden wird. Dieser Sachverhalt kann beispielsweise anhand des transaktionalen Stressmodells von Lazarus (1991) erklärt werden (➤ Folie 7.4 auflegen).

BEISPIEL 4.11

Stressreaktion

„Eigentlich ist die Stressreaktion, zumindest in ihrer ursprünglichen Bedeutung, etwas Positives, denn sie stellt Energie zum Handeln bereit. Diese Aussage mag schwer zu glauben sein, denn viele Menschen machen die Erfahrung, dass es ihnen unter Stress nicht gut geht. Sie fühlen sich dann unruhig und psychisch angespannt, können nicht schlafen und machen sich Sorgen oder haben sogar Angst (= psychosomatische Stressreaktion). In der Regel wird als Auslöser für diesen Zustand ein belastendes Ereignis (= Stressor) identifiziert: z. B. dass nicht mehr viel Zeit zur Abgabe einer wichtigen Arbeit bleibt [= externer Stressor], man sich nicht zutraut, die geforderte Leistung termingerecht abzuschließen und sich diesbezüglich auch noch Selbstvorwürfe macht [= interner Stressor]. Dabei gehen wir häufig davon aus, dass es in so einem Fall allen so geht. Das trifft jedoch nicht zu, weil Menschen ganz unterschiedlich auf die „gleichen" Ereignisse reagieren. Dies möchte ich Ihnen anhand des folgenden Beispiels darstellen:

Warum freuen sich manche Menschen aufs Fallschirmspringen, während anderen schon bei der Vorstellung daran der ‚kalte Schweiß' ausbricht und sie sich erbittert zur Wehr setzen würden, um ja nicht ins Flugzeug einsteigen zu müssen? Wahrscheinlich, weil Menschen mit ‚Fallschirmspringen' Unterschiedliches verbinden, vereinfacht dargestellt: eher die Gefahr abzustürzen, weil z. B. der Fallschirm nicht aufgehen könnte, oder die Vorstellung, sich gleich ‚frei wie ein Vogel' zu fühlen und dabei ein unermessliches Glücksgefühl zu erleben.
Daraus folgt, dass man sich ‚gestresst' fühlt, wenn man etwas als gefährlich und/oder bedrohlich bewertet (= primäre Bewertung), sich selbst in diesem Zusammenhang als hilflos und/ oder machtlos einschätzt und deshalb nicht daran glaubt, das Ganze auszuhalten oder gar damit fertig werden zu können (= sekundäre Bewertung). Dies bedeutet, dass es hauptsächlich von den eigenen Bewertungsprozessen abhängt, wie es einem unter „Stress" geht, d. h. ob man ein Ereignis bzw. einen Anlass als Bedrohung (= Distress) oder als Herausforderung bzw. Chance (= Eustress) einschätzt.
Um nochmals das oben genannte Beispiel aufzugreifen: Die erfahrene Fallschirmspringerin ist vor dem Ausstieg aus dem Flugzeug auch ganz aufgeregt und innerlich unruhig, allerdings aus (Vor-)Freude, und fühlt sich deshalb – trotz auftretender Stresssymptome wie z. B. Schwitzen und Pulsbeschleunigung – sehr gut.
Wie kann uns diese Tatsache beim Stressmanagement unterstützen? Vereinfacht dargestellt: Uns stresst das, was wir als ‚stressig' einschätzen. Demzufolge kann erfolgreiches Stressmanagement auch bedeuten, dass man lernen muss, die „Welt mit anderen Augen zu sehen". Insofern stellt die Neu-Bewertung (= Reappraisal) von Ereignissen (= realistische Veränderung der primären Bewertung) und/oder der zur Verfügung stehenden Ressourcen (= realistische Veränderung der sekundären Bewertung), eine wichtige Möglichkeit zur Reduktion der subjektiven Stressbelastung dar."

Die in diesem Abschnitt aufgeführten (zugegebenermaßen langen) Textpassagen sollten nicht dazu verleiten, Informationen zu „Stress und Stressreaktion" in Form eines Frontalvortrags abzuhandeln. Viel mehr empfiehlt es sich, auch dieses Thema interaktiv unter Einbeziehung aller Gruppenteilnehmenden zu erarbeiten. Zu diesem Zweck können die Fragen aus ➤ Kasten 4.8 herangezogen werden.

Kasten 4.8

Mögliche Fragen zur Gestaltung einer Diskussion zum Thema „Stress und Stressreaktion"

- Woher stammt der Begriff „Stress", und was bedeutet er?
- Was bedeutet der Begriff „Stressor", und welche Arten von Stressoren gibt es?
- Wie unterscheiden sich interne von externen Stressoren?
- Welche körperlichen Reaktionen treten bei „Stress" auf?
- In welche Phasen lässt sich die Stressreaktion einteilen?
- Zu was ist „Stress" gut?
- Wann und wie schadet „Stress"?
- Warum „stresst" etwas überhaupt?
- Welche Möglichkeiten gibt es, zu bewirken, dass einen etwas nicht mehr so „stresst"?
- Gibt es auch „positiven" Stress?
- Unter welchen Bedingungen erleben Menschen Stress als angenehm?

4

Im nächsten Abschnitt sollen die Teilnehmenden sich ihre individuellen Stressoren und Stressreaktionen vergegenwärtigen.

Meine Stressoren und Stressreaktionen

Als Einstieg in diesen Diskussionspunkt werden die Teilnehmenden gebeten, sich zunächst mit Hilfe von ➤ Handout 7.1 (austeilen) einen Überblick über ihre alltäglichen bzw. wiederkehrenden Stressoren zu verschaffen (dazu ggf. ➤ Folie 7.5 auflegen).

TIPP

Alternativ dazu könnte man diesen Programmpunkt auch beginnen, indem man die Teilnehmenden bittet, reihum folgenden Satz zu vervollständigen: *„Stress ist für mich …“*. Die Antworten können dann auf Karteikarten (austeilen) geschrieben und zur Ansicht auf dem Flipchart bzw. einer Stell- oder Pinwand angebracht werden.

Nach dieser ersten Orientierung soll nun ein genauerer Blick auf die alltäglichen bzw. wiederkehrende Belastungen und die damit verbundenen Stressreaktionen der Gruppenteilnehmenden geworfen werden. Dies kann am besten in Diskussionsform anhand der Fragen in ➤ Kasten 4.9 geschehen.

Kasten 4.9

Fragen zur Besprechung des Themas „Persönliche Stressoren und Stressreaktionen“

(nach D'Amelio 2002, S. 128)

- Was bereitet Ihnen Stress? (= Stressoren)
- Welche Anlässe/Ereignisse/Situationen bereiten Ihnen Stress? (= externe Stressoren)
- Aus welchem Grund erleben Sie das als belastend (= dysfunktionale Bewertungen/Glaubenssätze ↔ interne Stressoren)
- Was denken/fühlen/spüren/machen Sie dann? Wie reagieren Sie körperlich/emotional/gedanklich auf Stress? (= Stressreaktionen)
- Wo haben Sie das so gelernt? (= biografische Analyse)
- Wie gehen Sie mit dem Stressor/ihren Stressreaktionen um? (= Copingstrategien)
- Was ist der Nutzen und was sind die Kosten dieses Vorgehens? (= operante Faktoren)
- Was müssten Sie denken bzw. tun, um bei diesem Anlass weniger in Stress zu geraten? (= Reappraisal)

Die gefundenen Antworten können dann von den Teilnehmenden in den entsprechen Spalten des ➤ Handouts 7.2 (austeilen) eintragen werden. Dabei soll zum einen zwischen **externen** und **internen Stressoren** (obere Tabelle auf dem Handout) und zum anderen zwischen den verschiedenen **kogniti-**

ven, emotionalen, körperlichen und **verhaltensbezogenen Anteilen** der Stressreaktion differenziert werden (untere Tabelle auf dem Handout).

In den nächsten Abschnitten sollen nun bewährte Möglichkeiten des Stressmanagements vorgestellt werden.

Alles was mir gut tut: Hilfreiche Maßnahmen zum Stressmanagement

Stark vereinfacht bedeutet Stressmanagement einen Ausgleich zu schaffen zwischen dem, was mich belastet, und dem, was mich entlastet (➤ Folie 7.6 auflegen). Es handelt sich also um einen aktiv durchzuführenden Prozess des „Auskalibrierens", in dem die Betroffenen in erster Linie selbst dafür Sorge tragen, dass sich Belastungen und Entlastungen in ihrem Leben die Waage halten.

4

TIPP

Dies kann plastisch anhand einer „realen" Waage demonstriert werden, die von den Teilnehmenden – durch Entfernen von Gewichten aus der „Belastungsschale" oder Zufügen von Gewichten in die „Entlastungsschale" – ins Lot gebracht bzw. ausbalanciert werden soll.

In den nächsten Abschnitten sollen nun verschiedene Möglichkeiten (Materialien und Übungen) zum Stressmanagement und zur Regeneration dargestellt werden; im Einzelnen (➤ Folie 7.7 auflegen):

a) Bewegung
b) Positive Verstärker
c) Genuss
d) Veränderung dysfunktionaler Bewertungen und Einstellungen
e) positive Selbstverbalisationen
f) Entspannung

Dabei ist es sicherlich nicht möglich (und auch nicht notwendig!), alle genannten Möglichkeiten zum Stressmanagement in einer Sitzung unterzubringen. Erfahrungsgemäß hat jede Gruppe diesbezüglich ihre Vorlieben und Anliegen, die dann aufgegriffen und schwerpunktmäßig behandelt werden können. Insofern sollten die folgenden Abschnitte lediglich als „Ideenlieferant" zur Erstellung eines persönlichen „Stress-Selbsthilfekoffers" betrachtet werden.

Bewegung

Regelmäßige körperliche Betätigung bzw. Sport ist eine gute Möglichkeit, um Stress (Dampf, Aggression, Wut, Frust) abzubauen. Bewegung hat einen ausgleichenden Einfluss auf die Stimmung und kann zu mehr Gelassenheit und Selbstkontrolle im Alltag verhelfen. Davon profitieren insbesondere Patientinnen und Patienten mit Impulsivität bzw. Hyperaktivität, die sich mittels regelmäßig durchgeführter sportlicher Aktivitäten effektiv „herunterregulieren" können. Darüber hinaus kann man durch Training seine Leistungsfähigkeit und damit Stressresistenz steigern, was sich positiv auf das Selbstbild und die Selbstwirksamkeitserwartung auswirkt.

Aus den genannten Gründen sollte mit den Teilnehmenden besprochen werden, wie und ab welchem Zeitpunkt sie mehr **Bewegung** in ihr Leben bringen. Dabei sollte die Gruppenleitung darauf achten, dass die Vorschläge **gesundheitsdienlich** (ist ein ärztlicher Check-up bzw. Beratung notwendig?), **realistisch** (keine „Steigerung-um-100 %"-Lösung), **umsetzbar** („kleine Schritte", nur allmähliche Steigerung der Belastungsintensität und -dauer) und **alltagskompatibel** sind (z. B. das Auto weiter weg parken; Treppen anstatt des Fahrstuhls, öfter mal aufs Fahrrad umsteigen). Des Weiteren erleichtern **feste Termine** (z. B. Mo., Mi. und Fr. nachmittags) bzw. die Durchführung des Trainings in **Gesellschaft** mit anderen, dass sportliche Aktivitäten regelmäßig durchgeführt und beibehalten werden. Die so gewonnenen Erkenntnisse und bewegungsbezogenen Maßnahmen sollen dann übersichtlich auf dem ➤ Handout 7.3 (austeilen) eingetragen werden.

TIPP

Um die Auswirkung ihrer sportlichen Aktivitäten auf Stresstoleranz und Wohlbefinden zu dokumentieren, sollten die Gruppenteilnehmenden dazu ermuntert werden, ein „Stimmungstagebuch" (Spalten: Aktivität ↔ Befinden vor/nach Sport) zu führen.

Positive Verstärker

Positive Verstärker stellen eine wirksame verhaltensbezogene **Alternative** zum Stressabbau bzw. zur Stimmungsregulation dar und können vereinfacht mit „*Alles das, was mir gut tut*" übersetzt werden. Dies ist auch vor dem Hintergrund bedeutsam, dass ein Teil der Betroffenen mit ADHS ihr Stressniveau bzw. ihre Befindlichkeit mittels gesundheitsschädlicher Methoden (z. B. dem Konsum von Drogen) reguliert. Um seine „positiven Verstärker" zu identifizieren, hat es sich bewährt, eine Liste mit potenziell angenehmen Aktivitäten (➤ Handouts 7.4.1 und 7.4.2) auszuteilen (➤ Beispiel 4.12).

BEISPIEL 4.12

„Positive Verstärker"

„Auf dem Arbeitsblatt lesen Sie oben in der Titelzeile den Begriff ‚Positive Verstärker'. Das möchte ich Ihnen näher erklären.
Positive Verstärker sind alle Erlebnisse, die man als angenehm erlebt, alle Aktivitäten, die einem Spaß machen und die dazu führen, dass es einem besser geht. Positive Verstärker bauen auf und sind deshalb notwendig, auch und gerade in krisenhaften und stressigen Zeiten. Deshalb sollte man öfters pro Woche Dinge tun, die Spaß machen und ein gutes Gefühl vermitteln. Denken Sie einmal darüber nach: Was macht Ihnen denn prinzipiell Spaß? Was erleben Sie als angenehm? In welcher Gemeinschaft fühlen Sie sich wohl? Was tun Sie gerne? [Falls die Teilnehmenden Schwierigkeiten haben, aktuelle positive Verstärker zu finden, kann diese Frage auch folgendermaßen abgewandelt werden: Was haben Sie früher gerne erlebt, gemacht, unternommen?].
Kreuzen Sie jetzt bitte auf der linken Seite der Liste alle Aktivitäten und Erlebnisse an, die Ihnen Spaß machen, die Ihnen früher mal gut getan haben oder heute noch dazu führen, dass es Ihnen besser geht. Überlegen Sie dann auch, wie häufig Sie in den

letzten 4 Wochen diese Aktivität durchgeführt haben, und kreuzen Sie dies auf der rechten Seite der Liste an.
Des Weiteren überlegen Sie bitte noch, was von dem, was auf der Liste steht, Ihnen noch gut tun könnte, auch wenn Sie es bislang noch nicht ausprobiert haben, und tragen auch dieses ein. Und es kann jetzt durchaus sein, dass Ihnen weitere Aktivitäten einfallen, die gar nicht auf der Liste stehen, aber Ihnen trotzdem gut tun würden. Bitte schreiben Sie auch diese auf, um dann verbindlich mit sich zu vereinbaren, welche 3 Aktivitäten [konkret benennen lassen] Sie bis zur nächsten Gruppensitzung durchführen werden."

Es sollte darauf geachtet werden, dass die ausgewählten Aktivitäten auch machbar bzw. mit den zur Verfügung stehenden Mitteln umsetzbar sind. Zusätzlich sollte besprochen werden, was einen dabei unterstützen kann, diese Absicht auch in die Tat umzusetzen (z. B. macht man einen verbindlichen Tag und Zeitpunkt aus, verabredet sich zu dieser Aktivität, diese Aktivität ist einem vertraut, bedarf keiner großen Vorbereitung oder kommt ohne Einsatz außergewöhnlicher zeitlicher oder materieller Mittel aus, kann im unmittelbaren Lebensumfeld umgesetzt werden, ist wetterunabhängig usw.).

Genuss

„*Kein Genuss ist vorübergehend; denn der Eindruck, den er zurückläßt, ist bleibend*" (J. W. v. Goethe). Insofern stellt „öfters mal innehalten und genießen" eine wichtige Ressource zur Stressprophylaxe und Regeneration dar. Zum Einstieg in dieses Thema können Fragen wie in ➤ Kasten 4.10 gestellt werden.

Kasten 4.10

Fragen für eine um Genuss zentrierte Diskussion

- Bitte vervollständigen Sie folgenden Satz: „*Genuss ist für mich …*"
- Was haben Sie während der letzten 24 Stunden genossen?
- Was genießen Sie prinzipiell?
- Bitte vervollständigen Sie folgenden Satz: „*Zum Genießen brauche ich …*"

Analog zum Vorgehen in der „Liste Positiver Verstärker" (➤ Handout 7.4.1 und 7.4.2) könnte man die Teilnehmenden vergleichen lassen, **wie gerne** und **wie häufig** sie in einem überschaubaren Zeitrahmen (z. B. eine Woche), Genüssliches erlebt/aufgesucht/durchgeführt haben bzw. was verhindert hat, sich Genuss zu gönnen. Dabei soll insbesondere auf alltägliche Genüsse fokussiert werden, wie sie beispielsweise in einem Gedicht von Brecht (1993) dargestellt sind (➤ Abb. 4.4).

Da Genuss eine sinnliche Erfahrung darstellt, gilt es mit den Teilnehmenden als Nächstes zu besprechen, was sie gerne sehen – spüren/fühlen – hören – schmecken – riechen (➤ Handout 7.5 austeilen).

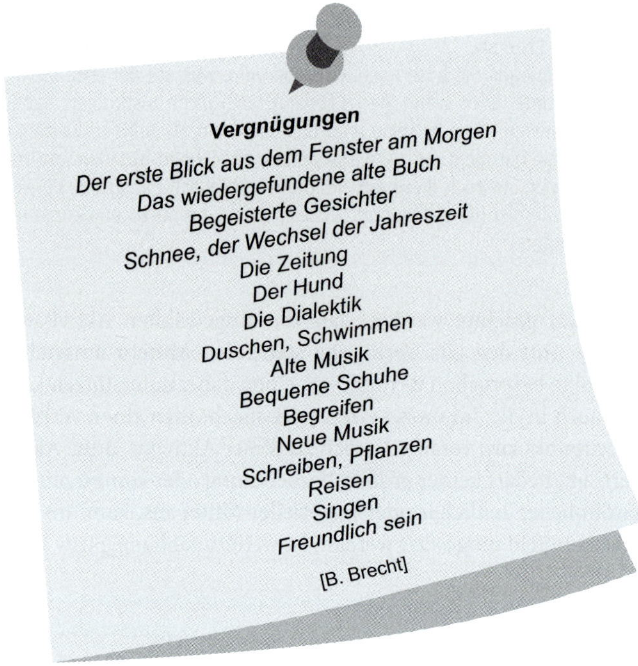

Abb. 4.4 Vergnügungen [L143]

TIPP

Noch anschaulicher wird das Ganze, wenn nicht nur darüber gesprochen, sondern auch Anschauungsobjekte *„zum sinnlichen Erleben"* vorhanden sind (z. B. Duftstoffe, Blumen, Kräuter, Urlaubsfotos, Genussmittel wie Schokolade, frisch gebrühter Kaffee usw.).

Darüber hinaus sollte noch besprochen werden, wie man Sinneseindrücken im Alltag bewusster bzw. mit mehr Achtsamkeit begegnen kann (➤ Kap. 3.10.4, „Pause").

Abschließend sollen hier noch „7 Genussempfehlungen" (keinesfalls Regeln!) dargestellt werden (➤ Handout 7.6 austeilen). In diesem Zusammenhang können die Teilnehmenden gefragt werden, welche der auf dem Arbeitsblatt aufgeführten Empfehlungen bereits häufig umgesetzt (↔ weiterführen) und welche bislang noch zu selten umgesetzt werden (↔ häufiger berücksichtigen). Auf ➤ Handout 7.7 (austeilen) ist beschrieben, wie die Teilnehmenden bis zur nächsten Gruppensitzung ihre Aufmerksamkeit verstärkt auf die schöne Seite ihres Lebens richten und damit „Genusspunkte" sammeln können.

Veränderung dysfunktionaler Bewertungen und Einstellungen

Im Rahmen des transaktionalen Stressmodells (Lazarus 1991) wurde bereits auf die Bedeutung von Bewertungsprozessen bei der Stressentstehung und Stressbewältigung hingewiesen. Insofern kann – stark vereinfachend – gesagt werden, dass Stress (auch) im Kopf entsteht, als Folge einer negativen

Einschätzung eines Ereignisses und/oder der zu dessen Bewältigung verfügbaren Ressourcen. Dabei wird davon ausgegangen, dass es sich dabei um „fehlerhafte" (i. S. von irrationalen, katastrophisierenden, selektiven, stark verallgemeinernden) Einschätzungen handelt. Insofern liegt mit der Korrektur dysfunktionaler Bewertungen ein wirksames Instrument zum Stressmanagement vor. Allerdings muss an dieser Stelle auch klar betont werden, dass dieses „Reappraisal" in der Regel einer intensiven psychotherapeutischen Intervention im Einzelsetting bedarf, da es sich um „persönlichkeitsnahe" Merkmale handelt; oder anders ausgedrückt: *„Man kann nicht mal schnell lernen, die Welt mit anderen Augen zu sehen".* Genauso verhält es sich bei dysfunktionalen **Einstellungen** bzw. Überzeugungen, die ebenfalls Stress erzeugen und/oder verschärfen können (z. B.: *„Ich darf keine Hilfe annehmen und muss alles alleine schaffen"; „Für jedes Problem gibt es nur EINE richtige Lösung"; „Man muss von ALLEN geliebt werden"; „Wenn ich etwas nicht sofort schaffe, dann schaffe ich es nie"; „Ich bin nur liebenswert, wenn ich in jeder Hinsicht tüchtig und leistungsfähig bin";* vgl. dazu Ellis 1962).

Insofern soll an dieser Stelle nicht der Versuch einer „kognitiven Umstrukturierung" unternommen werden, sondern es gilt, die Teilnehmenden dafür zu sensibilisieren, welche Bedeutung dysfunktionalen Bewertungsprozessen und Einstellungen für Stresserleben und Stressbewältigung zukommt.

Positive Selbstverbalisationen

Viele Betroffene berichten, dass sie unter Stress nicht hilfreich bzw. pfleglich mit sich umgehen. Anstatt sich zu ermutigen, imponieren Selbstvorwürfe (z. B. *„Du hättest früher anfangen sollen"*) und Selbstentmutigungen (z. B.: *„Das schaffst du nicht"*). Diese stressverschärfenden Kognitionen und Selbstverbalisationen treten in der Regel nicht einzeln, sondern konsekutiv als „negative Gedankenlawinen" auf (➤ Folie 7.8 auflegen). Dies bedeutet, dass eine negative Kognition „automatisch" die nächste nach sich zieht, wodurch der Stresslevel bei den Betroffenen noch weiter ansteigt.

In diesen Fällen kann der Einsatz der **„Gedanken-Stopp!"-Technik** hilfreich sein, mit der man Kaskaden von negativen Kognitionen unterbrechen und somit ein Aufschaukeln der Erregung mit der Folge weiterer Stresszunahme verhindern kann. Dabei soll sich der Patient oder die Patientin unmittelbar nach Auftreten einer negativen Kognition, d. h. *zu Beginn* einer „negativen Gedankenlawine" das Wort: „Stopp!" in Gedanken vorsagen bzw. dieses laut aussprechen. Durch eine markante „Stopp!"-Bewegung mit der Hand (z. B. mit der Faust auf den Tisch hauen) und/oder das Sich-Vorstellen eines roten Stoppschilds kann die Wirksamkeit dieser Technik noch weiter unterstützt werden. Allerdings muss hier herausgestellt werden, dass die Übung **„Gedankenstopp!"** nicht dazu führt, dass man positivere Gedankengänge entwickelt. Dies muss von den Betroffenen selbst – unmittelbar nach Durchführung der „Gedankenstopp!"-Technik – aktiv herbeigeführt werden.

Der Begriff **positive Selbstverbalisationen** wird manchmal fälschlicherweise mit *„sich etwas schönreden"* gleichgesetzt. Dies entspricht selbstverständlich nicht dem wissenschaftlichen Konzept (vgl. dazu Fliegel et al. 1998), wie anhand der Geschichte in ➤ Beispiel 4.13 erläutert werden soll.

BEISPIEL 4.13

Positive Selbstverbalisationen

„Stellen Sie sich vor, Sie überqueren gerade eine Straße – vielleicht eine, die Sie schon oft überquert haben. Und immer ist es gut gegangen. Nur heute sehen Sie gerade noch, wie ein Laster rasend schnell auf Sie zukommt. Was machen Sie? [...]
Sie können natürlich so tun, als gäbe es diesen Laster gar nicht. Wegschauen, ihn ignorieren und hoffen, dass der Laster sich in Luft auflöst. Aber so wird der Laster Sie überfahren. [...]
Sie können natürlich auch stehen bleiben und sich sagen: ‚Warum passiert das immer nur mir?! Womit habe ich das verdient?! Warum muss ich gerade jetzt über diese Straße gehen?!', und der Laster wird Sie überfahren.
Sie können auch sagen: ‚Ich könnte jetzt vielleicht einen rettenden Sprung machen, aber das schaffe ich doch nie. Sprinten kann ich auch nicht, und bestimmt bin ich viel zu langsam, und eigentlich bin ich schon immer unsportlich gewesen', und der Laster wird Sie überfahren.
Oder Sie sagen sich: ‚Nur schnell weg. Du schaffst das! Los!' Und noch bevor Sie diesen Satz zu Ende gedacht haben, sind Sie in Sicherheit am Straßenrand.

Wie aus der obigen Geschichte ersichtlich wird, ist es gerade in Belastungssituationen sehr wichtig, dass man an sich glaubt und sich helfend zur Seite steht. Gerade wenn es „hart auf hart kommt", braucht man einen zuverlässigen Wegbegleiter in sich selbst (s. dazu auch Abschnitt in Sitzung 5: „Wie gehe ich eigentlich mit mir um? – Mein Innerer Trainer"). Aus diesem Grund sind positive Selbstverbalisationen ein wichtiges Element für eine erfolgreiche Stressbewältigung, da sie Zuversicht induzieren und zum Handeln motivieren.

Auf dem ➤ Handout 7.8 (austeilen) sind Fragen aufgeführt, die bei der Identifikation von positiven Selbstverbalisationen unterstützen können. Da man *„Segeln ja auch nicht bei Windstärke zehn, sondern höchstens bei einer leichten Brise lernt"*, sollten die Teilnehmenden – nur zur Übung und völlig „zweckfrei" – sich mehrmals täglich ihre positive Selbstverbalisationen vorsagen (z. B. vor dem Spiegel).

Entspannung

Als Einstieg in dieses Thema hat es sich bewährt, dass die Teilnehmenden zunächst folgende Frage beantworten: *„Woran merken Sie, dass Sie entspannt sind?"*, d. h., dass sie sich ihre **persönlichen Entspannungszeichen** bewusst machen (➤ Tab. 4.13).

Des Weiteren gilt es herauszufinden, in welchen Situationen/Aktivitäten, man entspannt ist und auf welche Art und Weise man sich entspannen kann. Zu guter Letzt soll dann noch folgender Satz ergänzt werden: *„Zur Entspan-*

Tab. 4.13 Beispiel für eine individuelle Entspannungsreaktion

Körperempfindungen	Gefühlslage	Gedanken/Bilder
Schwere, Leichtigkeit, Nichtspüren, wässriger Mund, Kühle, Wärme, „Bauchgeräusche"	Leicht, abwesend, in mir ruhend, verträumt, entrückt, beruhigt, ausgeglichen	An alles und nichts denkend, Landschaften, vorbeiziehende Wolken, Vogelperspektive

nung brauche ich …“ und das Ergebnis dieser Überlegungen zusammenhängend auf ➤ Handout 7.9 (austeilen) eingetragen werden.

Entspannungsverfahren stellen eine wichtige Methode zum Stressmanagement dar, da sie zum einen Regenerationsprozesse nach Belastung unterstützen und zum anderen zur Entwicklung von Ausgeglichenheit beitragen, sodass man Stressoren gelassener begegnen kann. Allerdings gehören Entspannungsverfahren nicht gerade zu den bevorzugten Methoden von Betroffenen mit ADHS, insbesondere dann, wenn Hyperaktivität und/oder leichte Ablenkbarkeit im Vordergrund der Symptomatik stehen. In diesem Zusammenhang wird dann häufig berichtet, dass man bei der Durchführung von Entspannungsübungen nicht bei der Sache bleiben kann oder sich der gegenteilige Effekt einstellt und man immer unruhiger bzw. „hibbeliger“ wird. Aus den genannten Gründen kann es sein, dass bestimmte Gruppenmitglieder diesem Programmpunkt aufgrund ihrer schlechten Vorerfahrungen (zunächst) mit Skepsis begegnen. Selbstverständlich kann auch diesen Betroffenen mit ausgeprägter innerer Unruhe oder Schwierigkeit, sich länger zu fokussieren, eine gut funktionierende Möglichkeit zur Durchführung von Entspannungsverfahren eröffnet werden. Zu diesem Zweck sollen in den folgenden Abschnitt nun zwei **Kurz-Entspannungsverfahren** vorgestellt werden, die sich auch bei Menschen mit ADHS bewährt haben.

4

Zur Ruhe kommen mit der Atementspannung (› Handout 7.10 austeilen)

Diese Übung stellt eine gute Methode dar, um sich in einen entspannten Zustand zu bringen, da der Atemfluss und die Geschwindigkeit, mit der man atmet, gute Indikatoren für psychophysiologische Anspannung bzw. Entspannung sind. Zu diesem Zweck richtet man die Aufmerksamkeit auf den eigenen Atem und „begleitet“ diesen, indem man immer **beim Ausatmen** in Gedanken **rückwärts** mitzählt. Die Atementspannung kann durch sukzessives Hinzufügen verschiedener Elemente auch zur imaginativen Übung ausgebaut werden.

TIPP

- Das Atmen wird mit den folgenden Suggestionen verbunden: Einatmen ↔ aufnehmen (was immer Sie brauchen) – Ausatmen ↔ abgeben (alles was Sie belastet).
- Man stellt sich vor, dass man eine Treppe hinabläuft, wobei man diese Vorstellung nicht mit dem Atemrhythmus **koppeln** muss.
- Am Ende der Treppe öffnet man eine Tür und tritt in *seinen „Ort der Ruhe und der Kraft“* ein.

Zur Ruhe kommen mit der Muskelentspannung

Diese Übung ist eine schnelle und effiziente, den ganzen Körper erfassende Entspannung auf der Basis der Progressiven Muskelrelaxation (PMR).

Zum Einstieg empfiehlt es sich zunächst, eine durch die Gruppenleitung angeleitete „Reise durch den Körper“ durchzuführen, wobei bei Bedarf auf den Text in ➤ Beispiel 4.14 zurückgegriffen werden kann.

BEISPIEL 4.14

Muskelentspannung

„Sie können damit beginnen, darauf zu achten, wie Sie sitzen. Dabei können Sie bemerken, wie Ihre Füße auf dem Boden stehen. Die Stellung der Füße zueinander. Ob Sie mehr vorne oder weiter hinten auf dem Stuhl sitzen. Den Abstand zwischen Rücken und Stuhllehne. Die Position Ihrer Schultern. Die Lage des Kopfes. Die Platzierung Ihrer Hände. Den Rhythmus ihres Atems. Ihre Atemtiefe. Bitte korrigieren Sie noch nichts. Beobachten Sie einfach Ihren aktuellen Zustand. Achten Sie jetzt auf Verspannungen in Ihrem Körper. Welche Muskeln sind besonders verspannt oder schmerzen sogar? Überprüfen Sie anschließend, ob Sie diese Muskelpartie öfters oder sogar typischerweise schmerzt. Und vielleicht fallen Ihnen auch eine oder mehrere Situationen ein, in denen Sie sich verspannen oder angespannt sind? Auf welche Vorstellung oder Gedanken reagiert ihr Körper mit Anspannung oder Verspannung?"

Auf diese Art und Weise können Verspannungen identifiziert und deren situative und individuelle Determinanten analysiert werden. Auf dem ➤ Handout 7.11 (austeilen) können die Teilnehmenden dann Ergebnisse ihrer „individuellen „Verspannungsanalyse" zusammenhängend eintragen.

Im Anschluss können dann die Muskelpartien mittels der Kurzversion der PMR (➤ Handout 7.12 austeilen) entspannt werden. Dabei ist darauf zu achten, dass man auch während der Anspannungsphase der Muskulatur nicht den Atem anhält oder in „Pressatmung" verfällt, sondern ganz gelassen weiter atmet. Darüber hinaus sollte die betreffende Muskelpartie nur so leicht angespannt werden, dass man gerade noch einen Unterschied zum entspannten Zustand spürt.

Rekapitulation der wichtigsten Punkte dieser Sitzung

Entsprechend der Anleitung in Sitzung 2 (➤ Kap. 4.2.3), ggf. noch einmal ➤ Folie 7.7 auflegen.

Abschließend ist darauf hinzuweisen, dass sich Stress auch durch eine adäquate Organisation im Alltag reduzieren lässt, d. h. mittels guter Planung und Strukturierung. Des Weiteren kann das Aufkommen von übermäßigem Stress verhindert werden, indem man sich ein realistisches Anspruchsniveau setzt. Insofern ist der Schwerpunkt dieser Sitzung nicht „losgelöst" von den anderen Themen dieser psychoedukativen Intervention zu betrachten, sondern sollte an passender Stelle mit diesen verknüpft werden, sodass sich ein synergetischer Effekt einstellen kann.

Abschlussrunde und Verabschiedung

Entsprechend der Anleitung in Sitzung 1 (➤ Kap. 4.1.3).

4.8 Sitzung 8: Stimmungsregulation und Impulskontrolle

4.8.1 Lernziele der 8. Sitzung

„Emotionen sind kein Luxus, sondern ein komplexes Hilfsmittel im Daseinskampf" (A. R. Damasio 2000). Leider können sich viele Betroffene mit ADHS dieser Meinung nicht wirklich anschließen, da alles „Gefühlsmäßige" eher als Belastung erlebt wird. Damit ist beispielsweise gemeint, dass Stimmungen ohne subjektiv nachvollziehbaren Grund plötzlich wechseln, wobei Zustände von „himmelhoch jauchzend bis zu Tode betrübt" auftreten. Des Weiteren werden Gefühle als unverhältnismäßig und „explosiv" beschrieben, was vor allem in sozialen Interaktionen zu großen Problemen führen kann. Ferner wird beschrieben, dass man sich schnell überlastet bzw. „gestresst" fühlt, was wiederum die Reizschwelle für Impulsdurchbrüche senken kann. Dies alles führt dazu, dass sich Betroffene mit ADHS ihren Gefühlen bzw. Stimmungen häufig ausgeliefert fühlen, statt diese als hilfreich bzw. angenehm zu erleben. Dies spiegelt sich auch in der Wender-Utah-Rating-Scale wider, in der sich 4 von 7 Kriterien (Nr. 3 – Affektlabilität; Nr. 5 – verminderte Affektkontrolle; Nr. 6 – Impulsivität; Nr. 7 emotionale Überreagibilität), auf die genannten Schwierigkeiten bei der Gefühlskontrolle bzw. Stimmungsregulation beziehen (vgl. dazu Wender 1995). Aus den genannten Gründen soll in dieser Sitzung mit den Teilnehmenden besprochen werden, wie sie mehr (Selbst-)Kontrolle über ihre Stimmungslage bzw. ihren emotionalen Zustand bekommen. Zum einen ist es dazu notwendig, dass der eigene Gefühlszustand besser (i. S. von genauer, differenzierter, frühzeitiger) wahrgenommen bzw. eingeschätzt werden kann, zum anderen müssen Mittel und Wege zur Verfügung stehen, um im Bedarfsfall selbstregulativ auf sich einwirken zu können.

4.8.2 Überblick über die 8. Sitzung

Tab. 4.14 Benötigte Materialien

Vordrucke	V2	• Teilnehmerliste
	V5	• Rückmeldebogen zur Sitzung
Folien	8.1	• Ziele und Inhalte der 8. Sitzung
	8.2	• Begriffsklärung
	8.3	• Das Stimmungsthermometer
	8.4	• Kumulative Eskalation
	8.5	• Warnsignale und Gegenmaßnahmen
Handouts	8.1	• Kleine Emotionskunde
	8.2.1–8.2.3	• Fragen zur Selbstreflexion
	8.3	• Merkzettel! – Mein Stimmungsthermometer
	8.4	• Mein Notfallplan
	8.5	• Alles, was mir GUT tut

4

Tab. 4.14 Benötigte Materialien *(Forts.)*

Sonstiges Material	• Notizzettel (z. B. DIN A6) • Klebestreifen • Filzstifte in verschiedenen Farben • Rote Signalpunkte
Geräte	• Flipchart • Stell- oder Pinwand • Overhead-Projektor

4

Ablauf der 8. Sitzung

- Begrüßung und Dokumentation der Gruppenteilnahme (➤ Vordruck V2 austeilen)
- Eingangsrunde und Zentrierungsübung
- Darstellung der Ziele und Inhalte dieser Sitzung (➤ Folie 8.1 auflegen)
- Einführung und Begriffsklärung (➤ Folie 8.2 auflegen, ➤ Handout 8.1 austeilen)
- Wie geht es mir eigentlich gerade? Das Stimmungsthermometer (➤ Folie 8.3 auflegen, ➤ Handouts 8.2.1–8.2.3 austeilen)
- Warnsignale und Gegenmaßnahmen (➤ Folien 8.4 und 8.5 auflegen, ➤ Handouts 8.3 und 8.4 austeilen)
- Wenn fast nichts mehr geht – Der Notfallplan (➤ Handout 8.4 austeilen)
- Alles was mir GUT tut (➤ Handout 8.5 austeilen)
- Rekapitulation der wichtigsten Punkte dieser Sitzung
- Abschlussrunde und Verabschiedung (➤ Vordruck V5 austeilen)

4.8.3 Durchführung der 8. Sitzung

Begrüßung der Teilnehmenden und Dokumentation der Gruppenteilnahme

Entsprechend der Anleitung in Sitzung 2 (➤ Kap. 4.2.3).

Eingangsrunde und Zentrierungsübung

Entsprechend der Anleitung in Sitzung 2 (➤ Kap. 4.2.3).

Darstellung der Ziele und Inhalte der Sitzung

Entsprechend der Anleitung in Sitzung 2 (➤ Kap. 4.2.3; ➤ Folie 8.1 auflegen).

Einführung und Begriffsklärung

Zur Einleitung bietet es sich an, noch einmal das Thema ADHS-bedingte Besonderheiten und Störungen in der Gefühlskontrolle und Stimmungsregulation darzustellen, unter Bezugnahme auf die entsprechenden Wender-Utah-Kriterien Nr. 3, 5, 6 und 7 (➤ Kap. 2.1.3 „Psychopathologie“). Als Nächstes sollte dann eine kurze Klärung der Begriffe Emotion – Gefühl – Stimmung – Affekt unter Zuhilfenahme von ➤ Folie 8.2 (auflegen) erfolgen, bevor dann ein genauerer Blick auf die individuellen psychosomatischen Korrelate bei verschiedenen Emotionen geworfen wird. Dies bedeutet, dass sich die Teilnehmenden ihre körperlichen Anzeichen/spezifische Kognitionen/Handlungsimpulse und Verhaltensweisen auf bestimmte Gefühlszustände bewusst machen sollen, z. B. indem sie sich folgende Fragen stellen:

- *„Wenn ich Freude* (Wut, Stolz, Angst, usw.) *empfinde, was geht mir dabei durch den Kopf?* (kognitive Komponente)
- *Was spüre ich dabei körperlich?* (körperliche Komponente)
- *Was würde ich am liebsten tun?* (Handlungsimpuls)
- *Was tue ich dann?“* (verhaltensbezogene Komponente).

Die Ergebnisse dieser Selbstreflexion können dann auf dem ➤ Handout 8.1 (austeilen) eingetragen und den anderen Gruppenteilnehmenden im Plenum vorgestellt werden. Dabei könnte diese Analyse noch durch Angaben zu internen und/oder externen Auslösern *(„Was genau löst diese emotionale Antwort bzw. Befindlichkeit bei mir aus?“)* für die betreffenden Emotionen ergänzt werden, sodass die Angaben zur Erstellung einer funktionalen Verhaltensanalyse genutzt werden können (➤ Tab. 4.15).

Wie geht es mir eigentlich gerade? Das Stimmungsthermometer

Die Teilnehmenden werden nun gebeten, ihre Stimmungslage einzuschätzen und zur besseren Anschaulichkeit in ein „Stimmungsthermometer“ einzutragen, das zuvor auf das Flipchart aufgemalt wurde (➤ Abb. 4.5).

Tab. 4.15 Funktionale Verhaltensanalyse von Emotionen

Anlass	Gefühl	Assoziierte Kognition	Assoziierte körperliche Anzeichen	Assoziierter Handlungsimpuls
Ich gebe eine Arbeit termingerecht ab.	**FREUDE**	***„Toll! Hab ich gut gemacht!“***	Wärme, Kribbeln im Bauch, Zittern	„Die ganze Welt umarmen“
Ich habe verschlafen und fahre zu spät zur Arbeit. Ich denke, dass ich zu spät kommen werde.	**WUT**	***„Immer diese Idioten im Straßenverkehr, die herumschleichen und alles blockieren.“***	Zittern; Fäuste ballen; Schnaufen; rot im Gesicht werden	Bei der nächsten roten Ampel aussteigen und gegen das nächstbeste Auto treten

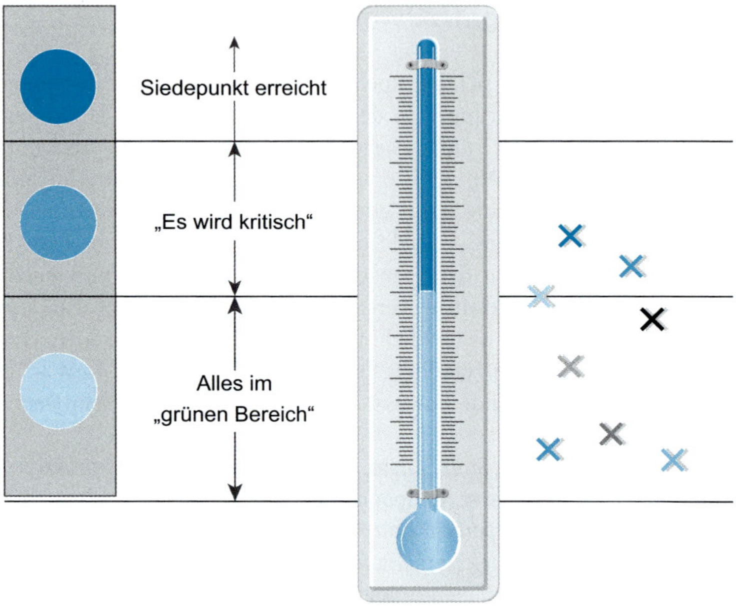

Abb. 4.5 Darstellung der Eintragungen von Gruppenteilnehmenden in das „Stimmungsthermometer" [L143]

Zur Erläuterung des „Stimmungsthermometers" kann der Text in ➤ Beispiel 4.15 herangezogen werden.

BEISPIEL 4.15

Stimmungsthermometer

„Ich möchte Ihnen jetzt den Begriff ‚Stimmungsthermometer' erläutern. Man könnte auch ‚Stimmungsampel' dazu sagen. Wahrscheinlich ist Ihnen die Wahl dieser Begriffe schon längst klar. Wie Sie sehen können (➤ Folie 8.3 auflegen oder auf dem Flipchart zeigen), ist dieser Begriff durchaus wörtlich zu nehmen. Man kann damit einschätzen und angeben, in welcher emotionalen Verfassung man sich gerade befindet – grob gesagt, bei normaler ‚Betriebstemperatur', also relativ ausgeglichen und gelassen. Man könnte auch sagen: ‚Alles im GRÜNEN Bereich, weiter so!'. Bereits kritischer wird es in der Stufe darüber, d. h. wenn die Ampel auf GELB springt. Dies bedeutet nämlich, dass die Betriebstemperatur ansteigt. Stellen Sie sich das einmal bildlich vor – was würden Sie machen, wenn Sie einen Topf Milch auf dem Ofen hätten und die Milch anfangen würde zu köcheln? Richtig – Sie würden die Temperatur herunterschalten und den Topf vom Herd ziehen, damit die Milch nicht über- bzw. ‚verkocht'. Dafür muss man natürlich aufmerksam sein und das Ganze im Auge behalten, um sofort reagieren und so die Gefahr bannen zu können. Dabei hilft es durchaus, das Ganze nicht nur im Auge zu behalten, sondern auch weitere Sinne einzuschalten, z. B. auf verbrannten Geruch zu achten. Genauso verhält es sich bei einer Ampel, die auf GELB springt. Eigentlich sollte man vom Gas gehen und sich aufs Bremsen vorbereiten. (Ich mache das aber auch nicht immer). Auf jeden Fall gilt es jetzt besonders aufmerksam zu sein, um angemessen reagieren zu können. Was passiert dann, wenn die Ampel auf ROT springt? Ganz klar: Das bedeutet überall und immer: ‚STOPP!', sofort auf die Bremse treten bzw. ‚Runterschalten', um schnell zum Stehen zu kommen. Oder wenn wir uns nochmals dem Thermometer zuwenden: Die Temperatur hat jetzt den Siedepunkt erreicht. Es wird gefährlich. Vielleicht riskieren wir sogar eine Explosion, wenn wir nicht sofort gegensteuern und das Ganze abkühlen. Zusammenfassend lässt sich sagen, dass dieses Thermometer einem helfen kann, seine Stimmungslage kurz und prägnant darzustellen: GRÜN für ‚Alles in Ordnung, weiter so!'; GELB für ‚Es wird kritisch, sofort wieder runterregulieren', damit man wieder in den GRÜNEN Bereich kommt', und ALARMSTUFE ROT: 'Stopp! Sofort gegensteuern', damit es nicht zum Überkochen oder gar zur Explosion bzw. zum „Crash" kommt."

Als Nächstes soll nun die (auf dem Flipchart im „Stimmungsthermometer") angegebene Stimmungslage genauer analysiert bzw. besprochen werden, wobei die Fragen in ➤ Kasten 4.11 zum Einsatz kommen können.

Kasten 4.11

Auswahl von Fragen zur Besprechung der Übung „Stimmungsthermometer"

- Bitte teilen Sie Ihre momentane Stimmungslage mit und geben Sie dieser einen prägnanten Namen oder „Titel".
- Ist die momentane Stimmungslage „typisch" für Sie oder eher eine Ausnahme?
- Welche internen bzw. externen Einflüsse haben Sie in diese Stimmungslage gebracht?
- Handelt es sich dabei um einzelne Ereignisse oder um eine ganze Serie bzw. Verknüpfung von Ereignissen?
- Woran merken Sie genau, dass Sie in dieser Stimmungslage sind (↔ Gedanken, Gefühle, Körperreaktionen, Verhaltensweisen, Handlungsimpulse)?
- Was muss gegeben sein, damit Sie Ihre Stimmungslage ganz deutlich bemerken?
- Wann „übersehen" Sie diese eher?

Warnsignale und Gegenmaßnahmen

Von besonderem Interesse sind selbstverständlich alle Stimmungslagen, in denen ein Kontrollverlust droht (= GELBE bis ROTE Zone), damit man diese in Zukunft frühzeitiger erkennen und sich rechtzeitig in eine sichere (GRÜNE) Zone herunterregulieren kann. Um diese Stimmungslagen gesondert bzw. ausführlicher zu besprechen, können die Fragen aus ➤ Kasten 4.12 zum Einsatz kommen (auf Flipchart notieren, ➤ Handouts 8.2.1–8.2.3 austeilen):

Kasten 4.12

Fragen zur Analyse und zum Management von Situationen, in denen ein Kontrollverlust droht

- In welchem Momenten/bei welchen Anlässen drohen Sie „überzukochen"?
- Woran merken Sie das? Wie früh merken Sie das?

- Wovon hängt es ab, ob bzw. wie früh Sie das merken?
- Merken Sie das noch rechtzeitig, um nicht „überzukochen“ bzw. um erfolgreich gegensteuern zu können?
- Was denken/fühlen/spüren Sie körperlich, bevor ein Kontrollverlust droht?
- Was ist der dazugehörige Handlungsimpuls? Was möchte Sie dann am liebsten tun?
- Was wären die Konsequenzen, wenn Sie diesem Handlungsimpuls nachgeben würden?
- Haben Sie dies schon einmal getan? Was ist dann passiert?
- Was kann Ihnen helfen oder hat Ihnen geholfen, rechtzeitig gegenzusteuern und somit die Kontrolle zu behalten? Von der ROTEN bzw. GELBEN Zone wieder in den GRÜNEN Bereich zu kommen?
- Wie möchten Sie hinterher über sich denken – fühlen? Welches Selbstbild möchten Sie darstellen?
- Wie sollen andere Menschen hinterher über Sie denken? Was sollen sie von Ihnen halten?
- Was müssen Sie tun bzw. lassen, um dies erreichen zu können?
- Was hilft Ihnen, erst gar nicht in eine kritische Phase zu kommen, d. h. im GRÜNEN Bereich zu bleiben?

Dabei kann ein Kontrollverlust, wie auf ➤ Folie 8.4 (auflegen) dargestellt, auch als Folge von vielen kumulativ wirkenden Stressoren entstehen. Dies unterstreicht – wie bereits in Sitzung 7 besprochen – die Bedeutung von „ausgleichenden Maßnahmen“ zu Stressabbau, die regelmäßig *(„wie das Zähneputzen“)* durchzuführen sind, damit Belastung reduziert und so der „Sicherheitsabstand“ zur Kontrollverlustschwelle vergrößert wird. Hierzu eignen sich vor allem sportliche Aktivitäten, die insbesondere bei ausgeprägter Impulsivität und/oder Hyperaktivität als Methode der ersten Wahl zum „Dampfablassen“ bzw. Stimmungsausgleich anzusehen sind.

Abschließend können die Teilnehmenden ihre gewonnenen Erkenntnisse übersichtlich auf dem ➤ Handout 8.3 (austeilen) eintragen. Dieses ist als „Merkzettel“ zur besseren Diagnostik, Prophylaxe und Management von Situationen mit Kontrollverlustpotenzial gedacht und sollte deshalb zur Erinnerung jede Woche öfters durchgelesen werden. In ➤ Folie 8.5 (auflegen, ➤ Tab. 4.16) sind in prägnanter Form nochmals Leitsätze zur Stimmungsregulation und Impulskontrolle aufgelistet:

Tab. 4.16 Maßnahmen zur Verbesserung der Stimmungsregulation und Erhöhung der Impulskontrolle (➤ Folie 8.5)
• **GRÜNE Zone:** *„ALLES, was mir GUT tut!“* = alle Maßnahmen, die verhindern können, dass ich in die GELBE oder sogar ROTE Zone komme und meine Kontrolle verliere
• **GELBE Zone:** *„Sofort herunterregulieren!“* = alle Maßnahmen, die eine Spannungszunahme verhindern und mich wieder in die Grüne Zone bringen
• **ROTE Zone:** *„Stopp! Sofort gegensteuern“* = alle Maßnahmen, die verhindern, dass ich die Kontrolle verliere, und mich wieder in die GRÜNE Zone bringen

TIPP

Um die Wirkung des **ROTEN** Punkts als „STOPP!"-Signal zu unterstreichen und zu fördern, kann den Teilnehmenden die Anwendung der **„Signalpunkttechnik"** (vgl. D'Amelio 2002: S. 138–139) empfohlen werden. Beim „Signalpunkt" handelt es sich um einen kleinen selbstklebenden Punkt in roter Farbe (im Fachhandel erhältlich), der an den markanten Stellen in der häuslichen Umgebung oder an der Arbeitsstelle angebracht wird, an denen Betroffene ein Mehr an Impulskontrolle benötigen. Dazu ist es notwendig, dass jedes Mal, wenn der rote „Signalpunkt" in den Blick gerät, man zunächst *„STOPP!"* zu sich selbst sagt, gefolgt von einer beruhigenden Selbstverbalisation (z. B.: *„Nur die Ruhe jetzt"*), der wiederum eine Kurzentspannung folgt (z. B. Atementspannung, PMR). Der „Signalpunkt" stellt somit einen **visuellen Auslöser** dar, der zur Ausbildung von alternativen Haltungen und Verhaltensweisen in Situationen mit Gefahr eines Kontrollverlusts führen soll. Damit dies im „Ernstfall" funktionieren kann, muss das Ganze häufig geübt werden. Bewährt hat sich die Ausgabe von drei Signalpunkten pro Person *(„Aller guten Dinge sind drei")*.

Wenn fast nichts mehr geht – Der Notfallplan

Nun gilt es noch Notfallmaßnahmen zu identifizieren, die auch „kurz vor 12", d. h. unmittelbar vor Verlust der Impulskontrolle, noch hilfreich sein *könnten*. Dabei empfiehlt es sich, diese Übung im Plenum durchzuführen, sodass jede und jeder Teilnehmende diesbezüglich von positiven Erfahrungen berichten kann. Die Ergebnisse sollen dann auf dem ➤ Handout 8.4 (austeilen) dokumentiert und zwischen den Sitzungen öfters in Gedanken, unter Visualisierung eines guten Ausgangs, durchgespielt werden (↔ „Probehandeln in sensu").

Alles, was mir GUT tut

Zu guter Letzt soll ein schöner – genussreicher – entspannter Ausklang dieser Sitzung eingeleitet werden. Dabei ist der Titel dieses Programmpunktes durchaus wörtlich zu nehmen, d. h. es sind nach Möglichkeit viele praktische Übungen (PMR; Atementspannung; Genuss; Bewegung) durchzuführen. Anregungen dazu finden sich beispielsweise im entsprechenden Abschnitt von Sitzung 7: „Stressmanagement". Abschließend werden die Teilnehmenden gebeten, „Alles, was Ihnen GUT tut" auf dem ➤ Handout 8.5 (austeilen) zu dokumentieren.

TIPP

Dieses Arbeitsblatt kann dann an einer gut sichtbaren Stelle im häuslichen Umfeld angebracht werden, um daran zu erinnern, dass man sich regelmäßig etwas GUTES tun sollte, damit man im Gleichgewicht bzw. „im grünen Bereich" bleibt.

Rekapitulation der wichtigsten Punkte dieser Sitzung

Entsprechend der Anleitung in Sitzung 2 (➤ Kap. 4.2.3).

Abschlussrunde und Verabschiedung

Entsprechend der Anleitung in Sitzung 1 (➤ Kap. 4.1.3).

4.9 Sitzung 9: Selbstmodifikation von problematischem Verhalten

4.9.1 Lernziele der 9. Sitzung

„Es ist noch niemand an seinen Problemen gewachsen – Man wächst an und mit seinen Lösungen.“ „Problematische“ Verhaltensweisen stellen zum einen selbst ein Problem dar, zum anderen behindern sie die Lösung von Problemen und/oder die Erreichung von Zielen. Aus diesem Grund sollen in dieser Sitzung Grundlagen der Selbstmodifikation besprochen werden. Damit sind Möglichkeiten gemeint, „problematische“ Verhaltensweisen eigenständig zu bearbeiten oder zu modifizieren. Dies entspricht dem Grundsatz, dass psychotherapeutische bzw. psychoedukative Interventionen letztendlich immer Hilfe zur Selbsthilfe darstellen, d. h. der Klient oder die Klientin soll unterstützt werden, das eigene Leben (wieder) selbstregulativ zu gestalten bzw. sich in Zukunft erfolgreich selbst zu „coachen“. Dabei wird angenommen, dass die Betroffenen die dazu notwendigen Voraussetzungen (Eigenschaften und Fertigkeiten) bereits in sich tragen oder aber erlernen können.

Eine zusätzliche Unterstützung bei der Selbstregulierung bzw. beim Selbst-Coaching kann von einer adäquaten Medikation ausgehen. Dazu ist es notwendig, dass man diese kontinuierlich einnimmt, was nicht nur durch präparatimmanente Faktoren, sondern auch durch psychosoziale Einflussvariablen mitbedingt wird. Aus den genannten Gründen soll in dieser Sitzung auch eine Diskussion zum Thema „Ich MIT und OHNE Medikamente“ geführt werden, damit sich die Teilnehmenden ihre Einstellung für bzw. gegen eine (klinisch indizierte) Medikation bewusst machen und diese bei Bedarf auf hilfreiche Art und Weise verändern können.

4.9.2 Überblick über die 9. Sitzung

Tab. 4.17 Benötigte Materialien

Vordrucke	V2	• Teilnehmerliste
	V5	• Rückmeldebogen zur Sitzung
Folien	9.1	• Ziele und Inhalte der 9. Sitzung
	9.2	• Das Problemverhalten-Lösungsschema
Handouts	9.1.1–9.1.4	• Das Problemverhalten-Lösungsschema
	9.2	• Abwägen – Besser MIT oder OHNE Medikamente?

Tab. 4.17 Benötigte Materialien *(Forts.)*

Sonstiges Material	• Notizzettel (z. B. DIN A6) • Klebestreifen • Filzstifte in verschiedenen Farben
Geräte	• Flipchart • Stell- oder Pinwand • Overhead-Projektor

Ablauf der 9. Sitzung

- Begrüßung und Dokumentation der Gruppenteilnahme (➤ Vordruck V2 austeilen)
- Eingangsrunde und Zentrierungsübung
- Darstellung der Ziele und Inhalte dieser Sitzung (➤ Folie 9.1 auflegen)
- Selbstmodifikation von problematischen Verhalten (➤ Folie 9.2 auflegen, ➤ Handouts 9.1.1–9.1.4 austeilen)
- Ich MIT und OHNE Medikamente (➤ Handout 9.2 austeilen]
- Rekapitulation der wichtigsten Punkte dieser Sitzung
- Abschlussrunde und Verabschiedung (➤ Vordruck V5 austeilen)

4.9.3 Durchführung der 9. Sitzung

Begrüßung der Teilnehmenden und Dokumentation der Gruppenteilnahme

Entsprechend der Anleitung in Sitzung 2 (➤ Kap. 4.2.3).

Eingangsrunde und Zentrierungsübung

Entsprechend der Anleitung in Sitzung 2 (➤ Kap. 4.2.3).

Darstellung der Ziele und Inhalte der Sitzung

Entsprechend der Anleitung in Sitzung 2 (➤ Kap. 4.2.3; ➤ Folie 9.1 auflegen).

Selbstmodifikation von problematischem Verhalten

Den Teilnehmenden soll vermittelt werden, dass es sich bei der Selbstmodifikation von problematischem Verhalten um eine **erlernbare Fertigkeit** („Skill") handelt, die sich insbesondere dann gut entwickelt, wenn sie häufig zur Anwendung kommt. Dabei ist es nützlich, nach Plan vorzugehen und das problematische Verhalten zunächst einer genauen Analyse zu unterziehen (=

Ist-Zustand), bevor dann ein Zielzustand definiert (= **Soll-Zustand)** und zu dessen Erreichung ein **Handlungsplan** ausgearbeitet wird. Selbstverständlich ist auch der Glaube daran, sich selbst verändern zu können, von nicht zu unterschätzender Bedeutung. Letzteres bedarf u. U. zunächst einer gezielten Intervention zum Abbau von Resignation bzw. zur Erhöhung von Selbstwirksamkeitsüberzeugung (➤ Kap. 6.3.2).

In ➤ Kasten 4.13 sind einige Punkte aufgeführt, die einen Selbstmodifikationsprozess auf hilfreiche Art und Weise unterstützen können:

Kasten 4.13

Hilfreiche Maßnahmen im Rahmen eines Selbstmodifikationsprozesses

- Sich klar machen: Man wächst an und mit seinen Lösungen
- Sich seine Stärken und Kompetenzen vergegenwärtigen
- Sich an frühere Problemlösungen erinnern
- Seine Erwartungen realistisch und erreichbar gestalten
- Sich mit positiven Gedanken und Selbstgesprächen Mut machen
- Sich bildhaft vorstellen, dass man sein Ziel bereits erreicht hat

Zur weiteren Unterstützung erhalten die Gruppenteilnehmenden eine Anleitung zur Selbstmodifikation von problematischem Verhalten (➤ Folie 9.2 auflegen, Handouts ➤ 9.1.1–9.1.4 austeilen), das die in ➤ Kasten 4.14 zusammengefassten Punkte umfasst:

Kasten 4.14

Inhalte eines Schemas zur Analyse und Lösung von Problemverhalten

- Benennung und Beschreibung der problematischen Verhaltensweisen
- Genaue Analyse des Problems: Ermitteln von Ereignissen, die vor (= Antezedenzien/Ursachen) und nach (= Konsequenzen) dem Problem auftauchen
- Zielvereinbarung und Ermittlung von Maßnahmen zur Zielerreichung
- Planung von geeigneten Maßnahmen und Ausarbeitung eines genauen Handlungsplans
- Umsetzung des „Veränderungsprojekts“ und Durchführung der beschlossenen Maßnahmen bis zur Zielerreichung
- Selbstverstärkung nach Zielerreichung

Die Teilnehmenden werden nun gebeten, „Selbstmodifikation“ praktisch auszuprobieren und eine **Verhaltensanalyse** gemäß der auf den ➤ Handouts 9.1.1–9.1.4 beschriebenen Anleitung durchzuführen (Einzelarbeit). Während der Ausarbeitung steht die Gruppenleitung selbstverständlich zur Beantwortung von aufkommenden Fragen und zur weiteren Unterstützung bereit. Im Anschluss wird dann im Plenum das Ergebnis dieser „Verhaltensanalyse eines Problemverhaltens" besprochen; dabei liegt der Fokus auf: *„Was hat gut funktioniert/fiel Ihnen leicht?"* (↔ Würdigen) und *„Was hat Ihnen noch Schwierigkeiten bereitet/fiel Ihnen (noch) schwer?"* (↔ Bearbeiten).

Abschließend sollten die Teilnehmenden noch dazu ermutigt werden, dieses Instrument zur Selbstmodifikation so häufig wie möglich anzuwenden (weitere Kopien der ➢ Handouts 9.1.1–9.1.4 austeilen).

Ich MIT und OHNE Medikamente

Die Entscheidung eines Patienten oder einer Patientin, ein ärztlich verordnetes Medikament einzunehmen, wird nicht allein durch Wirkungsprofil und Nebenwirkungen des Präparates, sondern auch durch psychosoziale Variablen bedingt. Dabei kann es sich zum einen um **interaktionelle Faktoren** handeln (z. B. Vertrauen in die fachliche Kompetenz der Therapeutin; Zufriedenheit mit der therapeutischen Beziehung). Des Weiteren sind hier **Befürchtungen** zu berücksichtigen, die sich beispielsweise auf die vermuteten Auswirkungen des betreffenden Medikaments auf „Leib und Seele" beziehen (z. B. *„Wenn ich lange Methylphenidat einnehme, dann werde ich davon abhängig"; „Psychostimulanzien führen zu einer massiven Gewichtszunahme"; „Mit diesem Medikament, das bin dann nicht mehr ich selbst"*). Genauso schwer fällt den Betroffenen die Entscheidung für eine Medikamenteneinnahme, wenn sie befürchten, dass sich dadurch gravierende Veränderungen in ihren **sozialen Beziehungen** ergeben (z. B.: *„Wenn die anderen mitbekommen, dass ich Medikamente brauche, um zu funktionieren, dann wollen sie nichts mehr mit mir zu tun haben")*. Ganz schwierig wird eine Entscheidung PRO Medikamenteneinnahme, wenn sich diese nicht bzw. nur „halbherzig", mit dem **Selbstbild** bzw. **Selbstideal** der Betroffenen vereinbaren lässt (z. B. *„Wenn ich Medikamente zum Funktionieren brauche, dann bin ich schwach. Deshalb verzichte ich darauf und will es lieber ganz auf mich alleine gestellt schaffen"; „Solange ich nur mit Medikamenten klar komme, bin ich nicht gesund"; „Wenn ich Medikamente nehme, dann habe ich keinen eigenen Willen mehr und bin ich quasi ferngesteuert"*).

Auf jeden Fall ist die Entscheidung für eine zuverlässige, regelmäßige und langfristige Medikamenteneinnahme nicht automatisch gegeben, sondern das Ergebnis eines mehr oder weniger bewussten Abwägungsprozesses unter Einbeziehung psychologischer, sozialer und somatischer Variablen. Aus den genannten Gründen soll dieses Thema nicht nur wissenschaftlich dargestellt (s. dazu Sitzung 3), sondern auch aus einem „psychosozialen Blickwinkel" betrachtet werden. Zu diesem Zweck wird nun mit den Gruppenteilnehmenden eine Diskussion zum Thema „Ich MIT und OHNE Medikamente" eröffnet, wozu die Fragen in ➢ Kasten 4.15 verwendet werden können.

Kasten 4.15

Fragen zur Identifikation von psychosozialen Determinanten der Akzeptanz einer ADHS- bezogenen Medikation

- Wie geht es Ihnen mit Medikamenten, wie ohne?
- Welche Veränderungen ergaben sich dadurch in Ihrem Denken/Erleben/Verhalten?
- Welche der beobachteten Auswirkungen erachten Sie als positiv, welche nicht?
- Wie reagiert/denkt Ihr soziales Umfeld darauf/darüber?
- Wie bewerten Sie prinzipiell die Tatsache, dass Sie Medikamente einnehmen „müssen" bzw. Medikamente „brauchen"?
- Welche Auswirkung hat diese Tatsache auf Ihr Selbstverständnis bzw. Selbstbild?
- Welche Menschen wissen darüber Bescheid? Welche nicht?
- Aus welchen Gründen haben Sie diesen Menschen gegenüber die Medikamenteneinnahme bekannt gegeben bzw. für sich behalten?
- Wie bewerten diese Menschen den Umstand, dass Sie Medikamente einnehmen?
- Welche Auswirkung haben diese Reaktionen auf Ihr Denken/Erleben/Verhalten?

Die Ergebnisse dieses Reflexionsprozesses sollen dann auf dem ➤ Handout 9.2 (austeilen) eingetragen werden, wie in ➤ Tab. 4.18 dargestellt.

Die Gruppenmitglieder sollen sich auf diese Art und Weise zunächst bewusst machen, welche subjektiven Auswirkungen die Einnahme von Medikamenten auf ihr Befinden, Verhalten und die Qualität ihrer Beziehungen hat. In einem zweiten Schritt soll dann darauf aufbauend ein „Fazit" PRO bzw. KONTRA Medikamenteneinnahme gezogen werden. Wenn Bedenken gegen eine Weiterführung der medikamentösen Behandlung geäußert werden, so ist zunächst herauszuarbeiten, ob diese Entscheidung auf mangelnder Information beruht

Tab. 4.18 Auswahl der auf dem Handout 9.2 dokumentierten Aussagen verschiedener Gruppenmitglieder

Ich MIT Medikamenten	Ich OHNE Medikamente
• kann abschalten und auch mal „fünf gerade" sein lassen. • kann meine Gedanken ordnen und auch zu Ende denken. • bin gelassener und rege mich nicht so schnell auf (z. B. lasse ich beim Autofahren auch mal jemanden raus, ohne dass er Vorfahrt hat; fahre mit Tempomat). • gebe mir nicht mehr die Schuld, und versuche mich auf meine Stärken (ja ich habe welche!) zu konzentrieren. • kann – wenn jemanden etwas an mir nicht passt – auch denken, „dein Problem". • versuche, mich nicht anzubiedern. • höre besser zu, wenn mir jemand etwas erklärt. • …	• fühle mich wie ein Hamster im Hamsterrad, ständig unter Strom. • habe Schwierigkeiten, einen Gedanken zu Ende zu denken, da ich zu viele im Kopf habe und wichtige von unwichtigen nicht trennen kann. • bin sehr schnell gereizt und ungeduldig, nervös und zappelig. • fahre aggressiv Auto und bin sehr viel am Meckern und rege mich schnell auf. Es fällt mir dann sehr schwer, mich an Verkehrsregeln zu halten, ich fahre zu schnell und zu dicht auf. • nörgele an allem rum, beziehe alles auf mich und bin schnell beleidigt, suche die Fehler immer zuerst bei mir. • …

4

(↔ berichtigen), aufgrund unangenehmer Nebenwirkungen der Medikation erwogen wird (↔ die oder den Betroffenen bitten, diese umgehend dem behandelnden Arzt mitzuteilen) oder eher auf die bereits beschriebenen psychosozialen Einflussfaktoren zurückzuführen ist. In diesem Fall sollte die oder der Betroffene, falls gewünscht, Unterstützung zur Entwicklung einer größeren Akzeptanz gegenüber einer klinisch indizierten Medikation erhalten.

TIPP

Das ➤ Handout 9.2 kann auch eingesetzt werden, wenn zwar eine Empfehlung zur medikamentösen Behandlung ausgesprochen wurde, Betroffene sich aber noch unsicher sind, ob sie dieser auch folgen möchten. In diesem Fall kann das Arbeitsblatt dabei unterstützen, sich seine Bedenken zur Aufnahme einer Medikation bewusst zu machen, um die so gefundenen Punkte nach Möglichkeit anschließend mit der Ärztin auf konstruktive Art und Weise zu besprechen und damit auszuräumen.

Rekapitulation der wichtigsten Punkte dieser Sitzung

Entsprechend der Anleitung in Sitzung 2 (➤ Kap. 4.2.3).

In diesem Zusammenhang kann es hilfreich sein, den Begriff „Problematisches Verhalten“ nochmals zu erklären. Damit sind in erster Linie alle Verhaltensweisen gemeint, die die Lebensqualität beeinträchtigen bzw. Leid verursachen und/oder eine Zielerreichung behindern bzw. diese blockieren. Dabei kann es durchaus sein, dass ein Verhalten erst aufgrund sich verändernder Lebensbedingungen „problematisch“ geworden ist. Dies ist etwas ganz Normales, weil „Leben“ ein dynamisches Geschehen darstellt. Deshalb muss immer wieder eine „Anpassungsleistung“ an sich verändernde Bedingungen erbracht werden, was mittels Selbstmodifikation gezielt und eigenständig durchgeführt werden kann.

Abschlussrunde und Verabschiedung

Entsprechend der Anleitung in Sitzung 1 (➤ Kap. 4.1.3).

4.10 Sitzung 10: Ausklang und Verabschiedung

4.10.1 Lernziele der 10. Sitzung

In dieser Abschlusssitzung soll ein Rückblick auf die gemeinsam verbrachte Zeit erfolgen und darüber gesprochen werden, welche **gute** Entwicklung die Gruppe durchlaufen hat. Dies bedeutet, dass nicht mit Lob und Anerkennung gespart werden sollte: Dies gilt selbstverständlich nicht nur für die Teilnehmenden, sondern auch für die engagierte Gruppenleitung *(„Gerechtfertigtes*

Eigenlob stinkt NICHT"). Darüber hinaus sollen alle Teilnehmenden ihre eigene Weiterentwicklung im (Zeit-)Rahmen dieser psychoedukativen Intervention herausarbeiten, um das bereits Erreichte anzuerkennen und um ihre reaktivierten bzw. neu erworbenen Kompetenzen und Ressourcen zu würdigen. Abschließend soll der Blick noch in die Zukunft gerichtet und darüber nachgedacht werden, wie sich der Status quo sichern lässt und welche „Meilensteine" noch zu erreichen sind. Bleibt nur noch das Ganze zu einem guten Ende zu bringen, indem man sich „*Das Beste!*" wünscht und – bis zur 1. Nachsitzung – voneinander verabschiedet.

4.10.2 Überblick über die 10. Sitzung

Tab. 4.19 Benötigte Materialien

Vordrucke	V2	• Teilnehmerliste
	V5	• Rückmeldebogen zur Sitzung
	V6	• Einladung zum Nachtreffen
	V7	• Rückmeldebogen zu der psychoedukativen Gruppe
Folien	10.1	• Ziele und Inhalte der 10. Sitzung
Handouts	1.4	• Der ADHS-Wissensfragebogen
	10.1	• Alles was ich bis jetzt erreicht habe
	C10	• Der ErfolgsManager
	(!)	• Selbst erstellen: Handout über regionale und nationale ambulante, stationäre und komplementäre Hilfsangebote in der Region
	(!)	• Selbst erstellen: Handout mit vertiefender Literatur
Geräte	• Flipchart • Stell- oder Pinwand • Overhead-Projektor	

Ablauf der 10. Sitzung

- Begrüßung und Dokumentation der Gruppenteilnahme (➤ Vordruck V2 austeilen)
- Eingangsrunde und Zentrierungsübung
- Darstellung der Ziele und Inhalte dieser Sitzung (➤ Folie 10.1 auflegen)
- Ausfüllen des ADHS-Wissensfragebogens (➤ Handout 1.4 austeilen)
- Erläuterung: Wie geht's weiter? Nützliche Adressen, Anlaufstellen und weiterführende Literatur (selbst gestaltetes Handout austeilen)
- Bearbeitung offener Fragen
- Diskussion: Alles, was ich bisher erreicht habe
- Diskussion: Wie lässt sich das Erreichte langfristig sichern?
- Ausfüllen des Rückmeldebogens zur heutigen Sitzung (➤ Vordruck V5 austeilen)
- Erinnerung an das Nachtreffen (➤ Vordruck V6 austeilen)
- Gesamtbewertung der psychoedukativen Gruppe (➤ Vordruck V7 austeilen)
- Beste Wünsche für die Zukunft und Verabschiedung der Teilnehmenden

4.10.3 Durchführung der 10. Sitzung

Begrüßung der Teilnehmenden und Dokumentation der Gruppenteilnahme

Entsprechend der Anleitung in Sitzung 2 (➤ Kap. 4.2.3).

Eingangsrunde und Zentrierungsübung

Entsprechend der Anleitung in Sitzung 2 (➤ Kap. 4.2.3).

Darstellung der Ziele und Inhalte der Sitzung

Entsprechend der Anleitung in Sitzung 2 (➤ Kap. 4.2.3; ➤ Folie 10.1 auflegen).

Ausfüllen des ADHS-Wissensfragebogens

Um sich einen Überblick über den Zuwachs (= Plus an Anzahl der richtigen Antworten) an ADHS-bezogenem Wissen zu verschaffen und diesen Zuwachs zu dokumentieren, wird nun erneut der „ADHS-Wissensfragebogen" durchgeführt (➤ Handout 1.4 austeilen) und sogleich ausgewertet.

Erläuterung: Wie geht's weiter? Nützliche Adressen, Anlaufstellen und vertiefende Literatur

Die Gruppenleitung informiert die Teilnehmenden über aktuelle regional bzw. national tätige Betreuungs- und Beratungsangebote (➤ Anhang 8.4) und stellt diese übersichtlich auf dem Flipchart dar. Darüber hinaus kann vertiefende Literatur aufgelistet werden (➤ Beispiel 4.16).

BEISPIEL 4.16

Auflistung nützlicher Adressen, Anlaufstellen und vertiefende Literatur zum Thema ADHS

- Fachkliniken, Stationen und Ambulanzen mit Behandlungsschwerpunkt ADHS und ADHS-assoziierte Komorbiditäten
- Niedergelassene Fachärztinnen und -ärzte, Psychotherapeutinnen -therapeuten, Ergotherapeutinnen und Therapeuten mit Behandlungsschwerpunkt ADHS
- Regionale Selbsthilfegruppen und national tätige Verbände
- Internetadressen und Internetforen
- Vertiefende Literatur

Im Idealfall werden diese Informationen auf einem durch die Gruppenleitung vorbereiteten Vordruck (austeilen) zusammengefasst und den Teilnehmenden mitgegeben.

Des Weiteren können die Teilnehmenden dazu angeregt werden, sich weiterhin in Eigenregie zu treffen bzw. die Gruppe in eine Selbsthilfegruppe umzuwandeln. In diesem Fall sollte „Starthilfe“ in Form von Unterstützung bei der Beschaffung von passenden Räumlichkeiten geleistet werden.

Bearbeitung offener Fragen

Anhand der auf dem Flipchart gesammelten Fragen der Teilnehmenden (s. 1. Sitzung) wird nun überprüft, ob alle aufgeführten Themen ausreichend geklärt wurden. Falls Fragen offen geblieben sind, sollten diese nun bearbeitet werden. Alternativ dazu können passende Literaturhinweise gegeben und/ oder die noch zu bearbeitenden Themen auf die „To Do“-Liste des 1. Nachtreffens gesetzt werden.

Diskussion: Alles was ich bis jetzt erreicht habe (➢ Kap. 6.3.7 „Zielerreichung“)

Die Teilnehmenden sollen jetzt darüber nachdenken, welche persönliche Weiterentwicklung im Rahmen der vergangenen 10 Sitzungen Psychoedukation bei ihnen stattgefunden hat, um die gewonnenen Erkenntnisse auf dem ➢ Handout 10.1 (austeilen) zu dokumentieren. Zu würdigen sind dabei sowohl der ADHS-bezogene Wissenszuwachs als auch positive Veränderungen auf der Einstellungsebene (z. B.: *„Ich habe verstanden, dass ich ohne Tages- und Wochenplan keine Ordnung in meinen Alltag bringe“; „Ich habe eingesehen, dass ich weiter Unterstützung brauche, und mich entschlossen, meine Selbstwertproblematik mittels Einzelpsychotherapie weiter zu bearbeiten“*) und auf der Verhaltensebene (z. B.: *„Ich habe konsequent einmal pro Woche mein Zimmer aufgeräumt“, „Ich habe täglich zum Stressabbau meinen Sport (Cross-Trainer) durchgeführt“*). Des Weiteren soll hier die Aufmerksamkeit nochmals auf die Kompetenzen (positive Eigenschaften, Stärken, Ressourcen) der Teilnehmenden gerichtet werden.

Diskussion: Wie lässt sich das Erreichte langfristig sichern? (➢ Kap. 6.3.8 „Stabilisierung des Erfolgs“)

In Abwandlung des Zitates von Benjamin Britten *„Sobald man aufhört zu rudern, treibt man zurück“* gilt es nun Maßnahmen zu ergreifen, mit denen sich das Erreichte nachhaltig stabilisieren lässt. Dies bedeutet, dass die Teilnehmenden sich bewusst machen sollen, was getan bzw. beibehalten werden muss, um den Erfolg langfristig zu sichern. Die so gewonnenen Erkenntnisse können dann als „Erinnerungsstütze“ auf dem ➢ Handout C10 (austeilen) festgehalten werden.

TIPP

Es empfiehlt sich, den „ErfolgsManager" regelmäßig (z. B. einmal pro Woche) durchzulesen, um überprüfen zu können, ob die bewährten Strategien und Methoden zur Erfolgssicherung weiterhin eingehalten bzw. befolgt werden. So kann bei Bedarf rechtzeitig gegengelenkt werden.

Des Weiteren kann darüber nachgedacht werden, welche „Meilensteine" künftig noch zu erreichen sind. Allerdings gilt hier die Devise: Sicherung geht vor Fortschritt. Dies bedeutet, dass Veränderungen erst dann angepackt werden sollten, wenn das Erreichte nachhaltig stabilisiert worden ist (➤ Kap. 6, „Coaching").

Ausfüllen des Rückmeldebogens der heutigen Sitzung

Die Teilnehmenden sollen nun wie gewohnt ihren Eindruck von der aktuellen Sitzung auf dem entsprechenden Rückmeldebogen dokumentieren (➤ Vordruck V5 austeilen).

Erinnerung an das Nachtreffen

Anschließend wird an das (in der 9. Sitzung vereinbarte) Nachtreffen erinnert (➤ Vordruck V6 austeilen). Mit den Teilnehmenden sollte noch besprochen werden, wie sie sich zuverlässig an diesen Termin erinnern können (z. B. über die Organizer-Funktion im Handy usw.).

Gesamtbewertung der psychoedukativen Gruppe

Die Teilnehmenden werden nun gebeten, ihre Gesamteinschätzung über Ablauf und Inhalte der psychoedukativen Gruppe auf dem ➤ Vordruck V7 (austeilen) zu dokumentieren. Im Rahmen einer Rückmelderunde im Plenum können dann sowohl Lob (↔*„Was hat mir gut gefallen bzw. gut getan? Womit war ich zufrieden? Was hat mich besonders interessiert?"*) als auch konstruktive Kritik (↔*„Was hat mir gefehlt? Was hätte ich mir noch [mehr] gewünscht?"*) und Veränderungsvorschläge (↔*„Was sollte in der nächsten Gruppe oder bis zum Nachtermin anders werden?"*) geäußert werden.

Beste Wünsche für die Zukunft und Verabschiedung der Teilnehmenden

Jetzt ist es an der Zeit, sich voneinander zu verabschieden und sich „ALLES GUTE" für die Zukunft zu wünschen. Bleibt nur noch, den Teilnehmenden für ihr Engagement und die gute Zusammenarbeit im Rahmen der psychoedukativen Gruppe zu danken und die Sitzung damit zu beenden.

KAPITEL

5 Angehörigengruppe

Alexandra Philipsen und Harald Richter†

5.1 Einführung

Angehörige beschreiben das Zusammenleben mit ADHS-Patientinnen und -Patienten oftmals als kurzweilig und interessant. Andererseits leiden sie im Alltag häufig erheblich unter der ADHS-Symptomatik des betroffenen Familienmitglieds und/oder den psychosozialen Konsequenzen, die sich meist nicht nur auf die Betroffenen selbst, sondern auch auf ihre Angehörigen und deren seelische Gesundheit auswirken.

Daher erscheint es sinnvoll, auch den Angehörigen Unterstützung anzubieten und ihnen ausführliche Informationen über die Ursachen der ADHS, Behandlungsmöglichkeiten sowie Fertigkeiten zum eigenen Umgang mit der ADHS-Symptomatik zu vermitteln. Im Bereich der Kinder- und Jugendpsychiatrie ist die Wirksamkeit eines Elterntrainings auf den Behandlungsverlauf ihrer Kinder mit ADHS gut belegt (van den Hoofdakker et al. 2007). Empirische Belege zur Wirksamkeit eines Angehörigentrainings auf den Behandlungsverlauf von Erwachsenen mit ADHS liegen bislang jedoch noch nicht vor. Im klinischen Alltag zeigt sich aber, dass sich eine Unterstützung der Angehörigen nicht nur positiv auf deren Befinden auswirken kann, sondern auch den Behandlungsverlauf der erwachsenen Patientinnen und Patienten mit ADHS positiv beeinflussen kann. Dabei kann z. B. ein psychoedukatives Gruppenkonzept hilfreich sein, wie es im Folgenden vorgestellt werden soll. Das Konzept stützt sich auf Anregungen und Empfehlungen von Betroffenen und ihren Angehörigen sowie auf die Erfahrungen der Autoren.

MEMO

Aufgrund der Basissymptomatik der ADHS und der häufig im Vordergrund stehenden psychosozialen Folgen und Komorbiditäten benötigen oftmals auch die Angehörigen der Betroffenen Informationen und Unterstützung zum Umgang mit der ADHS-Symptomatik.

Das hier vorgestellte psychoedukative Gruppenkonzept für Angehörige verfolgt folgende Ziele:

- Vermittlung von Informationen zu den bekannten Ursachen und Auswirkungen der ADHS im Erwachsenenalter (z. B. Komorbiditäten, psychosoziale Folgen)
- Vermittlung von Informationen zu Behandlungsmöglichkeiten der ADHS im Erwachsenenalter

- Vermittlung von Fertigkeiten zum Umgang der Angehörigen mit der ADHS-Symptomatik des Betroffenen
- Aktivierung und Stärkung der Ressourcen von Angehörigen

5.2 Überblick über die Inhalte der einzelnen Sitzungen

Es wird ein Vorgehen im Rahmen verschiedener, sich ergänzender Module vorgeschlagen, die in Abhängigkeit von den Interessen und Bedürfnissen der Angehörigengruppe in ihrer Abfolge und ihren Inhalten individuell kombiniert werden können (➤ Tab. 5.1).

Interessierte Angehörige sollten vor Beginn des Programms einen Vordruck mit Informationen zum Gruppenkonzept sowie zu geplanten Terminen erhalten (➤ Vordruck VA1).

Tab. 5.1 Inhalte der Gruppensitzungen mit Angehörigen

1	Vorstellung, Vereinbarungen, Klärung	Vorstellung der Gruppenleitung und Teilnehmenden, Klärung von Erwartungen und Grenzen, Organisatorisches, Terminabsprachen, „Schweigepflicht"
2	Neurobiologie und Krankheitsmodell der ADHS im Erwachsenenalter	Symptomatik und diagnostische Kriterien der ADHS im Erwachsenenalter, Subtypen (ADHS/ADS), Neurobiologie und Krankheitsmodell, Vor- und Nachteile von ADHS
3	Komorbiditäten bei ADHS	Besprechung von Sucht, Depression und Angststörungen als häufigste Komorbiditäten bei ADHS
4	Medikamente und ADHS	Darstellung medikamentöser und nicht-medikamentöser Behandlungsmöglichkeiten der ADHS und deren Komorbiditäten; Information über örtliche Anlaufstellen
5	Besonderheiten der Impulskontrolle bei ADHS	Definition von Impulsivität und Impulskontrolle, Darstellung der Störung der Impulskontrolle als häufiges Symptom bei ADHS, Besprechung von Möglichkeiten des eigenen Umgangs damit
6	Besonderheiten im Umgang mit Organisation und Stress bei ADHS	Thematisierung des Problems der Unter- und Überstimulation bei ADHS unter Einbeziehung der Aktivierungs-Leistungskurve, Besprechung von Organisations- und Strukturierungshilfen für Erwachsene mit ADHS
7	Besonderheiten der Gefühlsregulation bei ADHS	Darstellung der Primäremotionen und deren Funktionen (v. a. Wut und Ärger) und Verbindung zur Impulsivität bei ADHS
8	Auswirkungen der ADHS auf Beziehungen	Erfahrungsaustausch unter den Teilnehmenden zur Auswirkung der ADHS auf ihre zwischenmenschlichen Beziehungen; Aktivierung eigener Ressourcen
9	Klärung offener Fragen und Abschluss	Besprechung offen gebliebener Fragen, Rückmeldung und Verbesserungsvorschläge, mögliche Überführung in Selbsthilfegruppe, Abschied
(10)	Nachtreffen	Rückmeldung der Teilnehmenden zu Verlauf und Befindlichkeit seit Beendigung der Gruppe und ggf. zum Verlauf der Selbsthilfegruppe, Klärung von zwischenzeitlich neu aufgetretenen Fragen

5.3 Aufbau und Struktur der Angehörigengruppe

Das hier vorgestellte Angehörigengruppenkonzept wurde primär für eine geschlossene Gruppe konzipiert, d. h., alle Teilnehmenden absolvieren gemeinsam einen Durchlauf. Das Konzept kann aber z. B. im stationären Rahmen auch in einem halboffenen oder offenen Rahmen angeboten werden.

Die Gruppengröße liegt aus Sicht der Autoren sinnvollerweise zwischen 6 und 12 Teilnehmenden. Das Programm ist für die Dauer von neun zweistündigen Sitzungen angelegt, die idealerweise im wöchentlichen bis 14-tägigen Rhythmus stattfinden sollten. Abhängig vom Bedürfnis der Teilnehmenden nach individuellem Austausch kann die Dauer der Angehörigengruppe individuell auch verlängert werden. Bei der zeitlichen Planung sollten feiertags- und urlaubsbedingte Unterbrechungen frühzeitig berücksichtigt werden.

Alternativ können statt der zweistündigen Sitzungen auch Blockveranstaltungen in Form von halb- oder ganztägigen Informationsseminaren oder Angehörigenworkshops durchgeführt werden. Dabei bietet es sich an, z. B. die Inhalte der Sitzungen 2–4 (Informationen zu ADHS, Komorbiditäten, Medikamente) im Rahmen einer halbtägigen Informationsveranstaltung auch größeren Gruppen zu vermitteln und die übrigen Themen im Rahmen der jeweiligen kleineren Angehörigengruppen zu besprechen.

Da sich ADHS in der Regel auch auf die Partnerschaft und andere zwischenmenschliche Beziehungen auswirkt und damit eine besondere Belastung für Angehörige und Partnerinnen bzw. Partnern darstellen kann, ist es eine wichtige Aufgabe der Gruppenleitung, in der Angehörigengruppe die Grenze zwischen Psychoedukation und individueller Paar-/Familientherapie zu definieren. Bei Bedarf sollte daher frühzeitig auf die Möglichkeit fortführender Therapieangebote (z. B. Paartherapie) hingewiesen werden.

5.4 Ablauf der einzelnen Sitzungen

Es bietet sich an, die Sitzungen in zwei Abschnitte zu gliedern. In der ersten Sitzungshälfte sollte den Angehörigen die Möglichkeit gegeben werden, unabhängig vom vorgesehenen Thema auch aktuell zu klärende andere Anliegen zu äußern. Dabei sollte die Gruppenleitung versuchen, einen Bezug zum vorgesehenen Thema der Sitzung oder den Inhalten der noch folgenden Sitzungen herzustellen, auf die dann unter Umständen verwiesen werden kann. Daran anschließend können sich die Angehörigen über den Verlauf seit der letzten Sitzung austauschen, und es können noch offene Fragen zum Thema der vergangenen Sitzung besprochen werden. Danach führt die Gruppenleitung in das Thema der aktuellen Sitzung ein. Nach einer 15- bis 20-minütigen Pause, die den individuellen Bedürfnissen der Gruppenteilnehmenden angepasst werden kann, besteht die Möglichkeit, das Thema der aktuellen Sitzung weiter zu vertiefen. Im Rahmen einer Abschlussrunde haben die Teilnehmenden dann die Möglichkeit, noch offen gebliebene Fragen anzusprechen, die entweder noch kurz geklärt werden können oder auf die nächste Sitzung vertagt werden.

Bei Abschluss jeder Sitzung ist es sinnvoll, dass die Gruppenleitung den Angehörigen immer wieder vermittelt, wie sehr sie das Engagement schätzt, das die Angehörigen den Betroffenen durch die Teilnahme an dieser Gruppe entgegenbringen, und ihnen dafür danken.

5.5 Schriftliche Arbeitsmaterialien

In ➤ Kapitel 8 dieses Buches finden sich Informationsblätter für die Teilnehmenden der Angehörigengruppe. Diese können den Angehörigen einzeln oder im Ganzen ausgehändigt werden. Wann immer inhaltlich sinnvoll und vom Ablauf her möglich, sollten den Angehörigen auch die Materialien, die für die psychoedukative Gruppe für Patientinnen und Patienten gedacht sind, zur Information ausgehändigt werden. Es ist sinnvoll, dass die Gruppenleitung diese Materialien durch Informationen über regionale Behandlungsmöglichkeiten und Selbsthilfeorganisationen ergänzt.

5.6 Teilnehmende

An der Gruppe teilnehmen können alle den Patientinnen und Patienten nahe stehenden Personen. Da bei der Vermittlung der Inhalte Wert auf Verständlichkeit gelegt wird, ist davon auszugehen, dass durchaus auch ältere Kinder von Betroffenen – sinnvollerweise jedoch in Begleitung anderer Erwachsener – an der Gruppe teilnehmen können. Ansonsten kommen Partner, Eltern, Geschwister, Verwandte, Freundinnen und Freunde, aber auch Angehörige helfender Berufsgruppen, die mit den Betroffenen längerfristig zu tun haben, in Frage. Bei einer Angehörigengruppe zu ADHS besonders zu berücksichtigen ist der Umstand der hohen Erblichkeit des Krankheitsbildes. Aus diesem Grund ist im Rahmen von Angehörigengruppen immer damit zu rechnen, dass sich im Laufe der Sitzungen entweder bei der Gruppenleitung oder bei den Teilnehmenden die Erkenntnis einstellt, dass Gruppenteilnehmende als Verwandte ersten Grades ebenfalls betroffen sind. Diesem Umstand sollte nach Möglichkeit vor Beginn der Gruppe Rechnung getragen werden. Da dies jedoch nicht immer möglich sein wird, ist es sinnvoll, dass die Gruppenleitung darauf vorbereitet und dazu in der Lage ist, Teilnehmende ggf. auf diesen Umstand anzusprechen, entsprechende Hilfsangebote über die Angehörigengruppe hinaus zu vermitteln und ihnen diese Angebote alternativ zur weiteren Teilnahme an der Angehörigengruppe nahe zu legen. Eine Voraussetzung für die Teilnahme an der Gruppe sollte sein, dass die jeweils betroffenen Patientinnen und Patienten über die Teilnahme ihrer Bezugspersonen an der Gruppe informiert sind und eingewilligt haben.

5.7 Gruppenleitung

Es empfiehlt sich, die Gruppe mit zwei Gruppenleitern durchzuführen. Die Anforderungen sind ähnlich wie bei der Durchführung von Patientengruppen. Dass gute Fachkenntnissen hinsichtlich ADHS vorhanden sein müssen, versteht sich von selbst. Weiterhin sollten Kenntnisse und Erfahrungen im Umgang mit den im Rahmen des Programms besprochenen Komorbiditäten vorliegen.

Die größte Anforderung an die Gruppenleitung liegt sicherlich im Ausbalancieren der unterschiedlichen Bedürfnisse der Teilnehmenden, was ihren Kontakt zu den ADHS-Patientinnen und Patienten betrifft. Das gilt vor allen für die Bereiche, in denen es um Erfahrungsaustausch und Hilfestellung beim Umgang mit Betroffenen geht. Hinsichtlich der Art der Beziehung, in der die Teilnehmenden zu den Betroffenen stehen, kann nicht immer von einer hohen Gruppenhomogenität ausgegangen werden. Die unterschiedlichen Beziehungen der Gruppenteilnehmenden zu ADHS-Patientinnen und - Patienten können Gruppendiskussionen jedoch umgekehrt auch dadurch bereichern, dass verschiedene Facetten von ADHS in verschiedenen Lebenssituationen dargestellt und besprochen werden können.

5.8 Inhalte der einzelnen Sitzungen der Angehörigengruppe

5.8.1 Sitzung 1: Vorstellung, Vereinbarungen, Klärung

In der ersten Sitzung stellt sich zunächst die Gruppenleitung vor und gibt einen Überblick über das Gruppenkonzept. Bereits hier werden die Teilnehmenden darauf hingewiesen, dass die Voraussetzung zur Teilnahme ist, dass sie sich dazu verpflichten, alle Informationen über andere Teilnehmende, Patientinnen und Patienten und andere Personen während und nach Beendigung der Gruppe vertraulich zu behandeln. Dies kann auch schriftlich bekräftigt werden. In einer folgenden Vorstellungsrunde können sich die Gruppenteilnehmenden näher kennenlernen. Dabei können nachstehende Fragen gestellt werden (➤ Vordruck VA2):

- Wie heißen Sie?
- Wo wohnen Sie?
- Was machen Sie beruflich?
- Wer von Ihren Angehörigen ist von ADHS betroffen?
- Wie geht es diesen Angehörigen? Wie ist ihre aktuelle Situation?

- Was ist Ihre Motivation zur Teilnahme an der Gruppe?
- Was erwarten Sie von der Gruppe?
- Was möchten Sie vor der weiteren Teilnahme an der Gruppe unbedingt noch klären?

Die Erwartungen der Gruppenteilnehmenden werden z. B. auf einem Flipchart notiert. Anschließend stellt die Gruppenleitung Ablauf und Inhalt der einzelnen Sitzungen näher vor (➤ Vordruck VA3). Dabei wird auch auf die Dauer der einzelnen Sitzungen und der gesamten Angehörigengruppe hingewiesen. Die Gruppenleitung kann anregen, dass die Teilnehmenden ihre Telefonnummern oder E-Mail-Adressen austauschen. Dazu können sie eine Liste aushändigen (➤ Vordruck VA4) und anbieten, diese bis zur nächsten Sitzung für alle Teilnehmenden zu kopieren. Weiterhin werden die Teilnehmenden ermutigt, jederzeit eventuelle Änderungswünsche direkt in der Gruppe oder nach Beendigung der Gruppe der Gruppenleitung mitzuteilen.

Die Teilnehmenden werden gebeten, nach Möglichkeit regelmäßig an den Gruppenterminen teilzunehmen, um die Kontinuität der Gruppe zu wahren.

5.8.2 Sitzung 2: Neurobiologie und Krankheitsmodell der ADHS im Erwachsenenalter

In dieser Sitzung soll den Teilnehmenden Wissen über die Symptomatik, die gängigen diagnostischen Kriterien der ADHS im Erwachsenenalter (ICD-10, DSM-IV) und deren Subtypen (ADHS/ADS) vermittelt werden. In diesem Zusammenhang werden die Teilnehmenden gebeten, Symptome und Verlauf der ADHS ihrer Angehörigen individuell zu schildern. Weiterhin sollte die Gruppenleitung die bekannten, wissenschaftlich fundierten neurobiologischen Ursachen vermitteln und ADHS als eine „neurobiologische Variante der Gehirnentwicklung" beschreiben. Dabei ist auch auf die hohe Erblichkeit von ADHS sowie auf andere inzwischen bekannte Risikofaktoren (niedriges Geburtsgewicht, Rauchen und Alkohol in der Schwangerschaft) hinzuweisen. Im selben Kontext sollte auch der Begriff der „Neuroplastizität" eingeführt werden. Angehörige können Patientinnen und Patienten darin unterstützen, neue Verhaltensweisen regelmäßig anzuwenden und zu üben, und dadurch den Verlauf langfristig positiv beeinflussen.

In dieser Sitzung sollte die Gruppenleitung darauf achten, dass sich die Teilnehmenden nicht nur über die Nachteile von ADHS austauschen, sondern auch die positiven Seiten der ADHS thematisieren und ins Blickfeld rücken (z. B. Kreativität, Lebendigkeit, Neugier).

5.8.3 Sitzung 3: Komorbiditäten bei ADHS

In dieser Sitzung sollte die Gruppenleitung Grundlegendes zu den häufigsten bekannten Komorbiditäten bei ADHS im Erwachsenenalter vermitteln. Dabei ist ADHS auch als ein Risikofaktor für andere psychiatrische Erkrankungen (vor allem Sucht, Depression und Angststörungen) im Erwachsenenalter zu benennen. Im Hinblick auf Sucht ist es wichtig zu besprechen, dass es Hinweise gibt, dass Patientinnen und Patienten mit ADHS auch ein erhöhtes Risiko für einen früheren und stärkeren Substanzkonsum (Alkohol, Drogen, Nikotin) aufweisen als Menschen ohne ADHS-Symptomatik, und dass sie Substanzen häufig zum Zweck der „Selbstmedikation“ einsetzen. Die Teilnehmenden werden angeregt, sich über süchtiges Verhalten der Patientinnen und Patienten und andere komorbide Störungen auszutauschen und die Schwierigkeiten im Umgang damit zu benennen. Die Gruppenleitung sollte darstellen, woran Angehörige erkennen können, dass ein Mensch süchtig ist oder unter einer Depression leidet. Bei Bedarf werden regionale Kontaktstellen, z. B. Drogenberatungsstellen, oder stationäre Entzugs- und Entwöhnungsprogramme vermittelt.

5.8.4 Sitzung 4: Medikamente und ADHS

In dieser Sitzung sollen die klinisch üblichen und wissenschaftlich belegten medikamentösen Behandlungsmöglichkeiten dargestellt werden (Stimulanzien, vor allem Methylphenidat, Atomoxetin, andere noradrenerg wirksame Substanzen). Darüber hinaus empfiehlt es sich, auch auf die Bestimmungen der Betäubungsmittelverschreibungsverordnung hinzuweisen (z. B. Gültigkeitsdauer eines BTM-Rezeptes). Es wird den Teilnehmenden vermittelt, dass ADHS durch Einnahme der Medikation nicht „heilbar“ ist, sondern die ADHS-Symptomatik nach Absetzen der Medikation in der Regel wieder auftritt. Was die nicht-medikamentösen Behandlungsmöglichkeiten betrifft, so empfiehlt es sich, auf mögliche fortführende Psychotherapiemöglichkeiten, z. B. im Anschluss an das hier vorgestellte Psychoedukationsprogramm, zu verweisen. Dabei liegen nur empirische Belege für eine Wirksamkeit von verhaltenstherapeutisch orientierten Verfahren (Einzel- oder Gruppentherapie) vor. Wenn möglich sollten die Gruppenteilnehmenden auf Adressen von regionalen Netzwerken von Therapeutinnen und Therapeuten, die vor allem Erwachsene mit ADHS behandeln, hingewiesen werden.

5.8.5 Sitzung 5: Besonderheiten der Impulskontrolle bei ADHS

Impulsives Verhalten ist ein Diagnosekriterium der ADHS. Impulsives Verhalten ist oft eines der Merkmale, von denen Angehörige, Freundinnen und Bekannte sich subjektiv am stärksten betroffen fühlen. Vor dem Hintergrund der Information zur Neurobiologie sollte in dieser Sitzung deutlich gemacht werden, unter welchen Bedingungen und unter welchen Gegebenheiten es bei ADHS zu impulsivem Verhalten kommt. Mit den Teilnehmenden können dann typische Situationen erarbeitet werden. Aufgrund der besonderen Bedeutung von impulsivem Verhalten bei ADHS finden die Teilnehmenden meist ausreichende gute Beispiele. Im weiteren Verlauf kann parallel zum Inhalt der Patientengruppen Hilfestellung beim Identifizieren typischer auslösender Situationen gegeben werden, um hilfreiche Strategien zum Vermeiden solcher Situationen und zum Umgang mit den Konsequenzen bzw. der eigenen Reaktion zu erarbeiten. Ein Schwerpunkt sollte hierbei vor allem auf dem Erkennen von Situationen liegen, in denen es zu ADHS-typischen impulsiven Reaktionen bei Reizüber- oder Reizunterstimulation kommen kann.

5.8.6 Sitzung 6: Besonderheiten im Umgang mit Organisation und Stress bei ADHS

In dieser Sitzung wird desorganisiertes Verhalten nochmals als ein wichtiges diagnostisches Kriterium der ADHS definiert. Die Teilnehmenden können sich zunächst über ihre persönlichen Erfahrungen austauschen, wie sich desorganisiertes Verhalten, „Aufschieberitis“ und das Nichtbeenden von Tätigkeiten und Aktivitäten auf die Betroffenen und ihr Umfeld auswirken. Als Erklärungsmodell für desorganisiertes Verhalten kann es hilfreich sein, am Flipchart die „Aktivierungs-Leistungs-Kurve“ aufzuzeichnen und zu erläutern, weshalb Erwachsene mit ADHS häufig im Rahmen von Unterstimulation Tätigkeiten nicht beginnen können und dann, „wenn der Druck hoch genug ist“, zu „Hochform auflaufen“ können. Dabei ist auch auf die Gefahr der Reizüberflutung und Überstimulation bei zusätzlichen, unerwarteten Aufgaben unter Druck hinzuweisen. Es werden einfache Strukturierungshilfen besprochen (z. B. „To Do“-Listen, Einteilung der Aufgaben nach Wichtigkeit und Dringlichkeit, Mind Mapping). Weiterhin wird auf den positiven Effekt von langfristiger Stressreduktion bei ADHS im Erwachsenenalter, z. B. durch regelmäßigen Sport, hingewiesen. Es werden Möglichkeiten besprochen, wie die Angehörigen die Betroffenen bei der Anwendung von Organisations- und Stressreduktionshilfen zukünftig unterstützen können.

5.8.7 Sitzung 7: Besonderheiten der Gefühlsregulation bei ADHS

In dieser Sitzung werden die Symptome von Affektlabilität, emotionaler Überreagibilität und mangelnder Affektkontrolle thematisiert. Die Gruppenleiter erläutern den Angehörigen den Begriff der Primäremotionen und deren Funktionen und geben Beispiele. Es wird dabei auf die bei ADHS zu beobachtende Besonderheit hingewiesen, dass bei Betroffenen „die Zündschnur häufig kürzer ist“ als bei anderen Menschen. Es wird auch die Verbindung zu impulsivem Verhalten, z. B. aggressivem Autofahren, aufgezeigt. Die Angehörigen werden ermutigt, sich gegenseitig auszutauschen. Anschließend werden Möglichkeiten besprochen, wie Auseinandersetzungen mit den Betroffenen, z. B. bei Wut und Ärger von Seiten der Angehörigen, sinnvoll deeskaliert werden können.

5.8.8 Sitzung 8: Auswirkungen auf Beziehungen

In diesem letzten Abschnitt vor dem Abschluss und der Verabschiedung sollte den Teilnehmenden noch einmal Gelegenheit zum Erfahrungsaustausch über die Auswirkungen der verschiedenen Besonderheiten von ADHS auf Beziehungen und zwischenmenschliche Situationen gegeben werden. Eine Möglichkeit, diesen Austausch in Gang zu bringen, ist z. B. eine Hierarchisierung von Problemen, die von den jeweiligen Teilnehmenden in der Beziehung als besonders belastend erlebt werden. Gleichzeitig sollte die Gruppenleitung bezüglich dieser Probleme die jeweiligen Ressourcen sammeln, die aus Sicht der Gruppenteilnehmenden positive Besonderheiten im Umgang mit ADHS-Betroffenen darstellen. Vor dem Hintergrund der neu erhaltenen Informationen sollte den Angehörigen vermittelt werden, dass das Verhalten der Patientinnen und Patienten zukünftig weder als „ADHS-bedingt" akzeptiert noch ständig pathologisiert werden sollte. Für die Angehörigen empfiehlt sich stattdessen eine ausbalancierte Haltung, in der ADHS als eine Erklärung und nicht als Entschuldigung eingeordnet werden kann und damit die Authentizität der Beziehungen gewahrt wird. Ebenfalls Thema in diesem Abschnitt sind Abgrenzungsstrategien und Entlastung der Teilnehmenden. Das vermittelte Hintergrundwissen zu ADHS soll dem besseren Verständnis dienen und die Teilnehmenden nicht in eine „Therapeutenrolle" drängen. In der Gruppe werden deshalb funktionale Abgrenzungsstrategien sowie eigene Ressourcen zur Entlastung bei Beziehungsproblemen der Teilnehmenden besprochen bzw. neu erarbeitet.

5.8.9 Sitzung 9: Klärung offener Fragen und Abschluss

In der anschließenden Sitzung sollen noch offene Fragen der Teilnehmenden bearbeitet werden. Außerdem wird ein schriftlicher Evaluationsbogen ausgeteilt (➤ Vordruck VA5). In der Abschlussrunde können die Angehörigen nochmals mitteilen, was ihnen in der Gruppe gut gefallen hat und was sie als unterstützend erlebt haben. Zum anderen werden sie ermutigt, Anregungen bzw. Änderungsvorschläge für kommende Angehörigengruppen zu äußern, die von der Gruppenleitung z. B. auf dem Flipchart aufgeschrieben werden. Die Gruppenleitung gibt ebenfalls Rückmeldung zum Verlauf der Gruppe und bedankt sich bei den Angehörigen für ihre Teilnahme und ihre Unterstützung der anderen Gruppenmitglieder. Sie weist auf die Gelegenheit zu einem Nachtreffen hin, das erfahrungsgemäß am besten nach 3–6 Monaten stattfinden sollte. Weiterhin informiert die Gruppenleitung auch über die Möglichkeit, diese Gruppe in eine Selbsthilfegruppe zu überführen.

5.9 Zusätzliche Materialien

Informationen zu Selbsthilfegruppen

Zum Abschluss der Gruppe, bei Bedarf auch bereits früher, sollte den Teilnehmenden ein Verzeichnis regionaler Selbsthilfegruppen, wenn diese im Einzugsbereich existieren, zugänglich gemacht werden.

Strukturhilfen zum Aufbau einer Selbsthilfegruppe

Ähnlich wie bei Patientengruppen ist auch bei einer Selbsthilfegruppe für Angehörige damit zu rechnen, dass unter den Teilnehmenden zum Ende der Gruppe der Bedarf nach der Weiterführung der Gruppe bzw. ihrer Erweiterung im Rahmen einer selbst geleiteten Selbsthilfegruppe besteht. Dies sollte durch die Bereitstellung von Strukturhilfen zum Aufbau einer solchen Gruppe (Raumfrage, Regeln, Vereinbarungen, „Satzungen") unterstützt werden. Entsprechende Strukturhilfen finden sich bei Patientenselbsthilfeorganisationen. Sie geben oft Hinweise und helfen, hinsichtlich der Art der Gruppe (problemlösungsorientiert, austauschorientiert, Anlaufstelle, Schwerpunkt soziale Kontakte) Entscheidungen zu treffen.

Liste weiterer relevanter Einrichtungen

Ähnlich wie in den Patientengruppen ist auch bei der Angehörigengruppe an verschiedenen Stellen mit Fragen nach zusätzlichen Hilfs- und Unterstützungsangeboten zu rechnen. Hier kann es sinnvoll sein, bei Bedarf den Teilnehmenden eine Auflistung solcher eventuell relevanten Einrichtungen zugänglich zu machen. Es handelt sich bei solchen Einrichtungen z. B. um Spezialambulanzen für Komorbiditäten, öffentliche Einrichtungen, Ansprechpersonen auf Ämtern sowie die verschiedenen Beratungs- und Unterstützungsangebote in freier Trägerschaft.

Behandlungsleitlinien – Information zur Medikation

Wie viele Betroffene haben oft auch viele Angehörige gemeinsam mit den Patientinnen und Patienten einen langen Weg bis zur Diagnose und adäquaten Behandlung zurückgelegt. Zur eigenen Information, bei Bedarf aber auch zur Unterstützung im Umgang mit Ärztinnen und Ärzten, Ämtern und Behörden kann es sinnvoll sein, den Angehörigen die Leitlinien zur Diagnose und Behandlung der ADHS, wie sie mit Unterstützung der Deutschen Gesellschaft für Psychiatrie und Psychotherapie, Psychosomatik und Nervenheilkunde (DGPPN) veröffentlicht wurden (AWMF 2017), zugänglich zu machen.

Weiterhin sollte die Gruppenleitung den Teilnehmenden bei Bedarf aktuelle Listen mit allgemeinverständlicher weiterführender Literatur zu ADHS und den Themen der einzelnen Sitzungen (z. B. Seiwert et al. 2006) sowie zu relevanten Informationen im Internet aushändigen können.

KAPITEL

6

Roberto D'Amelio

Coaching

In diesem Kapitel soll mit dem Thema Coaching ein weiterer Baustein in der multimodalen Therapie der ADHS dargestellt werden, der zunehmend an Bedeutung gewinnt und den Betroffenen in einer (besseren) Selbst- und Alltagsorganisation unterstützen möchte.

6.1 Begriffsbestimmung

Der Begriff Coaching leitet sich aus dem englischen Wort *coach* (= Kutsche) ab. Dem *coachman* (= Kutscher) fiel in den vergangenen nichtmotorisierten Zeiten eine wichtige Aufgabe zu: Er hatte zu gewährleisten, dass seine *coachees* (= Fahrgäste) ihr Ziel in der geschützten Umgebung seiner Kutsche sicher und in angemessener Zeit erreichen. Oder anders ausgedrückt *„eine Person mittels Beförderungsmittel von da, wo sie ist, dorthin zu bringen, wo sie hin will"* (frei nach Webster's Dictionary). Diese Bedeutung von *coaching* als „Reisebegleitung" ist im übertragenen Sinne immer noch aktuell.

Coaching bezeichnet im heutigen Sprachgebrauch einen **zielgerichteten interaktiven, personenzentrierten und kontextbezogenen Beratungs- und Begleitungsprozess** (Rauen 2002).

Ein Coach hilft dem Klienten bei der Umsetzung von beruflichen oder privaten Zielen, um dessen Lebensgestaltung und Lebensqualität zu optimieren (Migge 2007). Gemäß dem Leitsatz *„Man kann einen Menschen nichts lehren, man kann ihm nur helfen, es in sich zu entdecken"* (Galileo Galilei), werden dabei vom Coach keine Patentrezepte gegeben oder Ratschläge erteilt. Vielmehr soll der Klient im Sinne einer „Hilfe zur Selbsthilfe" dazu befähigt werden, eigene Lösungswege zu beschreiten. Insofern ist Coaching ressourcenorientiert und basiert auf der Annahme, dass der Klient Fertigkeiten (re-)aktivieren oder neu erlernen kann, um die notwendigen Veränderungen in seinem Leben zu vollziehen. Dies bedeutet, dass die auf ein bestimmtes Ziel bezogene Frage „WAS ist WANN WIE (mit WEM) zu TUN?" nach Möglichkeit vom Coachee *selbst* beantwortet wird. Der Coach wirkt dabei als Katalysator und fördert, unterstützt und begleitet die erstrebten Veränderungen. Insgesamt zielt Coaching auf die Optimierung der Selbstmanagement-Fähigkeiten des Klienten ab: Dieser soll sein Leben selbstregulierend, d. h. ohne externe professionelle Hilfe gestalten und seine Ziele mit seinem tatsächlichen Leben bzw. sein tatsächliches Leben mit seinen Zielen in Einklang bringen (Kanfer et al. 2000). Aus diesem Grund erstreckt sich Coaching zwar über mehrere Sitzungen, ist aber dennoch ein zeitlich limitierter Prozess: Der Coach will für den Klienten entbehrlich werden und richtet sein Handeln konsequent danach aus. Der Klient soll in Zukunft – ohne Coach – weitere „Reiseziele" selbstständig erreichen können, gemäß dem chinesischen Sprichwort „Wenn du einem Mann einen Fisch gibst, ernährst du ihn einen Tag. Wenn du ihm das Fischen beibringst, ernährst du ihn sein ganzes Leben". Bis dahin arbeiten Coach und Klient im Rahmen von zuvor vereinbarten Spielregeln auf „gleicher Augenhöhe" miteinander. Coaching findet sowohl im Einzelsetting als auch in Gruppen bzw. Teams statt und ist heutzutage nicht mehr auf die Sektoren Wirtschaft oder Sport beschränkt, sondern hat sich auch im Bildungs- und Sozialbereich etabliert (Rauen 2002). Im Gegensatz zur Psychotherapie werden beim Coaching keine Störungen mit Krankheitswert behandelt, auch wenn die eingesetzten Strategien und Techniken durchaus verschiedenen Therapieverfahren bzw. Therapieschulen entliehen sind (Rauen 2003). Aus diesem Grund richtet sich Coaching prinzipiell an Personen, die ihre Probleme zwar auch alleine lösen bzw. ihre Ziele selbstständig angehen könnten, dies aber mit professioneller Unterstützung schneller oder effektiver tun möchten (Migge 2007).

6.2 Coaching bei ADHS

„Coaching assists clients with AD/HD to stay focused on their goals, face obstacles, address core ADD-related issues like time management, organization, and self-esteem, gain clarity and function more effectively."

(Ratey et al. 2002)

ADHS-Coaching bezeichnet einen individualisierten und maßgeschneiderten Beratungs- und Begleitprozess im Einzelsetting, mit dem Ziel, die ADHS-Betroffenen bei der Strukturierung des Alltags und (besseren) Bewältigung von Aufgaben im privaten oder beruflichen Kontext zu unterstützen, um damit (mittelfristig) ein Mehr an Selbstbestimmung bzw. Selbstwirksamkeit und Lebensqualität zu erlangen.

Im übertragenen Sinne sollen die Betroffenen mittels Coaching lernen, sich realistische bzw. angemessene Ziele zu setzen und diese auch konsequent und beharrlich zu realisieren. Darüber hinaus sollen sie ihre Problemanalysefähigkeiten schulen, ihre Problemlösefertigkeiten verbessern und die Generierung bzw. Umsetzung von Lösungsstrategien üben. Dies alles lässt sich am besten anhand eines konkreten **Anliegens** (= Veränderungsprojekt) umsetzen, bei dem die oben genannten Fähigkeiten und Fertigkeiten auch praxisrelevant bzw. anwendungsbezogen geübt und optimiert werden können. Dabei soll die Klientin mittels **Handlung** einen als problematisch erlebten Zustand so lange verändern, bis ein bestimmter (vorher definierter) wünschenswerter Ziel-Zustand hergestellt ist.

Dies erfordert ein aufeinander abgestimmtes Wechselspiel von Aktion ↔ Überprüfung der Wirkung der durchgeführten Handlungsweisen, wie es beispielsweise im „T-O-T-E"-Modell („Test-Operate-Test-Exit", vgl. Miller et al. 1976) beschrieben wurde. Damit ist gemeint, dass jedes zielstrebige Verhalten aus einer hierarchischen Anordnung von Prüfphasen- (= „Test", d. h. Vergleich eines aktuellen Ist-Zustands mit einem angestrebten Soll-Wert) und Handlungsphasen (= „Operate") besteht, die im Sinne eines Rückkopplungskreises so lange abwechselnd durchlaufen werden, bis ein zuvor definiertes Ziel bzw. der Soll-Wert erreicht wurde (= „Exit"). Damit überhaupt zielgerichtetes Handeln möglich ist, müssen allerdings zunächst entsprechende Maßnahmen zur Erreichung des gewünschten Soll-Zustands entwickelt bzw. gefunden werden, was eine sorgfältige **Planung** voraussetzt. Die geplanten Maßnahmen sind dann bei Bedarf so lange zu modifizieren und zu optimieren, bis Ist- und Soll-Wert endlich übereinstimmen. Durch **Reflexion** kann sich die Klientin dann bewusst machen, *wie* (d. h. durch welche Vorgehensweisen und unter Einsatz welcher Ressourcen, Strategien und Handlungsweisen) sie letztendlich ihren Zielpunkt bzw. ihr aktuelles Etappenziel *(Meilenstein)* im Rahmen ihres Veränderungsprojekts erreichen konnte. Dies ist die Voraussetzung dafür, dass die Klientin „an ihren Lösungen wachsen kann" und somit in der Lage ist, die angewendeten Maßnahmen auch zur Lösung weiterer Probleme bzw. zur Erreichung weiterer (Teil-)Ziele im Rahmen eines „Veränderungsprojekts" zu verwenden. Dies wird als **Generalisierung** bezeichnet und sollte aus den genannten Gründen fester Bestandteil eines jeden ADHS-Coaching sein.

In ➤ Abb. 6.1 ist das zirkuläre Zusammenspiel der beschriebenen Elemente **P**lanung, **H**andlung, **R**eflexion und **G**eneralisierung (sog. „P-H-R-G"-Problemlösekreislauf) im Rahmen eines ADHS-Coachings dargestellt:

Um sich nicht zu verzetteln und um die Erfolgsaussichten eines Veränderungsprojekts zu maximieren. empfiehlt es sich, „nicht auf zu vielen Hochzeiten auf einmal zu tanzen" oder mit „zu vielen Bällen auf einmal zu jonglieren", d. h. strikt **sequenziell** vorzugehen und mit der Klientin im Rahmen des ADHS-Coachings nicht mehr als *einen* Problembereich gleichzeitig zu bearbeiten. Der ADHS-Coach unterstützt seine Klientin bei der Erreichung von relevanten Zielen im privaten oder beruflichen Kontext, indem er sie „... berät, Taktiken vermittelt, anleitet, anfeuert, Rückmeldung gibt, lobt"

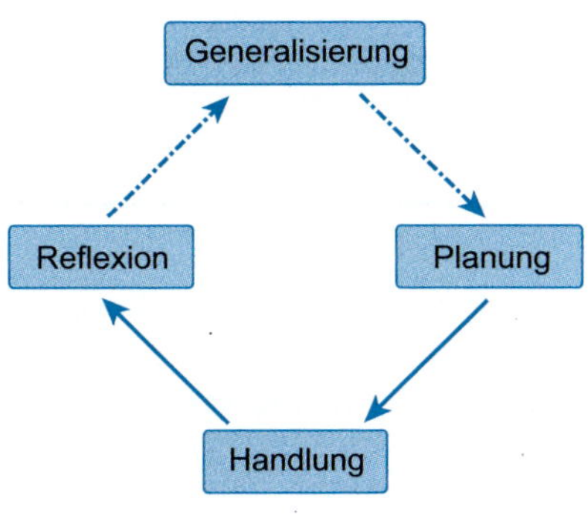

Abb. 6.1 „P-H-R-G"-Problemlösekreislauf im Rahmen eines ADHS-Coachings [L143]

(Hesslinger et al. 2004: 71). Um dies leisten zu können sollte ein ADHS-Coach profunde Kenntnisse in den Bereichen Strukturierung, Motivierung, Problemanalyse und Problemlösung besitzen, am besten in Kombination mit einer Weiterbildung in einem handlungsbezogenen und lösungszentrierten therapeutischen Verfahren.

Zusammenfassend zielt ADHS-Coaching darauf ab, die **Betroffenen bei der Strukturierung ihres Alltags und der Erreichung ihrer Ziele im privaten oder beruflichen Kontext unter Verwendung von bereits vorhandenen oder dem bedarfsgerechten Vermitteln von neuen Ressourcen zu unterstützen** (Ratey et al. 2002; Ryffel-Rawak 2003; Migge 2007).

In ➤ Kasten 6.1 sind die wichtigsten Merkmale eines ADHS-Coachings im Überblick dargestellt.

Kasten 6.1

Merkmale eines ADHS-Coachings

- **Fokus auf Veränderung:**
  - Zielgerichtetes, lösungszentriertes und ressourcenorientiertes Vorgehen
  - Unter Einsatz der Elemente: Planung, Handlung, Reflexion und Generalisierung (sog. „P-H-R-G" Problemlöse-Kreislauf)
- **Sequenzielles anstatt paralleles (Be-)Arbeiten:**
  - Immer nur ein Veränderungsprojekt zur selben Zeit bearbeiten bzw. erfolgreich zum Abschluss bringen, bevor ein neues angegangen wird.
- **Graduiertes Vorgehen:**
  - Beständige Zielannäherung durch sukzessive Abarbeitung von machbaren Teilschritten bis hin zur Erreichung eines vorher definierten Soll-Zustands.
- **Nachhaltige Hilfe zur Selbsthilfe:**
  - Verzicht auf „Rat*schläge*", stattdessen Motivierung, Beratung und Unterstützung durch den ADHS-Coach
  - Schulung bzw. (Re-)Aktivierung von Analyse-, Strukturierungs- und Problemlösefertigkeiten
  - Darauf achten, dass die Klientin ihre Selbstwirksamkeitsüberzeugung stärkt, indem sie Erfolg(-e) internal attribuiert und damit an ihren Problemlösungen „wachsen" kann.

- Regelmäßige Überprüfung, ob die Hilfestellung durch den ADHS-Coach noch indiziert ist oder ob die Klientin ihr nächstes „Veränderungsprojekt" bereits selbstständig umsetzen kann.

Da bislang noch keine expliziten Kriterien formuliert worden sind, wie ein Coaching-Prozess bei Betroffenen im Erwachsenenalter mit ADHS zu strukturieren bzw. umzusetzen ist (vgl. dazu Ratey 2002, Ryffel-Rawak 2003), wird im Folgenden (➤ **Kap. 6.3**) ein Vorschlag zum Ablauf und zu den Inhalten eines ADHS-Coachings skizziert.

6.3 Der Coaching-Prozess bei ADHS: Ein Stufenmodell

ADHS-Coaching kann als Problem*lösungs*prozess aufgefasst werden, der verschiedene aufeinander abgestimmte Phasen bzw. Stufen (➤ Abb. 6.2) umfasst, die im Sinne einer „Erfolgsleiter" bis zum Erreichen eines zuvor definierten Ziels sukzessive durchlaufen werden.

Nach diesem Verständnis stellt ADHS-Coaching einen stetig fortschreitenden Ziel*annäherungs*prozess im Rahmen eines vom Klienten gewollten (und vom Coach unterstützten) Veränderungsprojekts dar. Das Vorgehen ist dabei strikt lösungszentriert und ressourcenorientiert. In den folgenden Abschnitten sollen nun die acht Stufen eines ADHS-Coachings näher beschrieben werden.

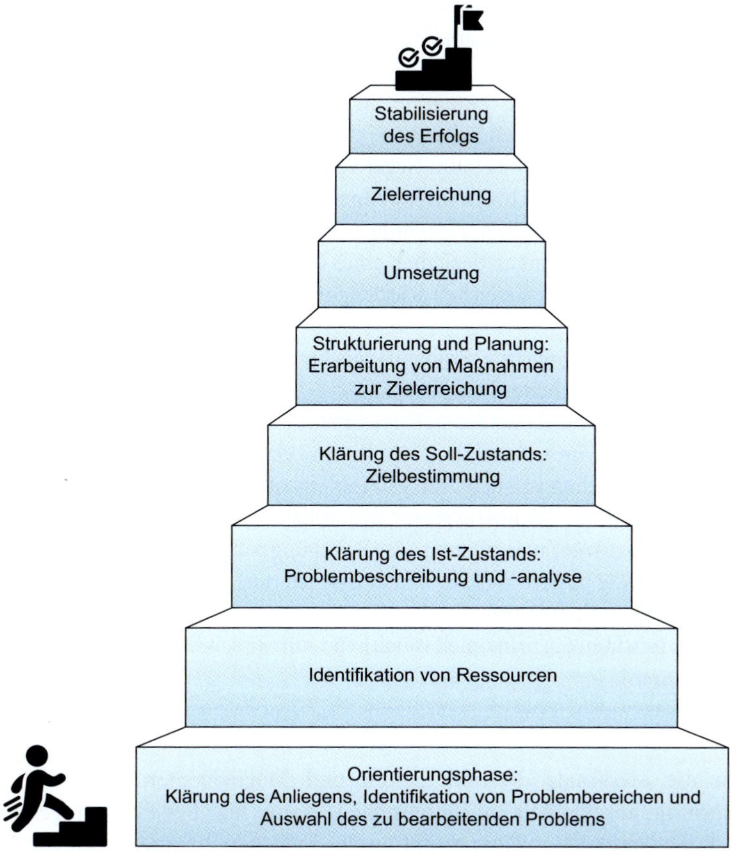
Stabilisierung des Erfolgs
Zielerreichung
Umsetzung
Strukturierung und Planung: Erarbeitung von Maßnahmen zur Zielerreichung
Klärung des Soll-Zustands: Zielbestimmung
Klärung des Ist-Zustands: Problembeschreibung und -analyse
Identifikation von Ressourcen
Orientierungsphase: Klärung des Anliegens, Identifikation von Problembereichen und Auswahl des zu bearbeitenden Problems

Abb. 6.2 Die 8 Stufen des ADHS-Coachings [L143/J787]

6

6.3.1 Orientierungsphase: Klärung des Anliegens, Identifikation von Problembereichen und Auswahl des zu bearbeitenden Problems

In dieser ersten Phase gilt es, sich besser kennenzulernen und einen „tragfähigen Sockel“ bzw. eine solide Grundlage für die Zusammenarbeit im Rahmen des ADHS-Coachings herzustellen. Des Weiteren ist zu klären, welche Vorstellungen und Erwartungen der Klient an Inhalt und Ablauf eines ADHS-Coaching hat. Darüber hinaus gilt es, sich einen allgemeinen Überblick über die aktuelle Lebenssituation und die aktuellen Schwierigkeiten des Klienten zu verschaffen, um daraus *einen* Problembereich zu identifizieren, der dann im Rahmen des Coachings gemeinsam bearbeitet werden kann. Verschiedene Fragen können dem Coach dabei helfen, sich einen ersten Eindruck über die Bedürfnislage und das Anliegen des Klienten zu verschaffen (➤ Kasten 6.2).

Kasten 6.2

Fragen zur Bedürfnislage und zum Anliegen der Klienten

- Was führt Sie zu mir? Was ist Ihr Anliegen?
- Wie haben Sie von diesem Coaching-Angebot erfahren?
- Warum haben Sie sich gerade zu diesem Zeitpunkt für ein Coaching entschieden?
- Wie war Ihre (Lebens-)Situation, als Sie sich zur Teilnahme am Coaching entschlossen haben?
- Hat sich seitdem etwas (zum Negativen oder zum Positiven) verändert?
- Was erhoffen Sie sich von Ihrer Teilnahme am Coaching?
- Was möchten Sie mittels Coaching erreichen?
- Gibt es Befürchtungen bezüglich eines Coachings?
- In welchen Lebensbereichen würden Sie von einem Coaching profitieren?
- Welches Anliegen (bzw. Problem) möchten Sie im Rahmen des Coachings bearbeiten?
- Was würden Sie damit für sich gewinnen?
- Was genau würde sich dadurch in Ihrem Leben ändern?
- Haben Sie schon versucht, dieses Problem zu verändern bzw. diese Anliegen in die Tat umzusetzen? Auf welche Art und Weise?
- Welche Art von Unterstützung oder Betreuung wünschen Sie sich von mir?
- Was müsste passieren (bzw. was müsste ich tun), dass Sie nächstes Mal nicht wiederkommen?
- Was möchten Sie prinzipiell (noch) von mir wissen bzw. über mich erfahren?

Um die Merkmale, Besonderheiten und Möglichkeiten eines ADHS-Coaching anschaulich zu beschreiben, kann bei Bedarf (sinngemäß) auch der Vergleich mit der Funktion des Kutschers herangezogen werden (➤ Beispiel 6.1).

BEISPIEL 6.1

Merkmale, Besonderheiten und Möglichkeiten eines ADHS-Coaching

„Wie Sie sicherlich wissen, kann man manchmal aus der Herkunft von Begriffen viel über deren Sinn und Bedeutung erfahren. So verhält es sich auch bei dem Begriff Coaching, der ursprünglich aus dem englischen Wort für Kutsche *(coach)* abgeleitet wurde. Das ist unter anderem deshalb interessant, weil eine Kutsche in früheren Zeiten dazu gedacht war, einen Fahrgast sicher, zuverlässig und möglichst komfortabel an sein Reiseziel zu bringen. Dies geschah unter der Begleitung, Betreuung und Fürsorge eines Kutschers, im Englischen *coachman* genannt. Dieser kannte Möglichkeiten und Wege, um das zuvor definierte Reiseziel auch sicher zu erreichen. Da bekanntermaßen „verschiedene Wege nach Rom führen", konnte ein erfahrener *coachman* sogar auf die individuellen Besonderheiten, Bedürfnisse und Vorlieben seiner Fahrgäste eingehen und diese bei der Wahl der Fahrstrecke berücksichtigen. Trotzdem konnte es trotz sorgfältigster Planung notwendig werden, die Wegstrecke bzw. den Reiseverlauf an die Gegebenheiten vor Ort anzupassen, wenn beispielsweise Hindernisse auf dem Weg dies erforderlich machten. In diesem Fall musste gemeinsam überlegt werden, ob es ratsam war, dieses Hindernis aus dem Weg zu räumen, oder ob unter Umständen eine alternative Route schneller an den Endpunkt der Reise führen würde. Nicht selten mussten auch außerplanmäßige Pausen eingelegt werden, um Reisenden, Pferden und Material eine ‚Verschnaufpause' zu gönnen oder auch, um sich bei Wetterumschwüngen in Sicherheit zu bringen.

Vieles von dem Gesagten lässt sich sicherlich auf das Coaching bei ADHS übertragen. So geht es schon darum, sich auf den Weg zu machen und Lösungen zu finden, um einen als problematisch erlebten Zustand zu verändern. Letztendlich gilt es, einen zuvor definierten erstrebenswerten Zielzustand zu erreichen bzw. herzustellen.

Dabei soll selbstverständlich nicht nach ‚Versuch und Irrtum', sondern nach Plan und mit dem nötigen Sachverstand vorgegangen werden. Hier gilt es, Wichtiges von Unwichtigem zu unterscheiden und sich auf das Wesentliche zu konzentrieren. Da nicht alles im Voraus absehbar ist, muss man flexibel bleiben, bei Bedarf auf Unvorhergesehenes reagieren und neue Lösungen finden. Selbstverständlich müssen Sie diesen Lösungsplan nicht alleine (er-)finden und die notwendigen Lösungsschritte nicht alleine zurücklegen, denn Sie haben im *coachman* bzw. in Ihrem Coach eine zuverlässige (Reise-)Begleitung und im Coaching ein bewährtes Verfahren, das Sie wie eine Kutsche an Ihr Ziel bringen kann. Wie Sie aber auch wissen, hinkt jeder Vergleich ein wenig und lässt sich in den meisten Fällen nicht eins zu eins übertragen. Dies ist auch hier der Fall. Denn der genannte Vergleich mag die Illusion vermitteln, dass man es sich beim Coaching einfach so wie in einer Kutsche bequem machen kann, um dann ohne eigenes Zutun bzw. ohne eigene Anstrengung schnell und komfortabel vom *coachman* an sein Ziel gebracht zu werden. Dies stimmt so (leider) nicht, denn eigentlich lenkt man selbst die Kutsche an sein Reiseziel. Streng genommen ist man auch das Pferd und hat sich im Rahmen des Coachings freiwillig vor seinen eigenen ‚Erfolgskarren' spannen lassen. Der Coach nimmt dabei eher die Rolle eines zuverlässigen Reisebegleiters und ‚Pfadfinders' ein, dessen Aufgabe es ist, seinen Klienten sach- und wahrheitsgemäß zu beraten und ihn bei der Lösungsfindung, bei der beharrlichen Zielannäherung und Zielerreichung zu unterstützen."

Darüber hinaus kann dem Klienten – für zu Hause zum Nachlesen – auch das entsprechende Handout mit „Allgemeinen Informationen“ zum Coaching bei ADHS mitgegeben werden (➤ Handout C1 aushändigen). Nach dieser (ersten) Kennenlernphase, in der Vorstellungen zum Inhalt, Ablauf und Ziel eines Coaching ausgetauscht und die gegenseitige „Passung“ überprüft wurden, gilt es nun, einen genaueren **Überblick** über die verschiedenen Alltagsschwierigkeiten des Klienten zu bekommen. Zu diesem Zweck kann das Arbeitsblatt „Brainstorming Problembereiche“ eingesetzt werden (➤ Handout C2 aushändigen). Auf diesem kann der Klient bis zu vier Problembereiche kurz und bündig beschreiben, mit einem Titel versehen und anschließend je nach Belastungsschweregrad in eine Rangfolge bringen.

Eine pragmatische Entscheidungshilfe zur Auswahl von Problembereichen gibt die Definition der Begriffe Problem, Tatsache und Utopie (nach Kanfer et al. 2000: 56 f.).

MEMO

Ein Problem lässt sich als Ist-Zustand definieren, der sich prinzipiell in einen Soll-Zustand transformieren lässt. Dies unterscheidet ein Problem von einer Tatsache (= Ist-Zustand, der sich nicht in einen Soll-Zustand überführen lässt) und von einer Utopie (= Soll-Zustand, der sich nicht in einen Ist-Zustand transformieren lässt).

Da es schwer sein kann, sofort ein passendes (d. h. für die Bearbeitung im Coaching geeignetes) Problem zu identifizieren, „auf den Punkt zu kommen“ und diesen kurz, prägnant und präzise zu beschreiben, empfiehlt es sich, dieses Thema mit dem Klienten zunächst ausführlich (vorher) zu besprechen, um ihm dann bis zur nächsten Sitzung als Hausaufgabe das Ausfüllen von ➤ Handout C2 aufzugeben.

Probleme sollten nicht nur als reine *trouble maker* betrachtet werden, da sie bereits viele (mehr oder weniger verdeckte Hinweise) zu ihrer Lösung enthalten. Ein strukturiertes Gespräch kann Klient und Coach einen Zugang zu diesen „verborgenen Kostbarkeiten“ (Migge 2007: 91) im Problem eröffnen. So kann der Blick auf bisher ungenützte Ressourcen fallen, oder es kann plötzlich klar werden, welche internen oder externen Hindernisse eigentlich umgangen (abgetragen), aufgelöst oder bewältigt werden müssen.

Im nächsten Schritt gilt es nun (aus den vier beschriebenen) **ein** Problem auszuwählen, das als Erstes bzw. im Rahmen des Coachings zunächst bearbeitet werden soll. Nicht selten schlägt der Klient das Problem vor, das in seiner Rangliste der Belastungen an Nummer 1 gesetzt wurde. Dies ist leicht nachvollziehbar, weil dieses Problem sowohl den Klienten als auch sein Umfeld am stärksten stört bzw. in seiner Lebensführung einschränkt. Allerdings gilt es hier zu bedenken, dass unter Umständen Probleme, die „am meisten drücken“, aus den vielfältigsten Gründen auch die größte Veränderungsresistenz aufweisen können. Deshalb sollte gründlich bedacht werden, ob zunächst nicht besser ein Problem/Anliegen ausgewählt wird, das *aktuell* die größte Veränderungs*wahrscheinlichkeit* bzw. das größte Veränderungspotenzial aufweist. Ist dieses dann gelöst, kann anschließend ein Problem auf einer höheren Schwierigkeitsstufe angegangen werden. In ➢ Kasten 6.3 sind einige Kriterien aufgelistet, die als Entscheidungshilfe für die Auswahl (PRO) oder Verwerfung (KONTRA) eines zu bearbeitenden Problems herangezogen werden können.

Kasten 6.3

Kriterien zur Auswahl eines Problems (nach Kanfer, Reinecker und Schmelzer 2000: 222–223)

PRO:
- Problem, das prinzipiell änderbar ist und bei dem aktuell eine hohe Erfolgswahrscheinlichkeit auf Verbesserung besteht
- Problem mit einem hohen Ausmaß an subjektiver Belastung
- Problem, dessen Änderung weitere positive Folgeeffekte erwarten lässt („Dominoeffekt")
- Problem, das der Klient am liebsten bearbeiten möchte
- Problem, für das der Coach die größte Erfahrung bzw. Kompetenz besitzt

CONTRA:
- Problem, das der Klient aktuell nicht bearbeiten will
- Problem, das mit anderen Mitteln (z. B. Psychotherapie; Medikation) oder an anderer Stelle (z. B. Schuldnerberatung; Selbsthilfegruppe) besser bearbeitet werden kann
- Problem, das sich auch ohne Coaching bessern wird
- Problem, das *nicht mehr* veränderbar ist (↔ „Tatsachen")
- Problem, das prinzipiell nicht veränderbar ist (↔ „Utopie")
- Problem, für das der Coach nicht genügend Erfahrung bzw. Kompetenzen besitzt

Nachdem möglichst optimale Ausgangsbedingungen geschaffen wurden und im Konsens ein Problem ausgewählt wurde (das damit zum Veränderungsprojekt deklariert wird), kann nun die nächste Stufe der „Erfolgsleiter" (➢ Abb. 6.2) erklommen werden.

6.3.2 Identifizierung von Ressourcen

„Es ist noch niemand an seinen Problemen gewachsen, sondern an deren Lösung", und selbstverständlich hat auch der Klient schon viele Anforderungen in seinem Leben gemeistert. Leider haben viele Betroffene mit ADHS ein eher negatives Selbstbild, das durch den Sachverhalt, eine Psychotherapie oder ein Coaching aufnehmen zu müssen, weiter verstärkt werden kann. Aus diesem Grund soll nun der „Problemstuhl" wieder verlassen werden, damit sich der Klient seine Erfolge, Kompetenzen und Ressourcen ins (Selbst-)Bewusstsein rufen und somit Resignation oder Demoralisierung abbauen kann. Zum Einstieg in eine um *„Meine Stärken und Ressourcen"* zentrierte Diskussion können die in ➤ Kasten 6.4 zusammengestellten Fragen verwendet werden.

Kasten 6.4

Mögliche Fragen zum Abbau von Demoralisierung und Resignation

- Was können Sie gut? Wo liegen Ihre besonderen Stärken? Was zeichnet Sie aus? Was sind Ihre (verborgenen) Talente?
- Wo lagen früher Ihre Stärken? Was hat Sie damals ausgezeichnet?
- Was mögen Sie an sich bzw. schätzen andere an Ihnen?
- Auf welche guten Erfahrungen können Sie zurückgreifen?
- Welche Probleme bzw. Anforderungen in Ihrem Leben haben Sie bereits (wie) gelöst?
- Haben Sie in der Vergangenheit bereits ähnliche Probleme lösen oder zumindest verbessern können? Mit welchen Mitteln bzw. auf welche Art und Weise? Wer hat Sie dabei unterstützt?
- Was sind Ihre „Kraftquellen"?

Da einem üblicherweise Misserfolge oder „schlechte" Eigenschaften viel schneller einfallen (evtl. sollte der Wahrheitsgehalt dieser Behauptung im Selbstversuch überprüft werden), kann man dem Klienten zur vertieften Beschäftigung mit diesem Thema auch das Arbeitsblatt „Meine Stärken und Kompetenzen" (➤ Handout C3) aushändigen und als Hausaufgabe mitgeben. Darüber hinaus kann es für den Klienten hilfreich bzw. erkenntnisreich sein, dies auch mit guten Freundinnen zu besprechen. Die so gewonnenen Erkenntnisse über persönliche Erfolge und Ressourcen können dann zu einem späteren Zeitpunkt (s. dazu ➤ Kap. 6.3.5) zur Bewältigung des ausgewählten Problems eingesetzt werden.

Auch die Aussage: *„Ich hab schon so viel unternommen und probiert, und nichts davon hat geholfen"* kann als verdeckter Hinweis auf (mindestens) eine Ressource des Klienten gewertet werden, nämlich **Durchhaltevermögen.** Gleichzeitig kann diese Bemerkung als Hinweis darauf verstanden werden, bestimmte Lösungswege nicht zu wiederholen. Aus diesem Grund sollte nachgefragt werden, *was genau warum* damals nicht von Erfolg gekrönt war. Etwas „verwegen" wäre in diesem Kontext auch die Frage, *wozu* es vielleicht dienlich war bzw. *warum* es auch gut gewesen sein könnte, dass dieses Problem damals nicht gelöst wurde. Dabei kann einem manchmal klar werden, dass man es sich selbst „übertrieben schwer macht", weil bestimmte Glaubenssätze (z. B. **„Ich darf keine Hilfe annehmen"**) die Nutzung einer Ressource (z. B. zum Aufräumen des Zimmers die Hilfe des besten Freundes anzunehmen) blockieren. In diesem Fall muss selbstverständlich zuerst das Hindernis in Form eines dysfunktionalen Glaubenssatzes (z. B. mittels Disputation) ausgeräumt werden, damit sich ein Lösungsweg eröffnet. Allerdings verbirgt sich auch darin wiederum eine Stärke des Klienten, wie anhand der Geschichte vom Schwimmen erläutert werden kann (➤ Beispiel 6.2 nach D'Amelio 2002: 103 f.).

BEISPIEL 6.2

Geschichte vom Schwimmen

„Stellen Sie sich vor, dass Sie schon seit einiger Zeit schwimmen. Und obwohl Sie es schon so lange tun, haben Sie den Eindruck, dass Sie nicht vom Fleck kommen. Sie fragen sich natürlich: ‚Warum komme ich nicht voran?‘, und bemerken dabei gar nicht, dass Sie sich trotz einer ‚Bleiweste‘ (= dysfunktionaler Glaubenssatz) hervorragend über Wasser halten. Und während Sie nicht mit sich zufrieden sind, weil Sie nicht so schnell vorankommen wie erhofft, drängt sich mir die Frage auf: Wie viel Kraft muss jemand haben, der schon so lange mit diesem beträchtlichen Zusatzgewicht unterwegs ist? Und wie viel schneller würde er vom Fleck kommen, wenn er sich von dieser ‚Bleiweste‘ befreien würde?"

Im nächsten Schritt soll das in Stufe 1 ausgewählte Problem nun genauer analysiert werden, damit anschließend das Ziel des Veränderungsprojekts festgelegt werden kann.

6.3.3 Klärung des Ist-Zustands: Problembeschreibung und Problemanalyse

Im ➤ Kasten 6.5 sind, ohne Anspruch auf Vollständigkeit zu erheben, einige Fragen aufgelistet, die Klient und Coach gleichermaßen zu einem vertieften Problemverständnis bzw. einer alternativen Problemsichtweise verhelfen können.

Wie aus diesen Fragen ersichtlich ist, sollten nicht nur die so genannten „Kosten" des Problems, sondern auch seine möglicherweise positiven Aspekte (sog. „Nutzen") für den Klienten und/oder dessen Umfeld erörtert werden (➤ Beispiel 6.3).

Eine derartige „Kosten-Nutzen-Analyse" kann weitere, bislang nicht berücksichtigte Problemaspekte zum Vorschein bringen und dadurch zu einem umfassenderen Problemverständnis führen. Manchmal kommt der Klient allerdings dadurch auch zur Einsicht, dass eine Veränderung des zuvor nur als problematisch erlebten Zustands zurzeit nicht wirklich erwünscht oder lohnenswert ist. In diesem Fall gilt es, nach dem in Stufe 1 beschriebenen Vorgehen ein neues Veränderungsprojekt auszuwählen. Ist dies nicht der Fall, soll nun in der nächsten Stufe das genaue Reise*ziel* geklärt werden.

Kasten 6.5

Hilfreiche Fragen zur Problemklärung

- In welchen Lebensbereichen, bei welchen Anlässen zeigt sich [das Problem]?
- Was genau macht (dann) [das Problem] aus?
- Wer (außer Ihnen) ist noch (wie genau) involviert bzw. daran beteiligt?
- Wie genau äußert sich [das Problem]?
- Was davon belastet Sie am meisten?
- Unter welchen (inneren und äußeren) Bedingungen tritt [das Problem] auf?
- Was sehen/hören/denken/fühlen/tun Sie in diesem Moment?
- Was sagen Sie (dann) zu sich selbst?
- Wann trat [das Problem] zum ersten Mal auf? Hat es sich seitdem verändert? (z. B. verschlimmert, ist häufiger aufgetreten, hat sich auf verschiedene Lebensbereiche ausgeweitet …)?
- Was wird durch [das Problem] verhindert oder erschwert?
- Wie würde ein guter Bekannter/Angehöriger/Kollege/Ihr bester Freund … [das Problem] beschreiben?
- Welche Gründe würde eine gute Bekannte/Angehörige/Kollegin/Ihre beste Freundin … als Ursache für das Auftreten und Fortbestehen bzw. „Nicht-Verschwinden" [des Problems] angeben?
- Was ist bereits unternommen worden, um [das Problem] zu lösen? Aus welchen (internalen und externalen) Gründen war dies nicht von Erfolg gekrönt?
- Warum ist [das Problem] nicht „von alleine" verschwunden bzw. hat sich nicht „ausgewachsen"?
- Gibt es auch positive Aspekte an [dem Problem]? Welche (gute, hilfreiche ermöglichende, vermeidende) Funktion hat [das Problem] unter Umständen für Sie bzw. für Menschen in Ihrer Umgebung?
- Was wäre im Leben anders, wenn [das Problem] bereits verschwunden wäre? Was wäre dann möglich? Wer würde alles davon profitieren bzw. wer würde dadurch einen Nachteil haben? Auf welche Art und Weise?

BEISPIEL 6.3

Dialog zwischen Coach und Klient über „Kosten-Nutzen"-Analyse

Frage: „Sie haben mir bereits viele negative Auswirkungen Ihres Problems aufgezeigt. Ich würde jetzt gerne einen Schritt weitergehen und Ihren Blick auf einen anderen Aspekt lenken. Bezogen auf Ihr Problem möchte ich Sie Folgendes fragen: Wozu ist es gut, dass Sie eine Arbeit erst auf den letzten Drücker erledigen? Was bringt Ihnen das, für wen mag das gut sein?"
Antwort: „Dann schaffe ich es, mich voll auf die Arbeit zu konzentrieren, was mir sonst sehr schwer fällt, und verspüre dabei keine Müdigkeit. Hat bislang auch immer irgendwie funktioniert. Das gibt mir ein gutes Gefühl. Und es gibt auch Freunde, die gerade das an mir toll finden. Außerdem liebe ich es, die Sachen unkonventionell zu machen, anders langweilt mich das immer so schnell."
Frage: „Wer außer Ihnen hat noch Vorteile davon?"
Antwort: „Eigentlich mein Chef, denn er kann auch auf den letzten Drücker zu mir kommen, und ich mach ihm diese Terminarbeit, ohne zu murren."

6.3.4 Klärung des Soll-Zustands: Zielbestimmung

In dieser Stufe des ADHS-Coaching soll mit dem Klienten genau besprochen werden, welche Verbesserungen oder Veränderungen er bei seinem ausgewählten Problem anstrebt, gemäß dem Zitat aus dem Roman „Alice im Wunderland“ von Lewis Carroll: *„Würdest Du mir bitte sagen, wie ich von hier aus weitergehen soll?“ – „Das hängt zum großen Teil davon ab, wohin Du möchtest“* (Carroll 2000). Damit der Klient sich auf dieses Thema einstimmen kann, empfiehlt es sich, ihm zunächst als Hausaufgabe das Arbeitsblatt „Zielklärung“ mitzugeben (➤ Handout C4 aushändigen). Darauf aufbauend können als Einstieg in eine Diskussion zur Identifikation und Klärung von Zielen (= Soll-Zustand, der sich prinzipiell in einen Ist-Zustand überführen lässt) die in ➤ Kasten 6.6 zusammengestellten Fragen verwendet werden.

Kasten 6.6

Fragen zur Zielidentifikation und Zielklärung

Zielbestimmung:
- Was ist Ihr Ziel? Was möchten Sie verändern bzw. erreichen?
- Bis wann möchten Sie dieses Ziel erreicht haben?

Zielkonkretisierung:
- Ist Ihr Ziel ein Nah- oder ein Fernziel?
- Kann das Fernziel in weitere Nahziele unterteilt werden? In welche?
- Kann dieses Ziel in weitere Teilziele unterteilt werden? In welche?
- Welches ist das Ziel hinter dem Ziel?

Effekte:
- Wofür ist das wichtig?
- Was ist der kurzfristige/langfristige Zweck Ihres Ziels?
- Was würden Sie damit für sich gewinnen? Was erreichen Sie damit?
- Was genau würde sich in Ihrem Leben dadurch verändern?
- Welche Auswirkungen hätte die Zielerreichung auf wichtige Menschen in Ihrem Umfeld?

Ressourcen:
- Welche Ihrer Fähigkeiten und Stärken könnten Sie einsetzen, um Ihr Ziel zu erreichen?
- Wer kann Sie dabei unterstützen, Ihr Ziel zu erreichen?

Kosten:
- Was müssten Sie alles aufgeben/verändern, um Ihr Ziel zu erreichen?
- Was müssten Sie geben bzw. einsetzen, um Ihr Ziel zu erreichen?

Beweise:
- Woran würden Sie merken, dass Sie den ersten Schritt getan haben, der Sie Ihrem Ziel näher bringt?
- Woran würden Sie merken, dass Sie auf einem „guten Weg“ sind?
- Woran würden Sie merken, dass Sie Ihr Ziel erreicht haben?

Selbstverständlich sollten nur **realistische** (d. h. erreichbare) Ziele ausgewählt werden. Obwohl der Klient dies vernunftmäßig meist nachvollziehen kann, ist diese Erkenntnis häufig auch von Traurigkeit begleitet, weil es bedeutet, sich von Utopien zu trennen. Dieser „Verlust" sollte im Coaching berücksichtigt bzw. angemessen bearbeitet werden.

Bei der Ausformulierung von Zielen ist darauf zu achten, dass darin nicht nur ein Problem verneint (z. B.: *„Ich will nicht mehr so lange wie bisher warten, bis ich die Wohnung aufräume"*), sondern die erwünschte Veränderung **positiv** formuliert (z. B.: *„Ich möchte in Zukunft regelmäßig meine Wohnung in Ordnung halten"*) und bei Bedarf weiter **konkretisiert** wird (z. B.: *„Damit meine ich, dass ich zweimal pro Woche aufräumen möchte"*). In diesem Beispiel wäre die Zielklärung noch nicht abgeschlossen, da die Bedeutung von „Aufräumen" noch mehr zu operationalisieren ist (z. B.: *„Was verstehen Sie unter ‚Aufräumen'?", „Welche Tätigkeiten werden von Ihnen unter diesem Begriff zusammengefasst?", „Was muss beim Aufräumen der Wohnung denn konkret von Ihnen getan werden?"*). Des Weiteren sollten Ziele **lösungsneutral,** d. h. ohne Angabe von Lösungswegen, formuliert werden (➤ Kap. 6.3.5).

Gerade weil zur Zielerreichung eher ein „langer Atem" gefragt ist als Sprinterqualitäten, sollte ein komplexes Ziel immer in zu bewältigende „Tagesetappen" (d. h. **Teilziele**) untergliedert werden. Diese können beispielsweise als „kleinstmögliche Veränderung, die man sich gerade noch vorstellen kann und die eine Verbesserung zum jetzigen Zustand bedeuten würde", definiert werden.

Selbstverständlich gehört zu einer umfassenden Zielplanung auch die Vorbereitung des Klienten auf **Schwierigkeiten,** die mit großer Wahrscheinlichkeit bei jedem Veränderungsprozess auftreten. Diese sollen nicht als „Katastrophe", sondern als normal definiert werden, was erfahrungsgemäß den konstruktiven Umgang mit Stagnation oder unerwarteten Hindernissen im Veränderungsprozess erleichtert. Dies kann dem Klienten anhand der Reisemetapher (➤ Beispiel 6.4) erläutert werden.

Im nächsten Schritt gilt es nun zu besprechen, woran der Klient merken wird, dass Schwierigkeiten bei der Zielerreichung auftreten und wie dann darauf reagiert werden kann. Als mögliche Fragen zur Klärung des Umgangs mit Schwierigkeiten bei der Zielerreichung bieten sich an:

- Woran merken Sie, dass Sie ein anvisiertes (Teil-)Ziel mit dem dafür vorgesehenen Plan nicht erreichen? Was würde das für Sie bedeuten? Was würden/könnten Sie dann tun?
- Was wäre dann meine Aufgabe? Was würden Sie in diesem Fall von mir erwarten?

BEISPIEL 6.4

Reisemetapher

„Ich wollte Sie noch darauf vorbereiten, dass ihre Reisestrecke wahrscheinlich nicht auf einer kerzengeraden vierspurigen Autobahn verlaufen wird, auf der man so richtig Gas geben kann, sondern eher auf Land- und kurvigen Bergstraßen, auf denen man mit Hindernissen rechnen muss. Allerdings ist ja meist die Aussicht auf solchen Strecken besser, sodass es sich sogar lohnt, öfters mal Pause zu machen."

Tab. 6.1 „Glaube- und Hoffnungs-Check" von ausformulierten Zielen		
• Mein Ziel ist realistisch.	JA	NEIN
• Es ist mir wichtig, dass ich mein Ziel erreiche.	JA	NEIN
• Ich habe die notwendigen Fähigkeiten, um mein Ziel zu erreichen.	JA	NEIN
• Ich glaube daran, dass ich mein Ziel erreichen werde.	JA	NEIN
• Ich habe es verdient, mein Ziel zu erreichen.	JA	NEIN

Anschließend können die ausformulierten Ziele noch einer letzten „gefühlsmäßigen" Überprüfung unterzogen werden, indem man den Klienten bittet, spontan folgende „Glaube und Hoffnung"-Fragen zu beantworten (➤ Tab. 6.1, auf Flipchart schreiben).

Zusätzlich kann sich der Klient mithilfe der imaginativen Übung „Zeitmaschine" (➤ Beispiel 6.5) einen Vorgeschmack auf eine erfolgreiche Zielerreichung verschaffen (nach D'Amelio 2002: 115 f.):

BEISPIEL 6.5

Zeitreise

„Stellen Sie sich vor, wir können mit einer Zeitmaschine reisen, sodass die Zukunft zur Gegenwart wird und alles genauso geworden ist, wie Sie es sich erdacht haben. Wie geht es Ihnen dann? [den Klienten diese Vorstellung genießen lassen] Was ist dann alles möglich?"

Abschließend soll der Klient den besprochenen Ist- und Soll-Zustand seines Veränderungsprojekts „knapp und bündig" auf dem entsprechenden Arbeitsblatt darstellen (Handout C5 austeilen), womit ein wichtiger Meilenstein im Rahmen des ADHS-Coaching erreicht worden ist. Dem Klienten kann dann als Hausaufgabe aufgetragen werden, sich auf **Ideensammlung** zu begeben und bis zur nächsten Sitzung zieldienliche Lösungswege in die entsprechende Spalte im Arbeitsblatt „Mein Veränderungsprojekt" (➤ Handout C5) einzutragen.

6.3.5 Strukturierung und Planung: Erarbeitung von Maßnahmen zur Zielerreichung

Auf dieser Stufe soll der Klient überlegen, welche Veränderungen vorzunehmen bzw. welche Strategien und Methoden zu ergreifen sind, damit er vom Ist- zum angestrebten Soll-Zustand gelangen kann *(getting the bridge)*. Es gilt also Lösungen zu finden, wobei dieser Begriff nicht nur Änderungen im **Verhalten** (z. B.: *„Um dieses Problem zu lösen, muss ich mir bereits morgens einen Plan schreiben, auf dem alle vorausschaubaren Aktivitäten des Tages notiert sind"*) bezeichnet, sondern – soweit notwendig! – auch zieldienliche Modifikationen auf einer **Einstellungsebene** (z. B. *„Um mit der Lösung dieses Problem zu beginnen, muss ich akzeptieren, dass man nicht alles alleine schafft und manchmal auf die Unterstützung durch Freunde angewiesen ist"*) und **Interaktionsebene** (z. B. *„Meine Freunde helfen mir bei der Lösung dieses Problems,* *indem ich Ihnen erlaube, mich täglich an die Durchführung von bestimmten Aktivitäten zu erinnern*") umfasst.

Als Grundlage für eine Diskussion zur Auswahl und Konkretisierung von Lösungen für das ausgewählte Problem bietet sich zum einen die „Ideensammlung" des Klienten auf dem entsprechenden Arbeitsblatt an (➤ Handout C5). Zusätzlich kann nach der Brainstorming-Methode vorgegangen werden: Jede Lösungsidee, gleichgültig wie verrückt oder realistisch sie zunächst erscheint, ist unzensiert willkommen und wird auf dem Flipchart notiert. Bei dieser kreativen Ideengenerierung sollte bedacht werden, dass eine Problemlösung auch unabhängig von der Entstehung dieser Probleme erfolgen kann: „Wenn man weiß, wie man sich den Fuß gebrochen hat, dann ist noch lange nicht klar, was zu tun ist, damit dieser wieder zusammenwächst"; „Wenn man weiß, wie das Kind in den Brunnen gefallen ist, dann ist noch lange nicht klar, wie man es wieder herausbekommt", „Wenn man weiß, wie der Keller voll Wasser gelaufen ist, dann ist noch lange nicht klar, wie man ihn wieder trocken kriegt." Auch so genannte „gescheiterte" Lösungen (= hat früher nicht funktioniert) sollten berücksichtigt und einem aktuellen Realitätscheck unterzogen werden. Vielleicht stellt sich so heraus, dass ein damaliger Lösungsansatz nicht mit der angemessenen Konsequenz, der erforderlichen zeitlichen Dauer oder notwendigen Unterstützung durch Dritte umgesetzt wurde und deshalb durchaus eine zweite Chance verdient. Des Weiteren sollte nochmals überprüft werden, ob der Klient schon einmal ein vergleichbares Problem gelöst hat, um dann zu überlegen, welche der damals erfolgreichen Lösungsschritte auch auf das aktuelle Anliegen passen. Nicht zuletzt gilt es die bereits identifizierten internen und externen Ressourcen zu berücksichtigen, die wichtige „Hilfsgeister" des Klienten bei der Umsetzung oder beim Durchhalten von Maßnahmen zur Lösung eines Problems sein können.

Die so identifizierten *möglichen* Maßnahmen zur Zielerreichung können dann anschaulich auf einem Flipchart (➤ Abb. 6.3) notiert werden, damit der Klient sie anschließend einer „Sinn- und Durchführbarkeitsprüfung" unterziehen kann, um daraus die für ihn praktikabelste und am meisten Erfolg versprechende Lösung auszuwählen.

Ziel	Alternativen zur Zielerreichung	Was spricht dafür?	Was spricht dagegen?
• Was will ich erreichen? • Bis wann will ich das erreichen?	• Wie kann ich das erreichen? ✓ Lösung 1 ✓ Lösung 2 ✓ Lösung 3		

Fazit: Die beste Alternative für mich ist Lösung Nr. X, weil ...

Abb. 6.3 Aufzeichnung der Lösungsalternativen des Klienten auf dem Flipchart [L143]

6

Als Entscheidungshilfe bei der Wahl der individuell „besten" Lösung können die in ➤ Kasten 6.7 aufgeführten Kriterien herangezogen werden.

Kasten 6.7

Kriterien zur Auswahl von Maßnahmen zur Lösung eines Problems

Die Lösung ist

- zielgerichtet
- mit den gegebenen Ressourcen/vorhandenen Umständen umsetzbar
- mit den Werten/Glaubenssätzen des Klienten kompatibel
- keine „Absichtserklärung", sondern umfasst konkrete Handlungsanweisungen
- die simpelste der möglichen Lösungen
- die sozial verträglichste der möglichen Lösungen
- die ökonomischste der möglichen Lösungen

Im nächsten Schritt gilt es nun, die ausgewählte Lösung weiter zu konkretisieren und einen detaillierten Maßnahmenkatalog zur Zielerreichung auszuarbeiten, beispielsweise anhand der Leitfragen in ➤ Kasten 6.8.

Kasten 6.8

Maßnahmenkatalog zur Zielerreichung

- Was möchte ich machen?
- (Bis) Wann möchte ich es machen?
- Wie lange brauche ich dafür?
- Was/wen brauche ich dafür?
- Ist das vorhanden? Muss ich es besorgen?
- Was muss ich noch besorgen? Wie kann ich es besorgen? Wo kann ich es besorgen? Wie lange brauche ich dafür?
- Wann genau setze ich diesen Plan in die Tat um?

Um Anlaufschwierigkeiten oder „Aufschieberitis" bei der Umsetzung von Lösungsmaßnahmen möglichst gering zu halten (➤ Kap. 6.3.6), kann das „Premack-Prinzip" (Dembo 1994) berücksichtigt werden: Dieses besagt, dass ein als angenehm erlebtes Verhalten als Belohnung für ein weniger angenehmes Verhalten dienen kann.

Der so gewonnene Plan zur Lösung des Problems sollte vom Klienten bis zur nächsten Sitzung einer ultimativen verstandes- und gefühlsmäßigen Überprüfung unterzogen und gegebenenfalls mit relevanten Bezugspersonen besprochen werden. Falls keine Einwände auftreten, so könnte jetzt eigentlich mit der Umsetzung der Maßnahmen begonnen werden.

Bevor allerdings zur nächsten Stufe im ADHS-Coaching vorangeschritten wird, sollten allerletzte (Reise-)Vorbereitungen getätigt werden. So ist noch zu klären, auf welche Unterstützung der Klient zurückgreifen kann, um das angestrebte Veränderungsprojekt zu beginnen, durchzuhalten und zu einem guten Ende zu bringen. Seine Antworten kann der Klient dann auf dem entsprechenden Arbeitsblatt (➤ Handout C6 aushändigen) eintragen und zur Erinnerung bzw. als „Mutmacher!" aufbewahren. Weitere Reiseunterstützung kann von der aus der Sportpsychologie entliehenen Übung: „Mentales Zielmanagement" (➤ Handout C7 aushändigen) ausgehen, in der die Zuversicht bzw. Hoffnung auf Erfolg mit imaginativen Methoden gestärkt wird. Zu diesem Zweck soll sich der Klient vorstellen, wie er etwas zu einem guten Abschluss bringt. Dabei werden insbesondere die letzten Augenblicke bis zum Erfolg bzw. Zielerreichung visualisiert, sodass sich (in Gedanken) ein unmittelbares Erfolgserlebnis einstellt, das dem Klienten als „Motivationsschub" für sein aktuelles Veränderungsprojekt dienen kann.

6.3.6 Umsetzung

Nachdem nun die „Reisevorbereitungen" abgeschlossen sind, kann mit der Umsetzung der besprochenen Maßnahmen begonnen werden, gemäß dem Sinnspruch von Seneca: *„Wer den Hafen kennt, in den er segeln will, für den ist jeder Wind ein günstiger."* Um den Übergang zu dieser Aktionsphase zu „markieren", kann bei Bedarf Text in ➤ Beispiel 6.6 verwendet werden (nach Kanfer et al. 2000: 162):

BEISPIEL 6.6

Begleitung bei der Umsetzung

„Ich bin zuversichtlich, dass Sie jetzt, wo es klar ist, dass wir ‚in See stechen', bestimmte positive Veränderungen schaffen können. Ich werde Sie nach Kräften darin unterstützen, günstige Ansatzpunkte für Veränderungen und Verbesserungen zu finden. Dabei werde ich darauf achten, dass Sie sich nur solche Veränderungsschritte vornehmen, die auch zu bewältigen sind. Falls bestimmte Schritte und Lösungen mal nicht so wie gedacht klappen sollten, werde ich Sie unterstützen, indem wir dann gemeinsam nach Wegen und Lösungen suchen, die leichter zu bewältigen sind."

Auf der Grundlage des gefassten Plans bzw. Maßnahmenkatalogs soll der als problematisch erlebte Zustand nun so lange bearbeitet werden, bis man den definierten Zielzustand erreicht hat. Dabei ist es hilfreich, nach folgenden Prinzipien vorzugehen (vgl. Kanfer et al. 2000: 365):

- Verhaltensorientiert denken
- Lösungsorientiert denken
- Positiv denken
- In kleinen Schritten denken
- Flexibel denken

- Zukunftsorientiert denken
- Zielgerichtet denken

Wie im „P-H-R-G"-Problemlösekreislauf (➤ Kap. 6.2) bereits beschrieben, muss bei der Problemlösung nicht nur gehandelt, sondern im Sinne eines „Controlling" auch immer wieder die Wirksamkeit der durchgeführten Lösungsschritte (z. B. Zielannäherung, Erreichung von Teilzielen, aber auch Stagnation oder „Rückschritt") überprüft werden. Zu diesem Zweck kann das Arbeitsblatt „Umsetzung" (➤ Handout C8 aushändigen) verwendet werden, auf dem der Klient seine Einschätzung der durchgeführten Maßnahmen dokumentiert. Diese Aufzeichnungen können als Diskussionsgrundlage dienen, um *regelmäßig* im Rahmen des ADHS-Coachings den Verlauf des Veränderungsprojekts zu besprechen. Bei Bedarf sollte dann flexibel reagiert und der ursprünglich gefasste Plan bzw. Maßnahmenkatalog überdacht werden. Dies bedeutet, dass Lösungen nicht als in „Stein gemeißelte immergültige Wahrheiten" anzusehen, sondern adaptiv zu handhaben und falls notwendig zu verwerfen, zu modifizieren oder zu optimieren sind – dies ist der Regelfall, also „vollkommen normal".

Genauso wichtig ist es, in regelmäßigen Abständen zu überprüfen, mit welchem Einsatz bzw. mit welcher Beharrlichkeit an der Zielerreichung gearbeitet wird. Dabei ist darauf zu achten, dass der Klient nicht „stur mit dem Kopf durch die Wand" möchte, sondern flexibel handelt und bei der Umsetzung der zieldienlichen Maßnahmen nach der Devise „Weniger ist manchmal mehr" schonend mit seinen Kraftreserven bzw. Ressourcen umgeht. Dies soll anhand der Metapher vom „erschöpften Pferd" in ➤ Beispiel 6.7 erläutert werden.

6

BEISPIEL 6.7

Metapher vom erschöpften Pferd

„Ein Mann jagt schon seit einiger Zeit sein Pferd im vollen Galopp ohne Pause durch eine menschenleere Einöde, bis dieses schließlich nicht mehr kann und zusammenbricht. Daraufhin beschimpft dieser Mann das Pferd, das am Ende seiner Kräfte ist, und geht dann einfach weiter. Etwas später kommt ein anderer Mann an diesen Ort und sieht dort das erschöpfte Pferd liegen. Nun misshandelt er das Pferd so lange, bis sich dieses wieder aufrichtet und er sogar einige Meter darauf reiten kann. Dann bricht das Pferd erneut zusammen, woraufhin auch dieser Mann zu Fuß weiter ziehen muss. Es vergeht einige Zeit, bis schließlich ein dritter Mann vorbeikommt. Als er das Pferd sieht, gibt er diesem als Allererstes von seinem Wasservorrat ab. Dann geht er los, um nach Futter zu suchen, und kümmert sich so lange um das Pferd, bis dieses wieder zu Kräften kommt. Aufgrund der guten Pflege hat sich das Pferd nach einiger Zeit auch wieder erholt. Der Mann kann nun aufsteigen und auf diesem Pferd aus dieser Einöde zum nächsten bewohnten Ort reiten."

Wie bereits dargestellt (➤ Kap. 6.3.1), ist der Klient beim Coaching im übertragenen Sinn sein eigenes „Pferd" und hat sich freiwillig vor seinen „Erfolgskarren" spannen lassen. Wenn man diese Metapher auf die obige Geschichte bezieht, dann lässt sich daraus ableiten, dass eine selbstüberfordernde und selbstantreibende Haltung auf Dauer mehr Schaden als Nutzen bringt. Dies trifft nicht nur auf schwierige Zeiten zu, in denen es besonders wichtig wäre, sich selbst unterstützend zur Seite zu stehen, sondern kann als allgemein gültiges Wirkprinzip im **„Selbst-Coaching"** bezeichnet werden. Deshalb sollte man mit dem Klienten besprechen, welche Form von Selbst-Beziehung er üblicherweise pflegt; pointiert formuliert: eher „antreibend und bestrafend" oder „unterstützend und lobend". Diese Diskussion kann man beispielsweise anhand der Figur des „inneren Trainers" führen (➤ Handout C9 aushändigen), der eine Metapher für den Umgang mit sich selbst darstellt. So ist darüber nachzudenken, wie der „innere Trainer" im Allgemeinen mit einem umgeht, was er von einem hält, wie viel er einem zutraut und welche Ursachenzuschreibung er bei Erfolg/Misserfolg vornimmt.

Dabei ist zu bedenken, dass man einen schlechten Trainer auch feuern und durch einen passenden ersetzen kann. Dazu muss der Klient zuerst herausfinden, welcher „innere Trainer" gut für ihn wäre oder, anders ausgedrückt, welchen Umgang mit sich selbst er pflegen will – insbesondere wenn es „hart auf hart kommt". Gerade in dieser Umsetzungsphase seines Veränderungsprojekts, in der in der Regel gewohnte Wege verlassen werden und Neuland betreten wird, braucht der Klient einen „inneren Trainer", der mit ihm auf „Veränderungsreise" geht, ihn bei der Umsetzung der Maßnahmen unterstützt, ihm Mut macht, an ihn glaubt, (Teil-)Erfolge angemessen würdigt und diese auf die Kernkompetenzen des Klienten – „Können" und „Einsatz" – zurückführt. Aus den genannten Gründen sollte der Klient öfters überprüfen, wie gut er sich selbst coacht bzw. ob sein „innerer Trainer" noch einen hilfreichen Reisegefährten darstellt, um bei Bedarf ein klärendes bzw. Kurs korrigierendes Gespräch mit seinem „inneren Trainer" durchzuführen.

Zu guter Letzt: Veränderung braucht Zeit. Aus diesem Grund nützt es meist nichts, sich übermäßig zu beeilen. Stattdessen sollte man lieber mit gelassener Beharrlichkeit an die Umsetzung der beschlossenen Problemlösungen herangehen und dabei **zielfokussiert** bleiben: *„Sind auch noch so viele Steine, das Wasser findet seinen Weg"* (Klaus Hoffmann).

6.3.7 Zielerreichung

Wenn der aktuelle Ist- mit dem zuvor definierten Soll-Zustand übereinstimmt, ist damit der Zielpunkt des Veränderungsprojekts erreicht und das ADHS-Coaching geht in seine (vorletzte) 7. Phase.

Diese erfreuliche Tatsache (= Überqueren der Ziellinie) sollte vom Klienten gefeiert und vom Coach ausreichend gewürdigt werden. Anschließend gilt es, das Ganze zu rekapitulieren und darüber nachzudenken, auf welche Art und Weise dieser Erfolg errungen wurde. Um einen Reflexionsprozess anzustoßen, der auf „Mein Weg zum Erfolg" fokussiert, kann sich der Klient verschiedene Fragen stellen (➤ Kasten 6.9).

6

Kasten 6.9

„Mein Weg zum Erfolg"

- Was habe ich erreicht? Wie habe ich es erreicht?
- Wovon hätte ich nicht gedacht, dass ich es beginne, durchhalte bzw. zu einem guten Abschluss bringe?
- Worauf bin ich (besonders) stolz?
- Was habe ich verändert? Wie habe ich es verändert?
- Welche Vorteile ergeben sich durch diese Veränderungen?
- Welchen Nutzen bringt mir mein derzeitiges Verhalten?

Wie bereits im sog. „P-H-R-G"-Problemlösekreislauf beschrieben (➤ Abb. 6.1) ist eine Analyse der Erfolgsbedingungen eine wesentliche Voraussetzung dafür, dass der Klient an seinen „Lösungen wächst" (= Generalisierung von Fertigkeiten zur Problemanalyse und Problemlösung) und somit die angewendeten Maßnahmen auch zur Bewältigung anderer Probleme bzw. zur Umsetzung weiterer Veränderungsprojekte einsetzen kann. Des Weiteren muss noch besprochen werden, was der Klient unbedingt beibehalten/weiterführen/ausbauen bzw. (weiter) optimieren sollte, damit der erreichte Zustand langfristig gesichert wird. Dies leitet über zur 8. Phase des ADHS-Coaching.

6

6.3.8 Stabilisierung des Erfolgs

Damit Erfolg bestehen bleibt, muss er gehegt und gepflegt werden; genauso wie ein Garten, den man im Schweiße seines Angesichts angelegt und nach eigenen Vorstellungen gestaltet hat, die entsprechende Pflege bzw. Fürsorge braucht, um weiter zu blühen bzw. zu gedeihen. Aus diesem Grund sollen in dieser Abschlussphase Vorkehrungen getroffen bzw. Maßnahmen beschlossen werden, um das Erreichte nachhaltig zu stabilisieren.

Eine entsprechende Diskussion könnte provokativ mit folgender Frage eingeleitet werden: *„Was müssten Sie (alles) tun, damit Ihr Problem zurückkehrt?"* [Dank an Dipl. Psych. M. Schäffler] oder, unformuliert mit stärkerem Fokus auf lösungszentrierte Maßnahmen: *„Was müssten Sie alles (weiter) tun, damit Sie langfristig erfolgreich bleiben?".* Die so gefundenen „Erfolgsrezepte" zur langfristigen Sicherung seines Veränderungsprojekts kann der Klient dann auf dem Arbeitsblatt „ErfolgsManager" notieren (➤ Handout C10 aushändigen) und zur Erinnerung an einer gut sichtbaren Stelle in seinem persönlichen Umfeld (z. B. an einer Pinwand) anbringen. Neben konkreten Handlungsmaßnahmen sollte man mit dem Klienten auch besprechen, nach welchen **Prinzipien** (d. h. Handlungsmaximen) er sein Handeln künftig ausrichten möchte. In ➤ Beispiel 6.8 sind exemplarisch die Antworten eines 29-jährigen Klienten aufgeführt, der, unterstützt durch ADHS-Coaching, mehr Struktur und Ordnung (➤ Handout C11 Ordnungsmanager) in seinen berufsbezogenen Alltag gebracht hat.

BEISPIEL 6.8

Selbstbezogene Handlungsprinzipien, von einem 29-jährigen Klienten im Rahmen des ADHS-Coaching formuliert

„Nach welchen Prinzipien möchten Sie zukünftig Ihr Handeln ausrichten?"

- Prioritäten setzen
- Auf das Wesentliche konzentrieren
- Weniger Aktivitäten pro Tag planen
- Pufferzeiten für Unvorhergesehenes einplanen
- Zuerst „unangenehme" Aktivitäten abhaken, mich danach dafür belohnen
- Tagesablauf soweit es geht im Vorfeld festlegen (abends einen Plan schreiben!)
- Mein Anspruchsniveau (d.h. das, was ich von mir erwarte und auch leisten kann) realistisch gestalten
- Mich nicht allzu lange mit dem Problem aufhalten, sondern nach Lösungen schauen
- [Mich unterstützen und es mir zutrauen!]

Abschließend ist gemeinsam zu überlegen, ob der Klient Coaching-Unterstützung bei der Bearbeitung weiterer problematischer Bereiche benötigt. In diesem Fall würden sich Coach und Klient zur Festlegung eines neuen Veränderungsprojekts in Phase 1 des ADHS-Coachings begeben.

Falls dies nicht der Fall ist, endet hier die gemeinsame Wegstrecke, und es gilt, den Klienten zu verabschieden und ihm „Glück, Spaß und Erfolg bei seinen weiteren Reisen" zu wünschen.

7 Literatur

American Psychiatric Association (1994): Diagnostic and Statistical Manual of Mental Disorders. 4th ed. Washington, DC: APA

American Psychiatric Association (2013): Diagnostic and Statistical Manual of Mental Disorders. 5th ed. Washington, DC: APA

Arbeitsgemeinschaft der Wissenschaftlichen Medizinischen Fachgesellschaften (AWMF) (2017): S3-Leitlinie ADHS bei Kindern, Jugendlichen und Erwachsenen. AWMF-Registernummer 028–045.

Baer N, Kirsch P (2010). Training bei ADHS im Erwachsenenalter TADSE. Weinheim: Beltz

Barkley RA (1997): Behavioral inhibition, substained attention, and executive functions: Constructing a unifying theory of ADHD. Psychol Bull 121: 65–94

Barkley RA, Murphy KR (1998): Attention-Deficit Hyperactivity Disorder. A Clinical Workbook. New York: Guilford

Barkley RA (2002): Major life activity and health outcomes associated with attention-deficit/hyperactivity disorder. J Clin Psychiat 63 (suppl 12): 10–15

Bäuml J, Pitschel-Walz G (2003): Psychoedukation bei Schizophrenen Erkrankungen. Konsensuspapier der Arbeitsgruppe „Psychoedukation bei schizophrenen Erkrankungen". Stuttgart: Schattauer

Becker K, Wehmeier P, Schmidt M (2005): Das noradrenerge Transmittersystem bei ADHS. Stuttgart: Thieme

Behrendt B, Pitschel-Waltz G (2003): Evaluation psychoedukativer Interventionen. In: Bäuml J, Pitschel-Walz G (Hrsg.): Psychoedukation bei schizophrenen Erkrankungen. Stuttgart: Schattauer, 223–242

Behrendt B, Krischke NR (2005): Psychoedukative Interventionen und Patientenschulungen zur Förderung von Compliance, Coping und Empowerment. In: Behrendt B, Schaub A (Hrsg.): Handbuch Psychoedukation und Selbstmanagement. Verhaltenstherapeutische Ansätze für die klinische Praxis. Tübingen: DGVT-Verlag, 15–29

Behrendt B, Schaub A (2005): Handbuch Psychoedukation und Selbstmanagement. Verhaltenstherapeutische Ansätze für die klinische Praxis. Tübingen: DGVT-Verlag

Biederman J (2004): Impact of comorbidity in adults with attention-deficit/hyperactivity disorder. J Clin Psychiatry 65 (suppl 3): 3–7

Bobb AJ, Castellanos FX, Addington AM, Rapoport JL (2005): Molecular genetic studies of ADHD: 1991 to 2004. Am J Med Genet B Neuropsychiatr Genet 132: 109–125

Böker W (1991): Die Entwicklung eines partnerschaftlichen Therapieverständnisses der Schizophrenie als Folge neuer Ätiologiekonzepte und Wandlungen des Zeitgeistes. Psychiatrische Praxis 18: 189–195

Brecht B (1993): Vergnügungen. In: Werke. Große kommentierte Berliner und Frankfurter Ausgabe. Bd. 15. Frankfurt am Main: Suhrkamp

Brown TE (2001): Manual for Attention Deficit Disorder Scales for Children and Adolescents. San Antonio: The Psychological Corporation

Bush G, Frazier JA, Rauch SL, Seidman LJ, Whalen PJ, Jenike MA, Rosen BR, Biederman J (1999): Anterior cingulate cortex dysfunction in attention-deficit/hyperactivity disorder revealed by fMRI and the Counting Stroop. Biological Psychiatry 45: 1542–1552.

Carroll L (2000): Alice im Wunderland. Hamburg: Dressler Klassik

Christiansen H et al. (2014): Conners Skalen zu Aufmerksamkeit und Verhalten für Erwachsene (CAARS®). Göttingen: Hogrefe

Conners CK, Ehrhard D, Sparrow D (1999): CAARS Adult ADHD Rating Scales. New York: MHS

Damasio A. R. (2000): Ich fühle, also bin ich. Die Entschlüsselung des Bewusstseins. München: List

D'Amelio R (2002): Die Psychologische Tinnitus-Therapie. In: Delb W, D'Amelio R, Archonti C, Schonecke O: Tinnitus. Ein Manual zur Tinnitus-Retraining-Therapie. Göttingen: Hogrefe, 103–107

D'Amelio R, Wobrock T, Behrendt B (2006): Psychoedukation Schizophrenie und Sucht. Manual zur Leitung von Patienten- und Angehörigengruppen. München: Urban & Fischer, Reihe: Im Dialog, 99–100

Dembo M (1994): Applying Educational Psychology. 5th ed. White Planes, NY: Longman

de Zwaan M, Gruss B, Müller A et al. (2012): The estimated prevalence and correlates of adult ADHD in a German community sample. Eur Arch Psychiatry Clin Neurosci 262(1): 79–86

Döpfner M, Lehmkuhl G (2005): Aufmerksamkeitsdefizit-/Hyperaktivitätsstörung – Neuropsychologie. In: Förstl H, Hautzinger M, Roth G (Hrsg.): Neurobiologie psychischer Störungen. Berlin: Springer, 671–689

Ebert D, Krause J, Roth-Sackenheim C (2003): ADHS im Erwachsenenalter – Leitlinien auf der Basis eines Expertenkonsensus mit Unterstützung der DGPPN. Nervenarzt 10: 939–946

Ellis A (1962): Reason and Emotion in Psychotherapy. New York: Lyle Stuart

Ende M (1973): Momo oder Die seltsame Geschichte von den Zeit-Dieben und von dem Kind, das den Menschen die gestohlene Zeit zurückbrachte. Stuttgart: Thienemann

Faraone SV (2004): Adult ADHD: a family genetic perspective. New York: APA Annual Meeting

Faraone SV, Biederman J, Roe C (2002): Comparative efficacy of Adderall and methylphenidate in attention-deficit/hyperactivity disorder: a meta-analysis. J Clin Psychopharmacol 22(5): 468–473

Faraone SV, Spencer T, Aleardi M, Pagano C, Biederman J (2004): Meta-analysis of the efficacy of methylphenidate for treating adult attention-deficit/hyperactivity disorder. J Clin Psychopharmacol 24: 24–29

Farrington DP, West DJ (1990): The Cambridge study in delinquent development: a long term follow-up of 411 London males. In: Kerner HJ, Kaiser G (Hrsg.): Kriminalität. Festschrift für Hans Göppinger. Berlin: Springer

Fayyad J, Sampson NA, Hwang I et al., WHO World Mental Health Survey Collaborators (2017): The descriptive epidemiology of DSM-IV Adult ADHD in the World Health Organization World Mental Health Surveys. Atten Defic Hyperact Disord 9(1): 47–65.

Fliegel S, Groeger WM, Künzel R (1998): Verhaltenstherapeutische Standardmethoden. Ein Übungsbuch. Tübingen: dgvt

Gainetdinov RR, Wetsel WC, Jones SR, Levin ED, Jaber M, Caron MG (1999): Role of serotonin in the paradoxical calming effect of psychostimulants on hyperactivity. Science 283: 397–401

Grawe K, Grawe-Gerber M (1999): Ressourcenaktivierung – ein primäre Wirkprinzip der Psychotherapie. Psychotherapeut 44: 63–73

Griesinger W (1859): Pathologie und Therapie der psychischen Krankheiten. Stuttgart: Krabbe

Grossman P (2004): Das Üben von Achtsamkeit: Eine einzigartige klinische Intervention für die Verhaltenswissenschaften. In: Heidenreich T, Michalak J (Hrsg.): Achtsamkeit und Akzeptanz in der Psychotherapie. Ein Handbuch. Tübingen: DGVT-Verlag, 69–101

Hartmann T (1997): Eine andere Art, die Welt zu sehen. Das Aufmerksamkeits-Defizit-Syndrom. Lübeck: Schmidt-Römhild

Heiser P, Friedel S, Dempfle A, Konrad K, Smidt J, Grabarkiewicz J, Herpertz-Dahlmann B, Remschmidt H, Hebebrand J (2004): Molecular genetic aspects of attention-deficit/hyperactivity disorder. Neurosci Biobehav Rev 28: 625–641

Hesse H (2000): Jedem Anfang wohnt ein Zauber inne. Lebensstufen. Ausgewählte Gedichte. Frankfurt: Bibliothek Suhrkamp

Hesslinger B, Philipsen A, Richter H (2004): Psychotherapie der ADHS im Erwachsenenalter. Ein Arbeitsbuch. Göttingen: Hogrefe

Hohmann S, Häge A, Millenet S, Banaschewski T (2021): Genetische Grundlagen der ADHS – ein Update. Z Kinder Jugendpsychiatr Psychother 50(3): 203–217

Hoppe JD, Skriba PC (2005): Stellungnahme zur „Aufmerksamkeitsdefizit-/Hyperaktivitätsstörung (ADHS)". Dt Ärzteblatt 102: A3609–3616

Hoxhaj E, Sadohara C, Borel P, D'Amelio R, Sobanski E, Müller H, Feige B, Matthies S, Philipsen A. (2018): Mindfulness vs psychoeducation in adult ADHD: A randomized controlled trial. Eur Arch Psychiatry Clin Neurosci 268 (4): 321–335

Huss M (2004): Vorbereitung der Erhebung und Auswertung zur Prävalenz des Aufmerksamkeits-Defizit-Hyperaktivitäts-Syndroms (ADHS) in Deutschland im Rahmen des Kinder- und Jugend-Surveys des Robert-Koch-Instituts. Abschlussbericht an das Bundesministerium für Gesundheit und soziale Sicherung (BMGS). Bonn: BMGS

Kanfer FH, Reinecker H, Schmelzer D (2000): Selbstmanagement-Therapie. Berlin: Springer

Kooij JJS, Buitelaar JK, van den Oord EJ, Furer JW, Rijmders CAT, Hodiamont PPG (2005): Internal and external validity of attention-deficit hyperactivity disorder in a population-based sample of adults. Psychol Med 35: 817–827

Krause J, Krause KH (2005): ADHS im Erwachsenenalter. Stuttgart: Schattauer

Krause KH, Dresel SH, Krause J et al. (2000): Increased striatal dopamine transporter in adult patients with attention deficit hyperactivity disorder: effects of methylphenidate as measured by single photon emission computed tomography. Neurosci Lett 285: 107–110

Lammers CH, Stiglmayr C (2004): Achtsamkeit und Akzeptanz in der Dialektisch-Behavioralen Therapie der Borderline-Persönlichkeitsstörung. In: Heidenreich T, Michalak J (Hrsg.): Achtsamkeit und Akzeptanz in der Psychotherapie. Ein Handbuch. Tübingen: DGVT-Verlag, 247–294

Lauth GW, Minsel WR (2009): ADHS bei Erwachsenen: Diagnostik und Behandlung von Aufmerksamkeits-/Hyperaktivitätsstörungen. Göttingen: Hogrefe

Lazarus RS (1991): Emotion and Adaption. London: Oxford University Press

Linehan MM (1996): Dialektisch Behaviorale Therapie der Borderline-Persönlichkeitsstörung. München: CIP Medien

Mannuzza S, Klein RG, Bessler A, Malloy P, LaPadula M (1993): Adult outcome of hyperactive boys: educational achievement, occupational rank, and psychiatric status. Arch Gen Psychiat 50: 565–576

Margraf J (2003) (Hrsg.): Lehrbuch der Verhaltenstherapie. Bd. 1: Grundlagen – Diagnostik – Verfahren – Rahmenbedingungen. Heidelberg: Springer

Masellis M, Basile VS, Muglia P, Ozdemir V, Macciardi FM, Kennedy JL (2002): Psychiatric pharmacogenetics: personalizing psychostimulant therapy in attention-deficit/hyperactivity disorder. Behav Brain Res 130: 85–90

Meichenbaum D (2003): Intervention bei Stress. Anwendung und Wirkung des Stressimpfungstrainings. Bern: Huber

Michelson D, Adler L, Spencer T, Reimherr FW, West SA, Allen AJ, Kelsey D, Wernicke J, Dietrich A, Milton

D (2003): Atomoxetine in adults with ADHD: two randomized, placebo-controlled studies. Biol Psychiatry 53: 112–120
Migge B (2007): Handbuch Coaching und Beratung. Weinheim: Beltz
Miller GA, Galanter E, Pribram KH (1976): Strategien des Handels. Stuttgart: Klett
Miller WR, Rollnick S (1991): Motivational Interviewing. New York: Guilford Press
Pennington BF, Ozonoff S (1996): Executive functions and developmental psychopathology. J Child Psychol Psychiatry 37: 51–87
Pliszka SR, McCracken JT, Maas JW (1996): Catecholamines in attention-deficit hyperactivity disorder: current perspectives. J Am Acad Child Adolesc Psychiatry 35: 264–272
Posner MI, Petersen SE (1990): The attention system of the human brain. Ann Rev Neurosci 13: 25–42
Prochaska JO, DiClemente CC (1983): Stages and Processes of self-change of smoking: towards an integrative model of change. Journal of Consulting and Clinical Psychology 51: 390–395
Quay HC (1993): The psychobiology of undersocialized aggressive conduct disorder: a theoretical perspective. Dev Psychopathol 5: 165–180
Quinn P, Ratey N, Maitland T (2000): Coaching College Students with AD/HD: Issues and Answers. Silver Springs: Advantage Books
Ratey NA, Jaksa P & The ADDA Subcommittee on AD/HD Coaching (2002): The ADDA Guiding Principles for Coaching Individuals with Attention Deficit Disorder. Highland Park, IL: Attention Deficit Disorder Association
Rauen C (2002): Coaching. Praxis der Personalpsychologie. Göttingen: Hogrefe
Rauen C (2003): Coaching. Innovative Konzepte im Vergleich. Göttingen: Hogrefe
Rentrop M, Reicherzer M, Bäuml J (2007): Psychoedukation bei Borderline-Störung. Manual zur Leitung von Patienten- und Angehörigengruppen. München: Urban & Fischer, Reihe: Im Dialog, 35–42
Retz W (2024): Pharmakotherapie bei Erwachsenen. In: Steinhausen HC, Döpfner M, Holtmann M, Philipsen A, Rothenberger A (Hrsg.) Handbuch ADHS. Stuttgart: Kohlhammer
Retz W, Stieglitz RD, Corbisiero S, Retz-Junginger P, Rösler M (2012): Emotional dysregulation in adult ADHD: What is the empirical evidence? Expert Rev Neurother 12(10): 1241–1251
Rösler M (2006): ADHS im Erwachsenenalter (ICD-10 F90). Epidemiologie, Diagnostik und Neurobiologie. In: Voderholzer U, Hohagen F (Hrsg): Therapie psychischer Erkrankungen. State of the Art. München, Jena: Elsevier, 319–330
Rösler M, Retz W (2006): Die Aufmerksamkeitsdefizit-/Hyperaktivitätsstörung (ADHS) im Erwachsenenalter. ZPPP 54: 77–86
Rösler M, Retz-Junginger P, Retz W, Stieglitz RD (2021): HASE – Homburger ADHS-Skalen für Erwachsene. 2. Aufl. Göttingen: Hogrefe
Rotter JB (1990): Internal versus external control of reinforcement: A case history of a variable. American Psychologist 45: 489–493
Ryffel-Rawak D (2003): Coaching bei ADHS. https://www.fbinkert.ch/ads/Coach.pdf
Safren SA, Perlman CA, Sprich S, Otto MW (2009) Kognitive Verhaltenstherapie der ADHS des Erwachsenenalters. Berlin: Medizinisch Wissenschaftliche Verlagsgesellschaft
Schneider M, Retz W, Coogan A, Thome J, Rösler M (2006): Anatomical and functional brain imaging in adult attention deficit hyperactivity disorder (ADHD) – a neurological view. Eur Arch Psych Clin Neurosci 256 (suppl 1): 32–42
Schulte-Markwort M, Warnke A (2004): Metyhlphenidat. Stuttgart: Thieme
Seidler E (2004): Von der Unart zur Krankheit. Dt Ärzteblatt 5: 239–243
Seiwert LJ, Müller H, Labaek-Noeller A (2006): Zeitmanagement für Chaoten, 6. Aufl. Offenbach: GABAL Verlag
Selye H (1981): Geschichte und Grundzüge des Stresskonzeptes. In: Nitsch JR (Hrsg.): Stress. Theorien, Untersuchungen, Maßnahmen. Bern: Huber, 163–187
Sergeant JA (2000): The cognitive-energetic model: an empirical approach to attention-deficit hyperactivity disorder. Neurosci Biobehav Rev 24: 7–12
Sonuga-Barke EJ (2002): Psychological heterogeneity in AD/HD; a dual pathway model of behaviour and cognition. Behav Brain Res 130: 29–36
Spencer TJ (2006): ADHD and comorbidity in childhood. J Clin Psychiatry 67 (Suppl 8): 27–31
Stieglitz RD, Rösler M (2006): Diagnostik der Aufmerksamkeitsdefizit-/Hyperaktivitätsstörung (ADHS) im Erwachsenenalter. ZPPP 54: 87–98
Still GF (1902): Some abnormal physical conditions in children. Lancet 1: 1008–1012, 1077–1082, 1163–1168
Tan A (1998): Die hundert verborgenen Sinne. München: Goldmann
Taylor E, Döpfner M, Sergeant J, Asherson P, Banaschewski T, Buitelaar J, Coghill D, Danckaerts M, Rothenberger A, Sonuga-Barke E, Steinhausen HC, Zuddas A (2004): European clinical guidelines for hyperkinetic disorder – first upgrade. Eur Child Adolesc Psy 13 (Suppl 1): 17–30
Thapar A, Holmes J, Poiulton K, Harrington R (1999): Genetic basis of attention deficit and hyperactivity. Br J Psychiatry 174: 105–111
Thapar A, Langley K, Asherson P, Gill M (2007) Gene-environment interplay in attention-deficit hyperactivity disorder and the importance of a developmental perspective. Br J Psychiatry 190: 1–3
Thích Nhất Hạnh (2004): Jeden Augenblick genießen. Übungen zur Achtsamkeit. Stuttgart: Theseus
Thích Nhất Hạnh (2006): Im Hier und Jetzt Zuhause sein. Stuttgart: Theseus
Vaidya CJ, Austin G, Kirkorian G, Ridlehuber HW, Desmond JE, Glover GH, Gabrieli JD (1998): Selective effects

of methylphenidate in attention deficit hyperactivity disorder: a functional magnetic resonance study. Proc Natl Acad Sci USA 95:14494–14499

van den Hoofdakker BJ, van der Veen-Mulders L, Sytema S, Emmelkamp PM, Minderaa RB, Nauta MH (2007): Effectiveness of behavioral parent training for children with ADHD in routine clinical practice: a randomized controlled study. J Am Acad Child Adolesc Psychiatry 46: 1263–1271

van de Wetering J (2007): Der leere Spiegel. Erfahrungen in einem japanischen Zen-Kloster. 27. Aufl., Hamburg: rororo

Weiss G, Hechtman LT, Milroy T, Perlman (1985): Psychiatric status of hyperactives as adults: a controlled prospective 15-year follow-up of 63 hyperactive children. J Am Acad Child Psychiat 24: 211–220

Wender PH (1995): Attention-Deficit Hyperactivity Disorder in Adults. New York: Oxford University Press

Woo BS, Rey JM (2005): The validity of the DSM-IV subtypes of attention-deficit/hyperactivity disorder. Aust N Z J Psychiatry 39: 344–353

Yu M, Gao X, Niu X et al. (2023): Meta-analysis of structural and functional alterations of brain in patients with attention-deficit/hyperactivity disorder. Front Psychiatry 13: 1070142

Zimbardo PG (1995): Psychologie. 6. Aufl. Heidelberg: Springer

8 Anhang

8.1 Materialien Psychoedukation bei ADHS im Erwachsenenalter

8.1.1 Vordrucke

Psychoedukation bei ADHS

Informationsschreiben

Sehr geehrte Patientin, sehr geehrter Patient!

Wir möchten Sie zur Teilnahme an einer psychoedukativen Gruppe für Patienten mit der Diagnose „ADHS im Erwachsenenalter“ einladen.

- **Aufklärung:** Wir möchten Ihnen Informationen zum Störungskomplex ADHS und möglichen ADHS-assoziierten Begleiterkrankungen (Komorbiditäten) geben.
- **Perspektive:** Wir möchten mit Ihnen besprechen, welche medikamentösen und psychologischen Behandlungsmöglichkeiten bei ADHS und den eventuell vorhandenen Komorbiditäten bestehen.
- **Selbstregulation:** Wir möchten mit Ihnen besprechen, wie Sie im Alltag mehr Kontrolle über die ADHS bekommen können.
- **Interaktion:** Darüber hinaus besteht die Möglichkeit zum Erfahrungsaustausch mit anderen Betroffenen.

Die psychoedukative Gruppe besteht aus 10 Gruppensitzungen + Nachtreffen.
- Die 10 Sitzungen finden jeweils am ________________ in der Zeit von_______ bis_______Uhr im ______________________________ statt.
- Das 1. Nachtreffen findet ca. ____________ nach der letzten Sitzung statt.
- Start der nächsten Gruppe ist: ___________________________________ .

Sollten Sie noch Fragen haben, dann setzen Sie sich bitte mit: ________________________ Telefon: ___________________ in Verbindung.

Mit freundlichen Grüßen

____

Psychoedukation bei ADHS im Erwachsenenalter: **Vordruck V1**

Psychoedukation bei ADHS

Teilnehmerliste

Name, Vorname	Sitzung 1	Sitzung 2	Sitzung 3	Sitzung 4	Sitzung 5	Sitzung 6	Sitzung 7	Sitzung 8	Sitzung 9	Sitzung 10	Nach-treffen 1	Nach-treffen 2	Nach-treffen 3

Psychoedukation bei ADHS im Erwachsenenalter: **Vordruck V2**

Psychoedukation bei ADHS

Terminplanung

Ort:			
Gruppenleiter:	Name	Telefonisch erreichbar unter	
	Wochentag	Datum	Uhrzeit von — bis
Sitzung 1			
Sitzung 2			
Sitzung 3			
Sitzung 4			
Sitzung 5			
Sitzung 6			
Sitzung 7			
Sitzung 8			
Sitzung 9			
Sitzung 10			

Psychoedukation bei ADHS

Kontaktadressen der Teilnehmer und Gruppenleiter

Gruppenleiter		
Name	**E-Mail-Adresse**	**Telefonnummer**
Gruppenteilnehmer		
Name	**E-Mail-Adresse**	**Telefonnummer**

Psychoedukation bei ADHS im Erwachsenenalter: **Vordruck V4**

Psychoedukation bei ADHS

Rückmeldebogen zur Sitzung

Name	Sitzung Nr.	Datum

- Was hat Ihnen an der heutigen Sitzung besonders gut gefallen?

___

___

- Was hat Ihnen an der heutigen Sitzung weniger gut gefallen?

___

___

- Welche Themen wurden in der heutigen Sitzung nicht oder nicht ausreichend behandelt?

___

___

- Was sollte in der nächsten Sitzung unbedingt angesprochen oder besprochen werden?

___

___

- Was sollte in der nächsten Sitzung unbedingt verändert werden?

___

___

	Trifft nicht zu					**Trifft voll zu**
	1	**2**	**3**	**4**	**5**	**6**
Ich habe gut mitgearbeitet.						
Der Therapeut war gut vorbereitet.						
Der Therapeut war engagiert.						
Die Zusammenarbeit in der Gruppe hat mir gut gefallen .						
Ich habe neue Erkenntnisse gewonnen.						
Ich habe neue Informationen bekommen.						
Ich habe etwas dazu gelernt.						
Die heutige Sitzung hat mir sehr gut gefallen.						

Herzlichen Dank für Ihre Mitarbeit!

Psychoedukation bei ADHS im Erwachsenenalter: **Vordruck V5**

Psychoedukation bei ADHS

Einladung zum Nachtreffen

Wir möchten Sie recht herzlich zu unserem ____________________ Nachtreffen einladen!

- Wann? __________________________________
- Wo: __________________________________

Falls Sie an diesem Nachtreffen nicht teilnehmen können, bitten wir Sie, telefonisch unter einer der folgenden Telefonnummern abzusagen.

Name des Gruppenleiters	**Telefonisch erreichbar unter**

Mit freundlichen Grüßen

Unterschrift Gruppenleiter **Unterschrift Gruppenleiter**

Psychoedukation bei ADHS im Erwachsenenalter: **Vordruck V6**

Psychoedukation bei ADHS

Rückmeldebogen zur psychoedukativen Gruppe

Name		Datum	

- Wie beurteilen Sie die Gruppe insgesamt? Bitte geben Sie eine Note zwischen 1 und 6.
  Meine Note: ___________
- Würden Sie anderen empfehlen, an der Gruppe teilzunehmen?
  ankreuzen:

Eindeutig NEIN	
Ich glaube NEIN	
Ich glaube JA	
Eindeutig JA	

- Was hat Ihnen in der psychoedukativen Gruppe besonders gut gefallen?

___

___

___

- Was hat Ihnen in der psychoedukativen Gruppe nicht oder weniger gut gefallen?

___

___

___

- Wie hilfreich war diese psychoedukative Gruppe für Sie?

Gar nicht hilfreich	
Wenig hilfreich	
Hilfreich	
Sehr hilfreich	

- Wie beurteilen Sie den Informationsgewinn durch den Besuch der Gruppe?

Kein	
Niedrig	
Mittel	
Hoch	

- Welche Themen sind nicht oder nicht ausreichend behandelt worden?

___

___

___

Herzlichen Dank für Ihre Mitarbeit!

Psychoedukation bei ADHS im Erwachsenenalter: **Vordruck V7**

8.1.2 Folien

Psychoedukation bei ADHS

Ziele der heutigen Sitzung

- mehr zu erfahren über Ablauf und Inhalte dieser Gruppe, die Gruppenleiter und die anderen Teilnehmer
- zu überlegen, wie die Teilnahme an dieser Gruppe mich dabei unterstützen kann, meinen Umgang mit ADHS und meine Lebensqualität zu verbessern

Psychoedukation bei ADHS im Erwachsenenalter: Sitzung 1/**Folie 1.1**

Psychoedukation bei ADHS

Allgemeine Ziele

- Informations- und Wissensvermittlung zur Diagnose ADHS, ADHS-assoziierten Komorbiditäten und deren Behandlungsmöglichkeiten
- Vermittlung von Strategien und Fertigkeiten zur Selbstregulation und zu einem adaptiven Umgang mit der Diagnose ADHS
- Erfahrungsaustausch mit anderen Betroffenen

Psychoedukation bei ADHS im Erwachsenenalter: Sitzung 1/**Folie 1.2**

Psychoedukation bei ADHS

Sitzung 1:	Kennenlernen und Organisatorisches
Sitzung 2:	Was ist ADHS und wie entsteht ADHS?
Sitzung 3:	Wie kann man ADHS behandeln?
Sitzung 4:	Mein (soziales) Leben mit ADHS
Sitzung 5:	Wie gehe ich mit mir um? Selbstbild und Selbstwert
Sitzung 6:	Von Chaos und Kontrolle – (Selbst-)Organisation im Alltag
Sitzung 7:	Stressmanagement
Sitzung 8:	Stimmungsregulation und Impulskontrolle
Sitzung 9	Selbstmodifikation von problematischem Verhalten
Sitzung 10:	Ausklang und Verabschiedung

Psychoedukation bei ADHS im Erwachsenenalter: Sitzung 1/**Folie 1.3**

Psychoedukation bei ADHS

Therapieziele

- Was möchte ich in der psychoedukativen Gruppe erreichen?
- Wer bzw. was kann mir dabei helfen bzw. mich darin unterstützen?
- Was würde ich damit für mich gewinnen?
- Was genau würde sich in meinem Leben dadurch verändern?

Psychoedukation bei ADHS im Erwachsenenalter: Sitzung 1/**Folie 1.4**

Psychoedukation bei ADHS

Hilfreiche Regeln für eine gute Zusammenarbeit

✓ Pünktlichkeit
✓ Regelmäßigkeit
✓ Schweigepflicht
✓ Zuhören
✓ Ausreden lassen
✓ Respekt
✓ Toleranz
✓ Diskussion

Psychoedukation bei ADHS im Erwachsenenalter: Sitzung 1/**Folie 1.5**

Psychoedukation bei ADHS

Ziele der heutigen Sitzung

➢ Mehr zu erfahren über:
- ✓ Symptome der ADHS
- ✓ Begleiterkrankungen und Folgen der ADHS
- ✓ Ursachen der ADHS
  - – biologische und Umweltfaktoren
  - – wichtige beteiligte Hirnregionen
  - – wichtige beteiligte Botenstoffsysteme

Psychoedukation bei ADHS im Erwachsenenalter: Sitzung 2/**Folie 2.1**

Psychoedukation bei ADHS

ADHS-Symptome können mehr oder weniger stark ausgeprägt sein

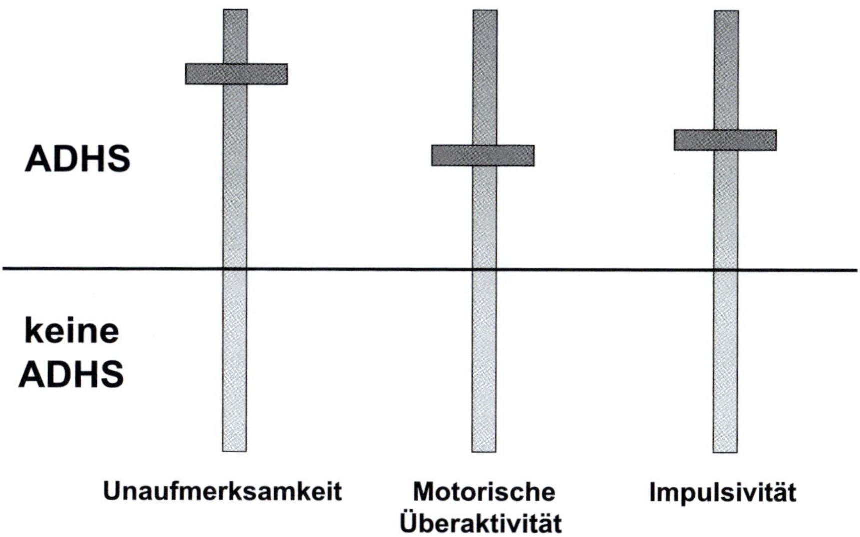

Psychoedukation bei ADHS im Erwachsenenalter: Sitzung 2/**Folie 2.2**

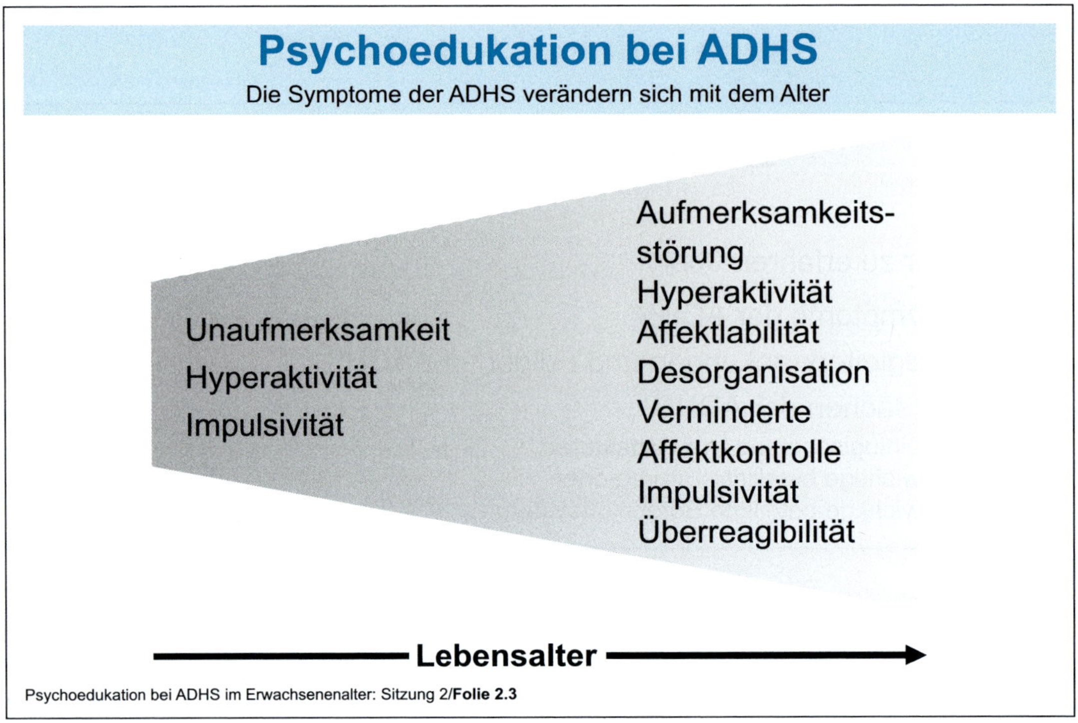
Psychoedukation bei ADHS
Die Symptome der ADHS verändern sich mit dem Alter
Unaufmerksamkeit
Hyperaktivität
Impulsivität
Aufmerksamkeits-
störung
Hyperaktivität
Affektlabilität
Desorganisation
Verminderte
Affektkontrolle
Impulsivität
Überreagibilität
Lebensalter
Psychoedukation bei ADHS im Erwachsenenalter: Sitzung 2/Folie 2.3

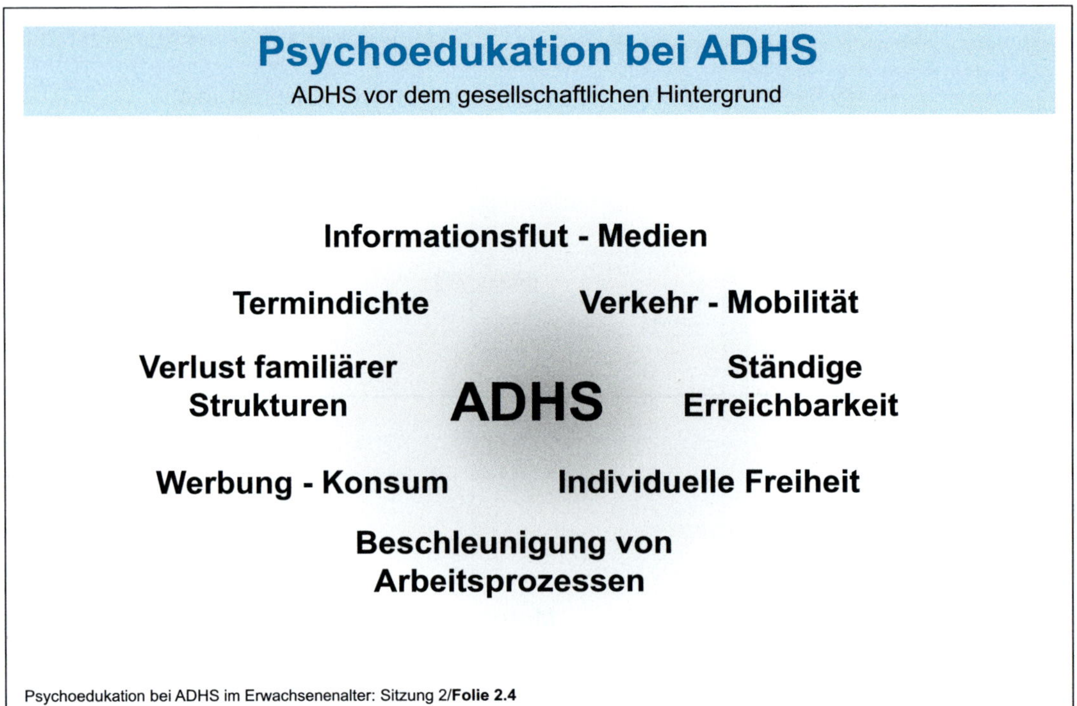
Psychoedukation bei ADHS
ADHS vor dem gesellschaftlichen Hintergrund
Informationsflut - Medien
Termindichte
Verkehr - Mobilität
Verlust familiärer
Strukturen
ADHS
Ständige
Erreichbarkeit
Werbung - Konsum
Individuelle Freiheit
Beschleunigung von
Arbeitsprozessen
Psychoedukation bei ADHS im Erwachsenenalter: Sitzung 2/Folie 2.4

Psychoedukation bei ADHS

ADHS tritt selten allein auf

Depression

Essstörungen

Nikotinsucht

Schlafstörungen

ADHS

Alkohol- und Drogenmissbrauch/-abhängigkeit

Persönlichkeitsstörungen

Angststörungen

Zwangsstörungen

Psychoedukation bei ADHS im Erwachsenenalter: Sitzung 2/**Folie 2.5**

Psychoedukation bei ADHS

ADHS führt oft zu Problemen in verschiedenen Lebensbereichen

Partnerschaft/Ehe

Sexualität

Kindererziehung

Freundschaften

ADHS

Schule und Ausbildung

Straßenverkehr

Beruflicher Erfolg

Rechtliche Belange

Psychoedukation bei ADHS im Erwachsenenalter: Sitzung 2/**Folie 2.6**

Psychoedukation bei ADHS

Ursachen der ADHS

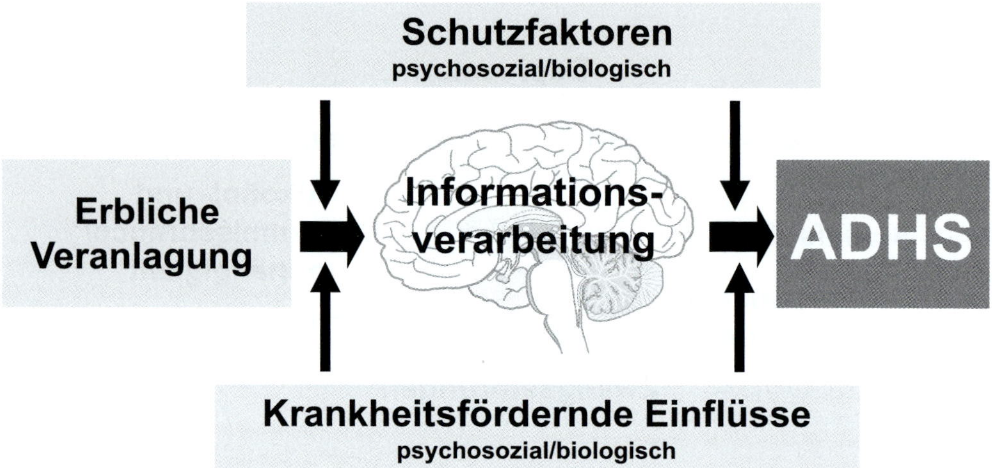

Psychoedukation bei ADHS im Erwachsenenalter: Sitzung 2/**Folie 2.7**

Psychoedukation bei ADHS

Umweltbedingte Risikofaktoren

- Schädigungen des Zentralen Nervensystems vor, während oder kurz nach der Geburt
  - Rauchen der Mutter
  - Alkoholkonsum
  - Geburtskomplikationen
  - Geringes Geburtsgewicht
- Psychosoziale Belastungen in der Kindheit haben Auswirkungen auf Ausprägung und Verlauf der ADHS
- Allergene aus Nahrungsmitteln spielen nur bei einer kleinen Gruppe von Betroffenen eine Rolle
- Keine Bedeutung haben Zucker, Süßstoffe, Phosphate u.a.

Psychoedukation bei ADHS im Erwachsenenalter: Sitzung 2/**Folie 2.8**

Psychoedukation bei ADHS

„Exekutivfuntkionen“ des Frontalhirns

- Planen, Organisieren, Ziele setzen
- Handlungen initiieren und inhibieren
- Interferenzkontrolle
- Strategisches Denken und Handeln
- Problemlösung
- Aufmerksamkeitssteuerung
- Arbeitsgedächtnis
- Beachten und Erkennen von Regeln und Gesetzmäßigkeiten
- Kognitive Umstellfähigkeit

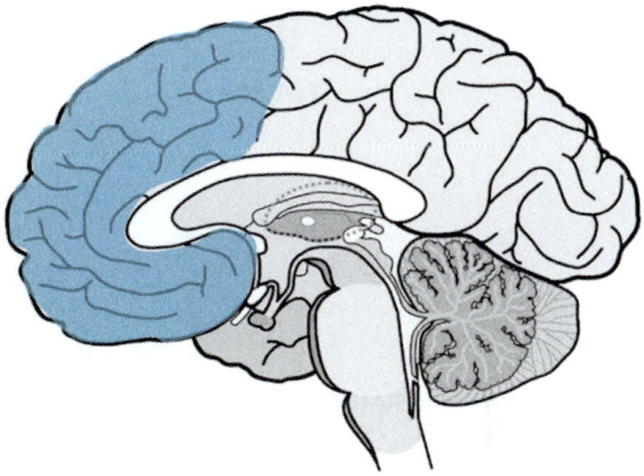

Psychoedukation bei ADHS im Erwachsenenalter: Sitzung 2/**Folie 2.9**

Psychoedukation bei ADHS

Die Botenstoffe Dopamin und Noradrenalin modulieren die Funktion des Frontalhirns

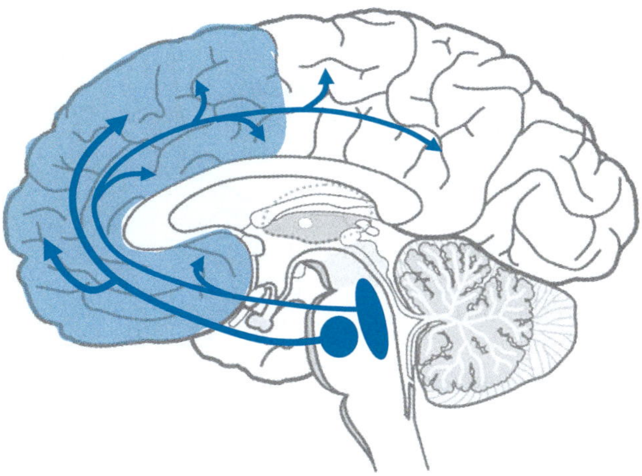

Psychoedukation bei ADHS im Erwachsenenalter: Sitzung 2/**Folie 2.10**

Psychoedukation bei ADHS

Wie werden Informationen mit Hilfe des Botenstoffs Dopamin von einer Nervenzelle auf die nächste übertragen ?

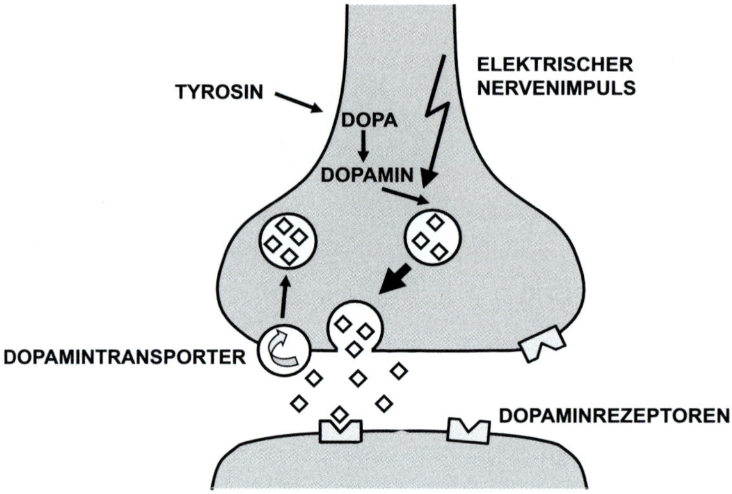

Psychoedukation bei ADHS im Erwachsenenalter: Sitzung 2/**Folie 2.11**

Psychoedukation bei ADHS

Genetische Risikofaktoren

Genetische Risikofaktoren

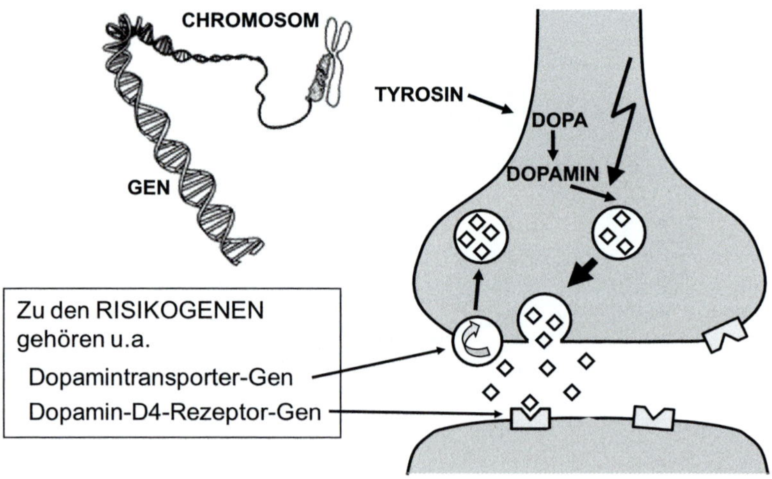

Psychoedukation bei ADHS im Erwachsenenalter: Sitzung 2/**Folie 2.12**

Psychoedukation bei ADHS

Das Wichtigste in der Übersicht

- Die Symptome der ADHS sind Extremausprägungen normaler psychischer Funktionen
- Die Symptome verändern sich mit dem Alter
- Zusätzliche psychische Probleme und soziale Folgen sind häufig
- Genetische und Umweltfaktoren verursachen ADHS gemeinsam
- ADHS ist eine Störung der Informationsverarbeitung (Exekutivfunktionen), vor allem im Bereich des Frontalhirns
- Dopamin ist der wichtigste Botenstoff, durch den die Exekutivfunktionen im Frontalhirn reguliert werden

Psychoedukation bei ADHS im Erwachsenenalter: Sitzung 2/**Folie 2.13**

Psychoedukation bei ADHS

Ziele der heutigen Sitzung

- mehr zu erfahren über:
  - ✓ Ziele der psychotherapeutischen und pharmakologischen Behandlung von ADHS
  - ✓ Psychologische Behandlungsmöglichkeiten der ADHS
  - ✓ Medikamentöse Behandlung der ADHS
    - Substanzen
    - Wirkungen und Nebenwirkungen
    - Wirkungsweise von Stimulanzien

Psychoedukation bei ADHS im Erwachsenenalter: Sitzung 3/**Folie 3.1**

Psychoedukation bei ADHS

Ziele der Behandlung: Schwächen reduzieren – Stärken nutzbar machen

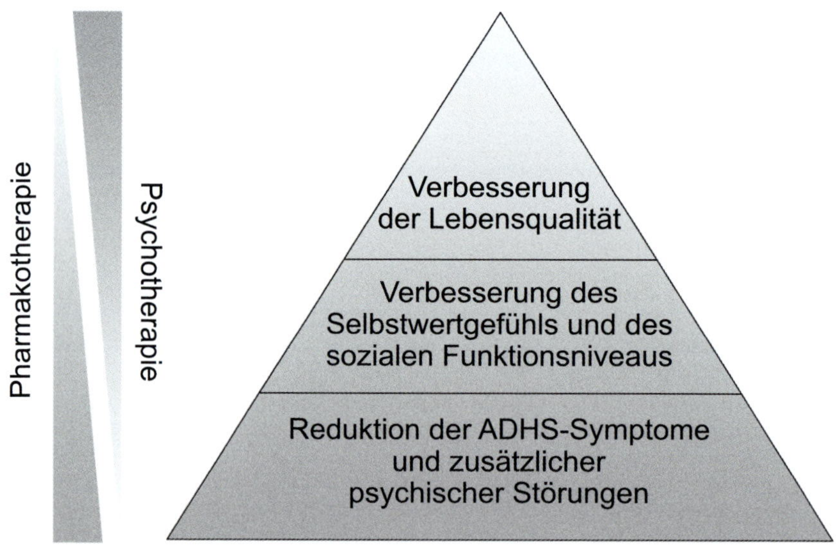

Psychoedukation bei ADHS im Erwachsenenalter: Sitzung 3/**Folie 3.2**

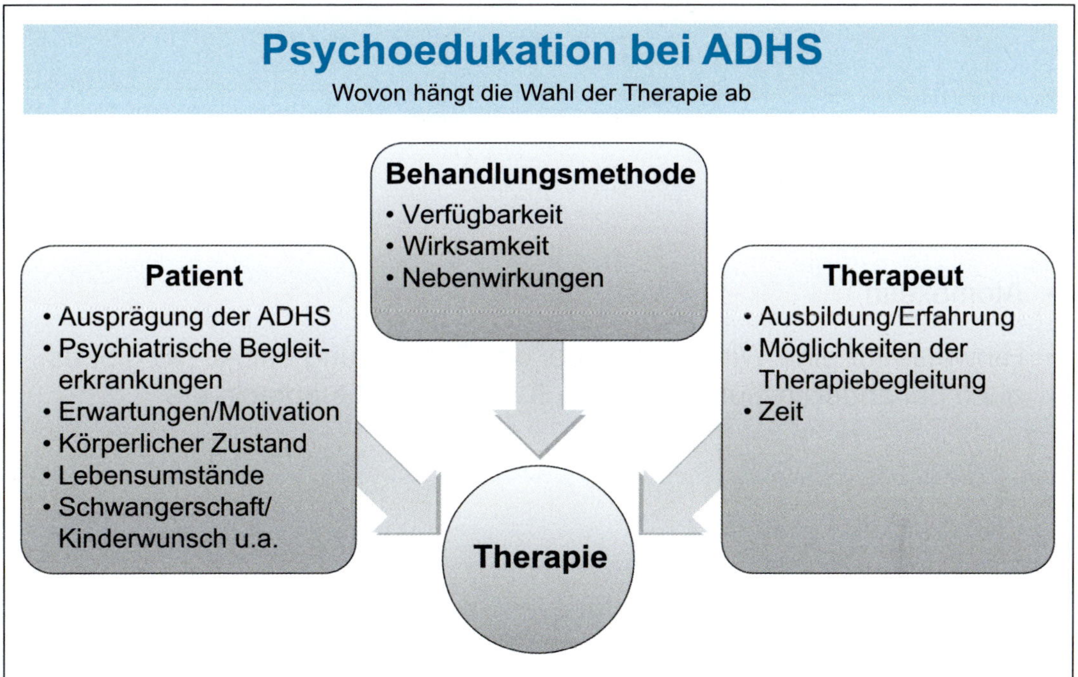

Psychoedukation bei ADHS im Erwachsenenalter: Sitzung 3/**Folie 3.3**

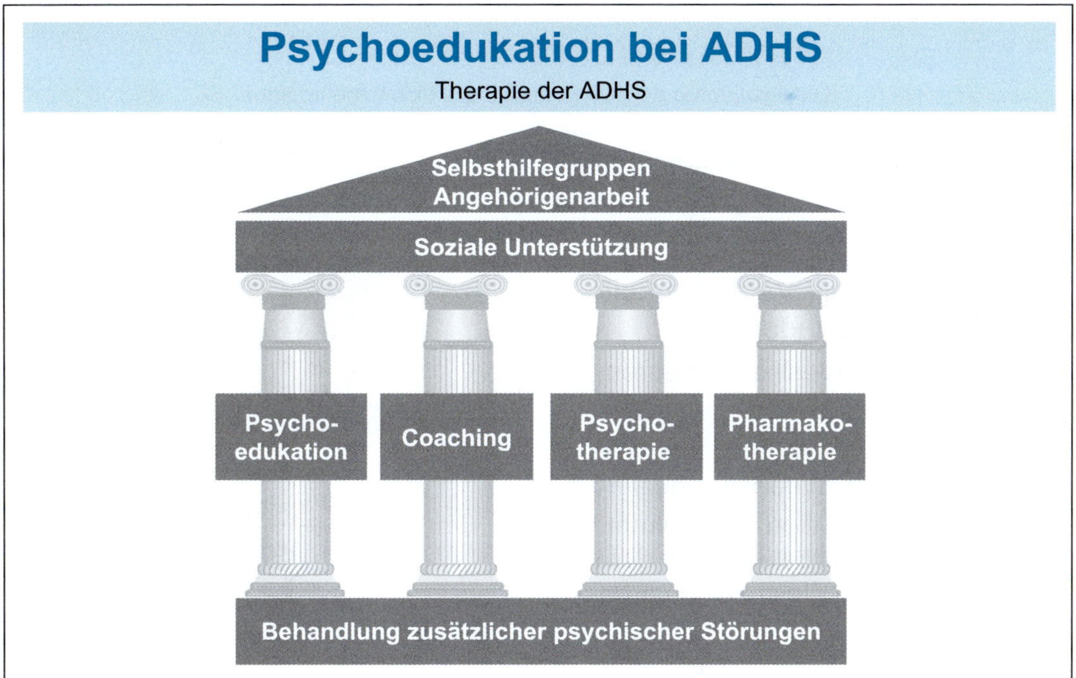

Psychoedukation bei ADHS im Erwachsenenalter: Sitzung 3/**Folie 3.4**

Psychoedukation bei ADHS

Medikamente zur Behandlung der ADHS

- Stimulanzien
  - Methylphenidat
  - Lisdexamfetamin
- Atomoxetin
- Hinweise für eine Wirksamkeit bei der Behandlung der ADHS gibt es auch bei anderen Substanzen, z. B. Modafinil, Guanfacin u.a.

Psychoedukation bei ADHS im Erwachsenenalter: Sitzung 3/**Folie 3.5**

Psychoedukation bei ADHS

Die Symptome der ADHS verändern sich mit dem Alter

Stimulanzien normalisieren die Informationsübertragung an dopaminergen Synapsen.

Sie erhöhen die Verfügbarkeit von Dopamin, indem sie

① die Speichervesikel entleeren,

② die Wiederaufnahme blockieren.

③ Gleichzeitig wird aber auch die Aktivität der Synapse reduziert.

⇨ Nur noch wichtige Nervenimpulse werden weitergeleitet und deren Übertragung gleichzeitig verbessert.

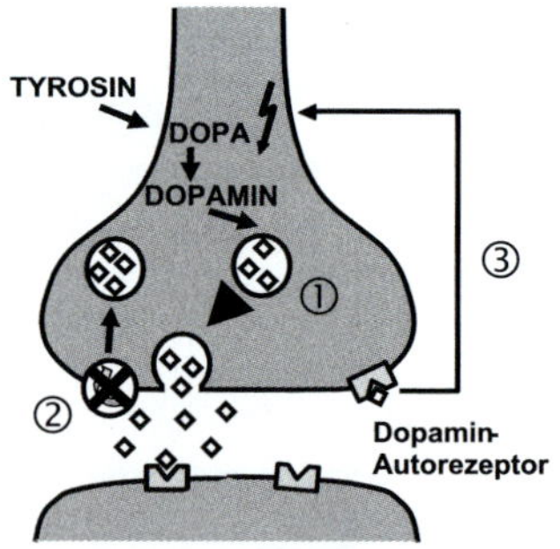

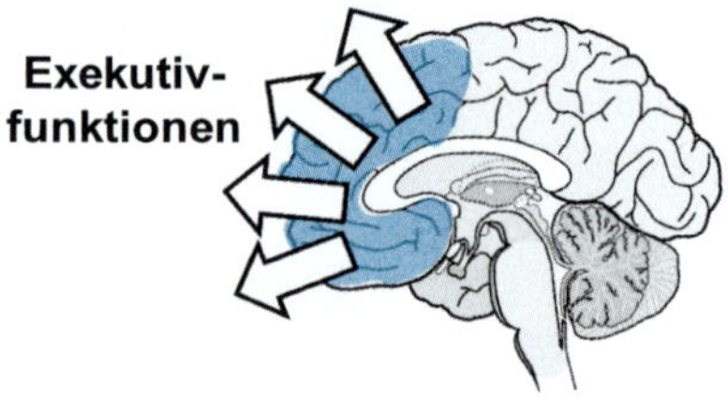

Psychoedukation bei ADHS im Erwachsenenalter: Sitzung 3/**Folie 3.6**

Psychoedukation bei ADHS

Das Wichtigste in der Übersicht

- Zur Behandlung der ADHS im Erwachsenenalter eignen sich psychotherapeutische und pharmakologische Verfahren.
- Die Wahl der geeigneten Therapie muss bei jedem Patienten individuell festgelegt werden.
- Stimulanzien sind bei der ADHS-Behandlung derzeit das Mittel der ersten Wahl.
- Nebenwirkungen sind in der Regel nur zu Beginn der Behandlung zu erwarten. Sie sind dosisabhängig und reversibel.
- Eine medikamentöse Behandlung erfordert eine gute Abstimmung zwischen Arzt und Patient.

Psychoedukation bei ADHS im Erwachsenenalter: Sitzung 3/**Folie 3.7**

Psychoedukation bei ADHS

Ziele der heutigen Sitzung

- herauszufinden, welche Anteile der ADHS-Symptomatik sich positiv auf mein Leben auswirken
- herauszufinden, welche positiven Reaktionen ich von meinem sozialen Umfeld erhalte
- darüber nachzudenken, welche problematischen Anteile der ADHS-Symptomatik noch zu verändern sind

Psychoedukation bei ADHS im Erwachsenenalter: Sitzung 4/**Folie 4.1**

Psychoedukation bei ADHS

Besonderes Potenzial von Menschen mit ADHS

- Die bei Menschen mit ADHS vorhandene erhöhte Reizoffenheit und Hypersensitivität für verschiedene Sinnesqualitäten bedingen eine besondere Wahrnehmungsfähigkeit.
- Menschen mit ADHS weisen eine hohe Kreativität auf.
- Menschen mit ADHS haben eine ausgeprägte Fähigkeit außerhalb „eingefahrener Gleise“ zu denken.
- Menschen mit ADHS können sehr beredt sein.
- Durch die Fähigkeit zur Hyperfokussierung können sich Menschen mit ADHS bestimmten Dingen oder Problemstellungen, die sie interessieren, besonders intensiv und ausdauernd widmen.
- Menschen mit ADHS sind „Multitasking“-fähig.
- Menschen mit ADHS können durch ihre Fähigkeiten in bestimmten Berufen außergewöhnlich erfolgreich sein (Künstler, Erfinder, Verkäufer etc.).
- Viele berühmte Persönlichkeiten (Mozart, Einstein etc.) werden retrospektiv mit der Diagnose ADHS bedacht.
- ...
- ...
- ...

Psychoedukation bei ADHS im Erwachsenenalter: Sitzung 4/**Folie 4.2**

Psychoedukation bei ADHS

Ziele der heutigen Sitzung

- mehr darüber zu erfahren, wie ich mit mir umgehe – insbesondere in schwierigen Zeiten
- darüber nachzudenken, wie ich mich (noch) besser unterstützen und mir hilfreich zur Seite stehen kann

Psychoedukation bei ADHS im Erwachsenenalter: Sitzung 5/**Folie 5.1**

Psychoedukation bei ADHS

Der Innere Trainer

– überlegen Sie sich, wie sich Ihr *„Innerer Trainer"* verhält –

- Macht er Ihnen keinerlei Hoffnung?
- Schimpft er in schwierigen Momenten mit Ihnen?
- Traut er Ihnen nichts zu?
- Befürchtet er immer das Schlimmste?
- Erwartet er Misserfolg?
- Bewertet er Erfolge als „Zufall" oder „Glück"?
- Duldet er keine Ausnahmen?
- Gönnt er Ihnen keine „Auszeit"?

- Glaubt er an Sie?
- Ermutigt er Sie - gerade und besonders auch - in schwierigen Momenten?
- Macht er Ihnen Hoffnung?
- Gönnt er Ihnen Ruhepausen und Entspannung?
- Bewertet er Erfolg als persönliche Leistung und als „verdient"?
- Lässt er auch mal Fünfe gerade sein?
- Legt er Wert auf Ablenkung und Geselligkeit?

Psychoedukation bei ADHS im Erwachsenenalter: Sitzung 5/**Folie 5.2**

Psychoedukation bei ADHS

Ziele der heutigen Sitzung

- mehr darüber zu erfahren, was meine alltäglichen „ChaosStifter“ und OrdnungHalter“ sind.
- darüber nachzudenken, wie ich mich im Alltag (noch) besser strukturieren und Ordnung schaffen bzw. halten kann

Psychoedukation bei ADHS im Erwachsenenalter: Sitzung 6/**Folie 6.1**

Psychoedukation bei ADHS

OrdnungHalter

- Tages-, Wochen und Monatspläne aufstellen
- „To do“-Listen schreiben (Was? Bis wann? Wie? Mit wem?) und diese abarbeiten
- Nur 1 Terminkalender führen
- Sich an wichtige Termine erinnern lassen (z. B. Erinnerungsfunktion im Handy)
- Für wiederkehrende Tätigkeiten (z. B. Wohnzimmer aufräumen) feste Zeiten und Abläufe einführen
- Gedächtnisstützen sichtbar anbringen
- Sachen immer gleich wegräumen und immer am gleichen Platz ablegen
- Zu erledigende Arbeiten in überschaubare und zu bewältigende Teilschritte zerlegen und diese nacheinander abarbeiten
- Immer Wichtiges oder Dringliches zuerst erledigen

Psychoedukation bei ADHS im Erwachsenenalter: Sitzung 6/**Folie 6.2**

Psychoedukation bei ADHS

Ziele der heutigen Sitzung

- mehr zum Thema Stress zu erfahren
- zu überlegen, was ich selbst zum Thema: Stressreduktion und Stressmanagement beitragen kann

Psychoedukation bei ADHS im Erwachsenenalter: Sitzung 7/**Folie 7.1**

Psychoedukation bei ADHS

Stress und Stressreaktion

- ***Stressor*** = alles, was mir Stress bereitet
- ***Stress*** = unspezifische Körperreaktion auf jede Art von Beanspruchung

Wahrnehmung eines Stressors

Alarmreaktion

Bewertung des Stressors als handlungsrelevant, d.h. als **Gefahr** oder **Herausforderung:** *„Ich muss was tun!"*

Widerstandsphase

Stressreaktion = wie ich auf den Stressor reagiere

„Kampf" *„Flucht"*

Erschöpfungsphase

Regenerationsphase

Psychoedukation bei ADHS im Erwachsenenalter: Sitzung 7/**Folie 7.2**

Psychoedukation bei ADHS

Körperliche Veränderungen bei Stress

- ***Stress*** = unspezifische Körperreaktion auf jede Art von **Beanspruchung**
- Zweck: Schnelle Mobilisierung von „Energie“, um eine Anforderung zu bewältigen

Zielorgan	*Was passiert bei „Stress“ kurzfristig?*
Herz, Blut und Blutkreislauf	Herzminutenvolumen ↑, Puls↑, Blutdruck↑, Blutgerinnung↑, „Zentralisierung“ der Durchblutung
Haut	Schwitzen ↑
Bronchien	Sauerstoffversorgung ↑, Atemfrequenz ↑
Leber	Blutzucker ↑
Muskel	Muskelspannung ↑, Milchsäure ↑
Fettgewebe	freie Fettsäuren ↑
Gehirn	Durchblutung und Stoffwechsel ↑
Magen-Darm-Trakt	Verdauungstätigkeit ↓

Psychoedukation bei ADHS im Erwachsenenalter: Sitzung 7/**Folie 7.3**

Psychoedukation bei ADHS

Das transaktionale Stressmodell

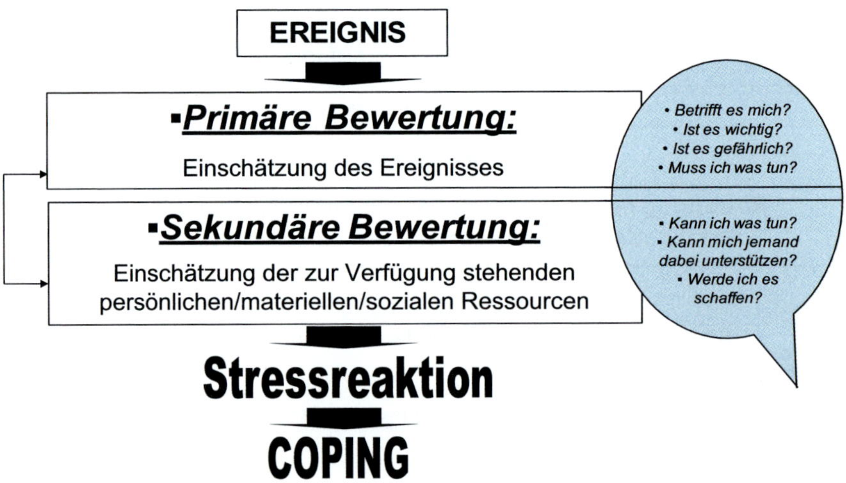

Psychoedukation bei ADHS im Erwachsenenalter: Sitzung 7/**Folie 7.4**

Psychoedukation bei ADHS

Externe und interne Stressoren

Externer Stressor:

- Zeitdruck bzw. zu lange Arbeitszeiten
- zu viele Termine
- Spannungen und Streit
- zu viele Anforderungen auf einmal, denen man nicht gleichzeitig gerecht werden kann
- unklare und mehrdeutige Situationen
- zu viele oder zu wenige menschliche Kontakte
- Veränderungen in wichtigen Lebensbereichen
- Langeweile und Unterforderung

Interner Stressor:

- Negatives Denken
- starke Selbstzweifel
- Selbstabwertung
- Schuldgefühle
- Resignation
- Perfektionismus
- Erwartungs- und Versagensangst
- unterdrückte Gefühle

Stressreaktion

- **körperlich:**
  - Anspannung
  - Verspannung
  - Unruhe
- **emotional:**
  - Wut
  - Angst
  - Depression
- **gedanklich:**
  - Grübeln
  - Katastrophisieren
  - Schwarz-weiß-Denken
- **Verhalten:**
  - Angriff
  - Flucht
  - "Sich-tot-Stellen"

Psychoedukation bei ADHS im Erwachsenenalter: Sitzung 7/**Folie 7.5**

Psychoedukation bei ADHS

Alles im Lot – Die Balance wahren

Belastung
Anspannung
Aktivität

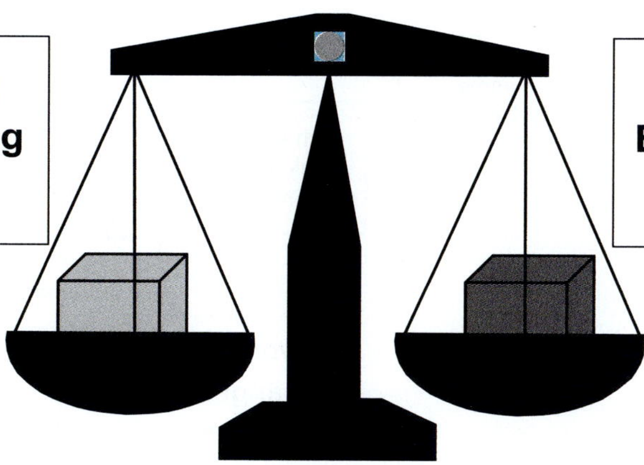

Entlastung
Entspannung
Pause

Psychoedukation bei ADHS im Erwachsenenalter: Sitzung 7/**Folie 7.6**

Psychoedukation bei ADHS

Stressmanagement

Insbesondere bei wiederkehrenden Stressbelastungen haben sich folgende Fragen als ***sinnvoll*** erwiesen:

- Kann ich das, was mir Stress bereitet, verändern, verkürzen oder ihm aus dem Weg gehen?
- Kann ich meine Einstellung oder meine Bewertung hilfreich verändern, sodass mich das Ganze weniger bzw. nicht mehr stresst?
- Wie kann ich mich unterstützen, das Ganze besser durchzustehen?
- Was ist mein Ausgleich? Wie kann ich „Dampf“ ablassen? Wie kann ich mir etwas Gutes tun? Wie kann ich mich (trotzdem) entspannen? Wie werde ich mich davon erholen? Wann?

Psychoedukation bei ADHS im Erwachsenenalter: Sitzung 7/**Folie 7.7**

Psychoedukation bei ADHS

„STOPP!“ – Technik bei negativer Gedankenlawine

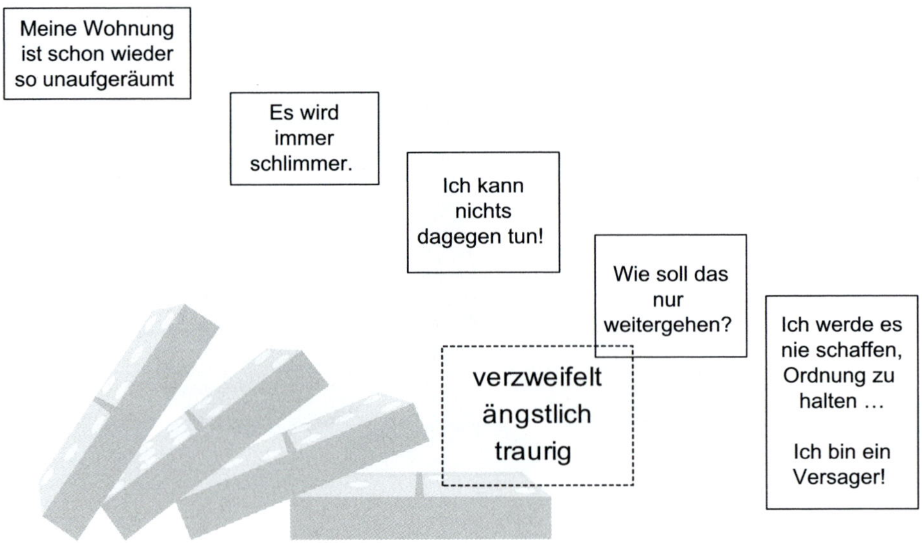

Psychoedukation bei ADHS im Erwachsenenalter: Sitzung 7/**Folie 7.8**

Psychoedukation bei ADHS

Ziele der heutigen Sitzung

- mehr zu den Themen Gefühlsregulation und Impulskontrolle zu erfahren
- zu überlegen, wie ich ausgleichend auf meine Stimmung einwirken kann

Psychoedukation bei ADHS im Erwachsenenalter: Sitzung 8/**Folie 8.1**

Psychoedukation bei ADHS

Begriffserklärung

Emotion	Gefühl	Affekt	Stimmung
▪ Aktueller **psycho-physiologischer** Zustand einer Person ▪ Tritt als **Reaktion** auf einen **internen/externen Reiz** auf, der vom Individuum als bedeutsam erlebt wird ▪ Hat eine **verhaltensbezogene, gefühlsbezogene** (s. Gefühl), **körperliche** (was spüre ich?) und **kognitive** (was denke ich?) Komponente ▪ Löst eine **Handlungsbereitschaft** bzw. einen **Handlungsimpuls** aus ▪ Weist eine **interaktive** bzw. **kommunikative** Komponente auf	▪ Subjektives Erleben einer Emotion ▪ z. B.: Freude; Trauer; Wut; Ärger; Liebe; Langeweile; Angst; Glück; Zufriedenheit; Hass; Stolz usw.	▪ Besonders intensive Emotion bei gleichzeitig herabgesetzter rationaler Einflussnahme („Affekthandlung") ▪ Beiklang des Heftigen/Unkontrollierbaren ▪ Wird manchmal (verwirrenderweise) synonym mit dem Begriff „Emotion" verwendet	▪ Mittel- bis langfristige emotionale Veränderungen ▪ Im Gegensatz zu Emotionen meist geringere Intensität ▪ Wird manchmal (verwirrenderweise) synonym mit dem Begriff „Emotion" verwendet

Psychoedukation bei ADHS im Erwachsenenalter: Sitzung 8/**Folie 8.2**

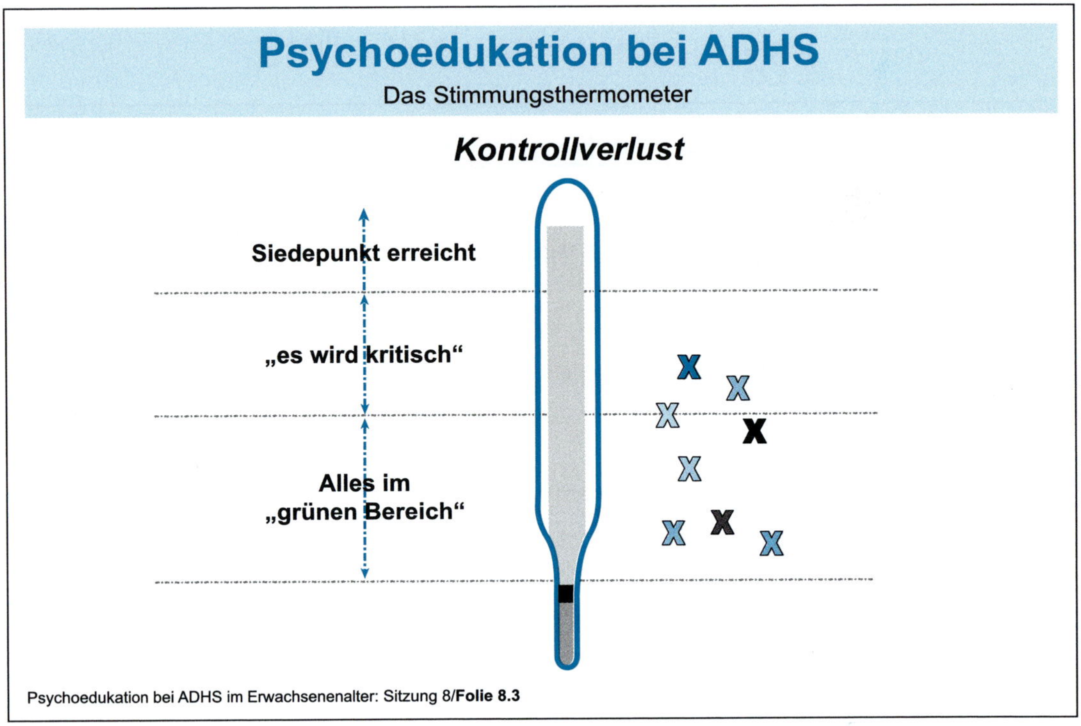
Psychoedukation bei ADHS
Das Stimmungsthermometer
Kontrollverlust
Siedepunkt erreicht
„es wird kritisch“
Alles im „grünen Bereich“
X
X
X
X
X
X
X
X
Psychoedukation bei ADHS im Erwachsenenalter: Sitzung 8/Folie 8.3

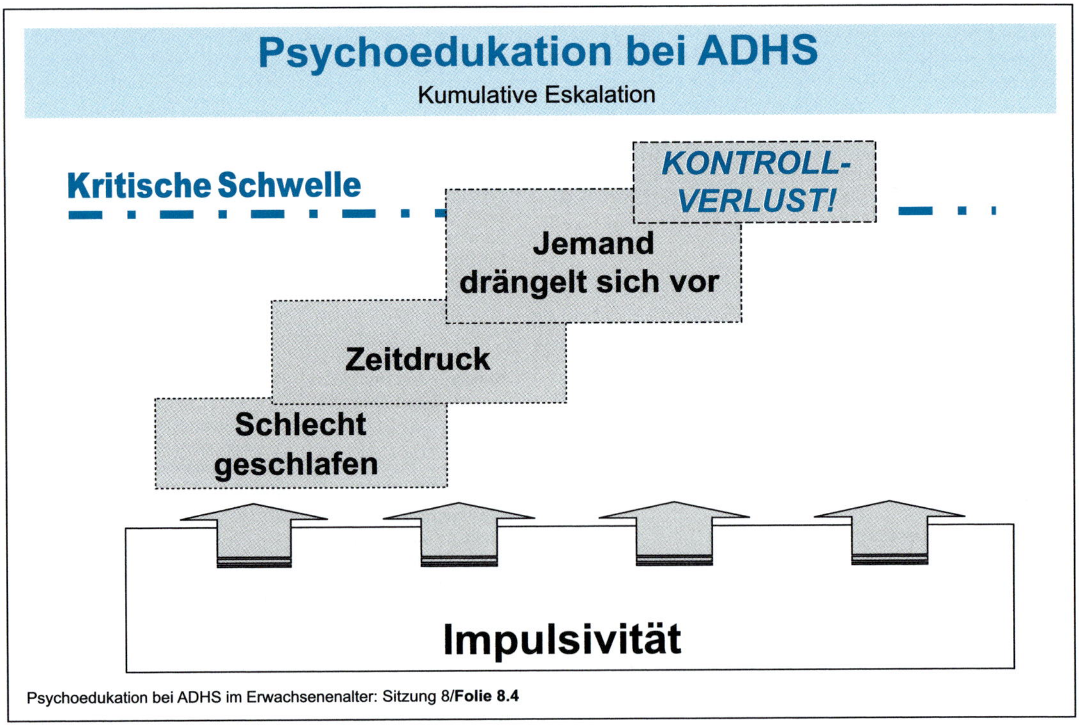
Psychoedukation bei ADHS
Kumulative Eskalation
Kritische Schwelle
KONTROLL-VERLUST!
Jemand drängelt sich vor
Zeitdruck
Schlecht geschlafen
Impulsivität
Psychoedukation bei ADHS im Erwachsenenalter: Sitzung 8/Folie 8.4

Psychoedukation bei ADHS

Warnsignale und Gegenmaßnahmen

- **ROTE Zone:** ***„Stopp! Sofort gegensteuern!“*** = alle Maßnahmen ergreifen, die verhindern, dass ich die Kontrolle verliere und mir helfen, wieder in die GRÜNE Zone zu kommen
- **GELBE Zone:** ***„Sofort herunterregulieren!“*** = alle Maßnahmen, die eine Spannungszunahme verhindern und mich wieder in die GRÜNE Zone bringen
- **GRÜNE Zone:** ***„Weiter so! ALLES was mir GUT tut!“*** = alle Maßnahmen weiterführen/ergreifen, die verhindern können, dass ich in die GELBE oder sogar ROTE Zone komme

Psychoedukation bei ADHS im Erwachsenenalter: Sitzung 8/**Folie 8.5**

Psychoedukation bei ADHS

<u>Ziele der heutigen Sitzung</u>

- mehr zum Thema Selbstmodifikation zu erfahren,
- zu überlegen, wie ich Problemverhalten selbstständig und effektiv analysieren und lösen kann.

Psychoedukation bei ADHS im Erwachsenenalter: Sitzung 9/**Folie 9.1**

Psychoedukation bei ADHS

Das Problemverhalten-Lösungsschema

- Ich gebe meinem Problemverhalten einen Namen bzw. Titel.
- Ich beschreibe mein Problemverhalten detailliert.
- Ich analysiere die vorausgehenden Bedingungen und die Konsequenzen meines Problemverhaltens.
- Ich denke darüber nach, ob ich schon bereit bin, mich zu verändern.
- Ich beschließe, mein Problemverhalten zu verändern.
- Ich überlege mir, WAS ich WIE daran verändern möchte.
- Ich überlege mir, WIE mein problematisches Verhalten geändert werden kann.
- Ich wähle Lösungsschritte aus und erstelle einen Handlungsplan, wie ich das Ganze umsetzen kann.
- Ich überlege, womit ich mich fürs Durchhalten und für die Zielerreichung belohnen kann.
- Ich setze mein Vorhaben in die Tat um und STARTE!

Psychoedukation bei ADHS im Erwachsenenalter: Sitzung 9/**Folie 9.2**

Psychoedukation bei ADHS

Ziele der heutigen Sitzung

- darüber nachzudenken und zu würdigen, was man im Rahmen dieser psychoedukativen Gruppe gelernt, verändert und erreicht hat.

Psychoedukation bei ADHS im Erwachsenenalter: Sitzung 10/**Folie 10.1**

8.1.3 Handouts

Psychoedukation bei ADHS

Überblick über die Sitzungen 1 bis 10

- Sitzung 1: Kennenlernen und Organisatorisches
- Sitzung 2: Was ist ADHS und wie entsteht ADHS?
- Sitzung 3: Wie kann man ADHS behandeln?
- Sitzung 4: Mein (soziales) Leben mit ADHS
- Sitzung 5: Wie gehe ich mit mir um? Selbstbild und Selbstwert
- Sitzung 6: Von Chaos und Kontrolle – (Selbst-)Organisation im Alltag
- Sitzung 7: Stressmanagement
- Sitzung 8: Stimmungsregulation und Impulskontrolle
- Sitzung 9: Selbstmodifikation von problematischem Verhalten
- Sitzung 10: Ausklang und Verabschiedung

Psychoedukation bei ADHS im Erwachsenenalter: Sitzung 1/**Handout 1.1**

Psychoedukation bei ADHS

Persönliche Therapieziele

Was möchte ich hier erreichen?

Wer bzw. was kann mir dabei helfen bzw. mich darin unterstützen?

Was würde ich damit für mich gewinnen?

Was genau würde sich in meinem Leben dadurch verändern?

Psychoedukation bei ADHS

Hilfreiche Regeln für eine gute Zusammenarbeit

√ Nehmen Sie an allen 10 Sitzungen teil.

√ Seien Sie bitte pünktlich.

√ Bewahren Sie Stillschweigen über die anderen Gruppenmitglieder und deren Äußerungen.

√ Es kann immer nur einer sprechen.

√ Lassen Sie den anderen ausreden.

√ Hören Sie aufmerksam zu.

√ Sprechen Sie ausschließlich von Ihren eigenen Erfahrungen bzw. Meinungen, indem Sie das Wort „ICH“ verwenden.

√ Vermeiden Sie in Ihren Ausführungen die Wörter „man“ oder „wir“, allgemeine Ratschläge oder allgemeingültige Lebensweisheiten.

√ Respektieren Sie die Erfahrungen, Meinungen und Erlebnisse der anderen Gruppenmitglieder.

20 Fragen zur ADHS

Der ADHS-Wissensfragebogen

Bitte kreuzen Sie jeweils die Antwort an, die Ihrer Meinung nach zutrifft:	**richtig**	**falsch**	**weiß nicht**
1. ADHS ist eine Störung, die auch erst im Erwachsenenalter entstehen kann.	☐	☐	☐
2. Bei ADHS liegt eine Störung der Frontalhirnfunktionen vor.	☐	☐	☐
3. Mit der richtigen Ernährung kann man ADHS effektiv behandeln.	☐	☐	☐
4. Zur medikamentösen Behandlung der ADHS eignen sich Stimulanzien und Tranquilizer (Beruhigungsmittel).	☐	☐	☐
5. Stimulanzien dürfen nicht auf Dauer angewendet werden, da die Gefahr besteht, davon süchtig zu werden.	☐	☐	☐
6. Erwachsene mit ADHS leiden oft auch an Depressionen und Ängsten.	☐	☐	☐
7. Bei ADHS ist eine medikamentöse Behandlung nur vertretbar, wenn alle anderen Maßnahmen versagt haben.	☐	☐	☐
8. Soziale Probleme sind bei Menschen mit ADHS eher die Ausnahme.	☐	☐	☐
9. Die Wahl der Therapie bei ADHS hängt von der Ausprägung der Symptome und den Folgen für den Betroffenen ab.	☐	☐	☐
10. Die Symptome der ADHS wandeln sich vom Kindes- ins Erwachsenenalter.	☐	☐	☐
11. Stimmungsschwankungen gehören nicht zum Krankheitsbild der ADHS im Erwachsenenalter.	☐	☐	☐
12. Dopamin ist ein Botenstoff, der Signale von einer Nervenzelle auf die nächste überträgt.	☐	☐	☐
13. Psychotherapie hilft dabei, mit den Symptomen der ADHS besser umzugehen.	☐	☐	☐
14. Bei ADHS sind die so genannten „Exekutivfunktionen" gestört, die durch Teile des Großhirns gesteuert werden.	☐	☐	☐
15. Antidepressiva helfen nicht bei ADHS, sondern nur gegen begleitende Depressionen.	☐	☐	☐
16. Hyperaktivität steht in der Regel auch bei Erwachsenen mit ADHS im Vordergrund.	☐	☐	☐
17. ADHS lässt sich im Erwachsenenalter nur schlecht behandeln, weil das Gehirn sich dann nicht mehr verändert.	☐	☐	☐
18. ADHS tritt in Familien oft gehäuft auf, da genetische Faktoren ADHS mitverursachen.	☐	☐	☐
19. Stimulanzien blockieren die Wiederaufnahme von Dopamin in die Nervenzelle.	☐	☐	☐
20. Umwelteinflüsse sind für die Entstehung von ADHS von Bedeutung.	☐	☐	☐

Psychoedukation bei ADHS im Erwachsenenalter: Sitzung 1/**Handout 1.4**

Psychoedukation bei ADHS

Alltagssituationen und Symptome der ADHS

Bitte machen Sie an 3 typischen Beispielen deutlich, in welchen Alltagssituationen sich Symptome der ADHS bei Ihnen besonders bemerkbar machen.

Alltagsituation	ADHS-Symptomatik
Situation 1	
Situation 2	
Situation 3	

Psychoedukation bei ADHS

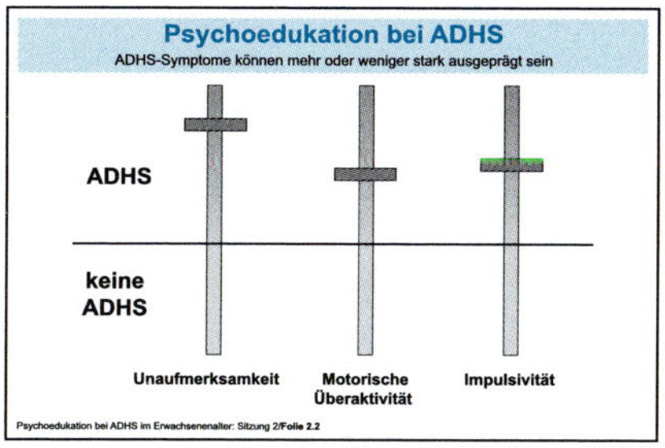

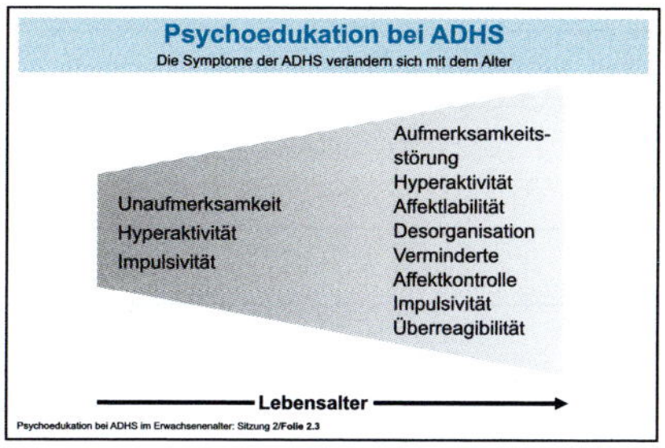

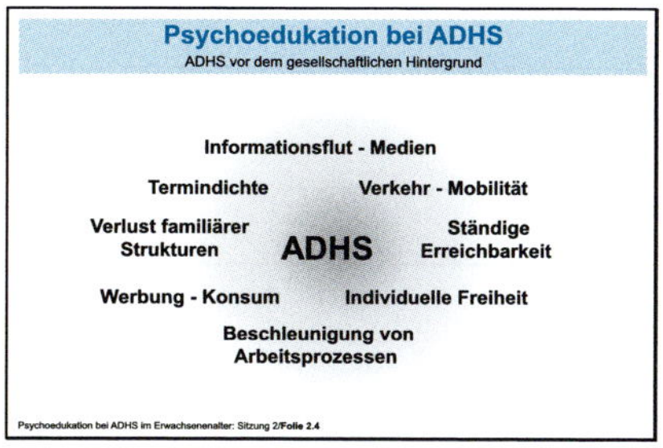

Psychoedukation bei ADHS im Erwachsenenalter: 2. Sitzung/**Handout 2.1.1 - 2.1.4**

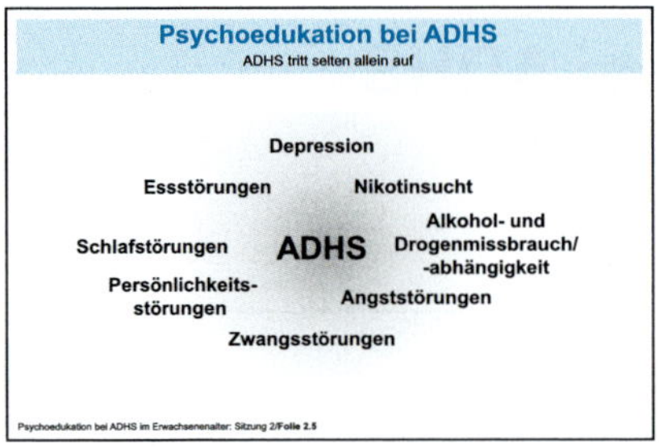

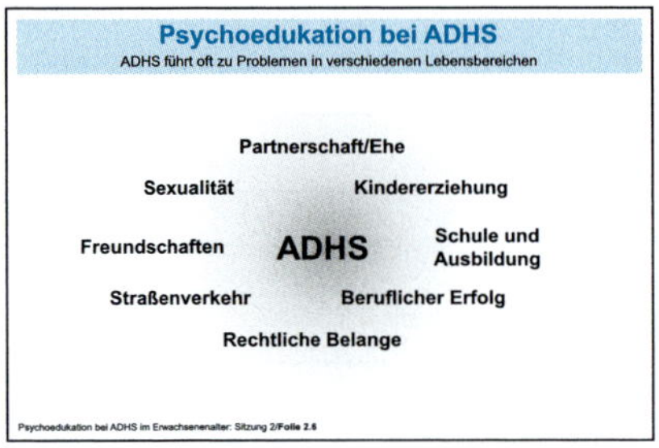

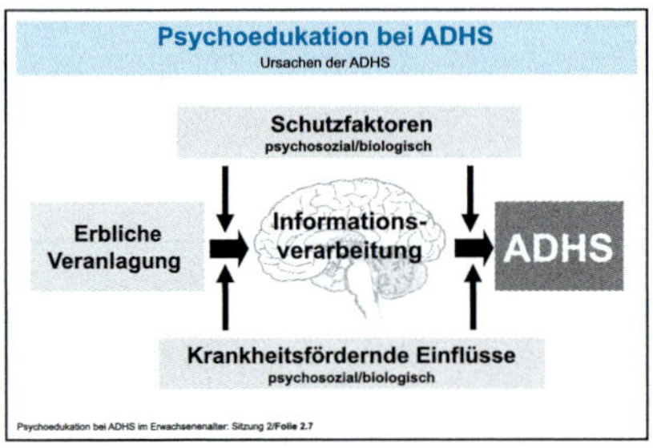

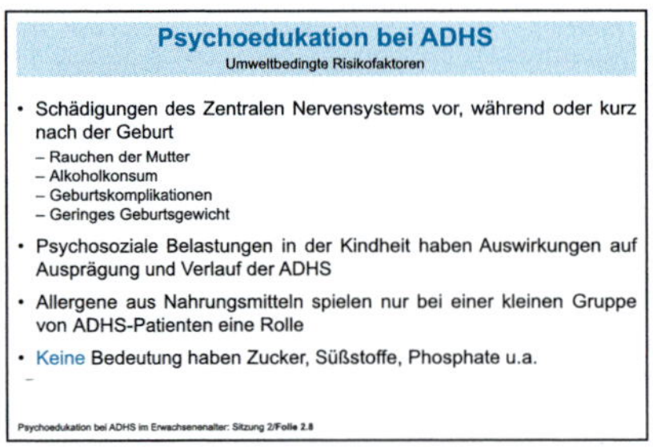

Psychoedukation bei ADHS im Erwachsenenalter: 2. Sitzung/**Handout 2.1.1 - 2.1.4**

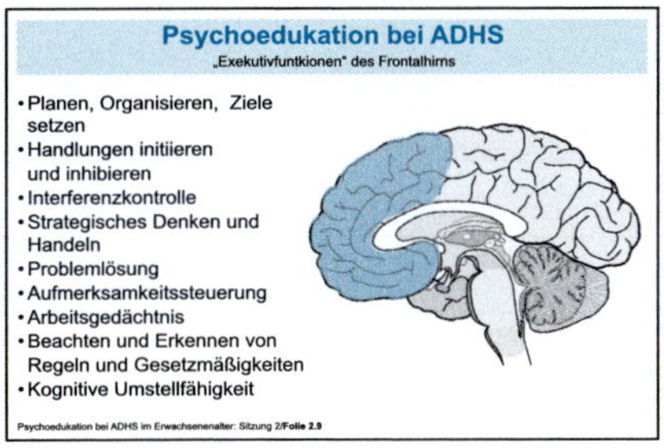

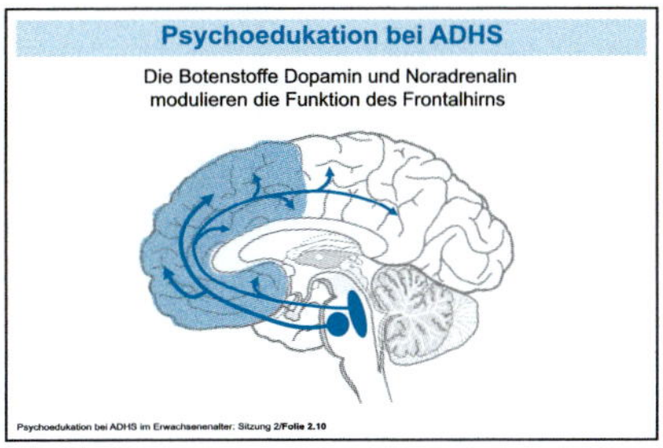

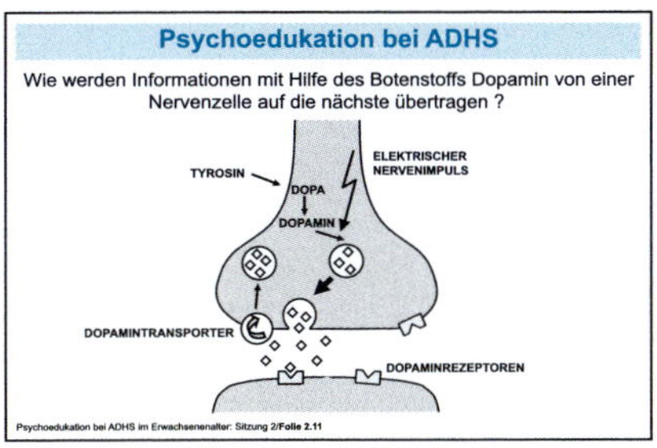

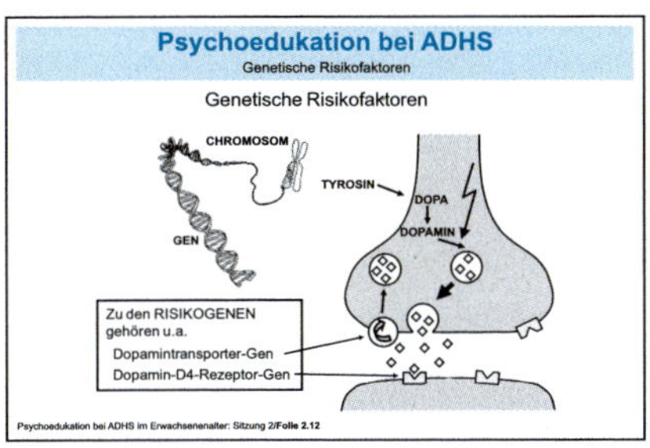

Psychoedukation bei ADHS im Erwachsenenalter: 2. Sitzung/**Handout 2.1.1 - 2.1.4**

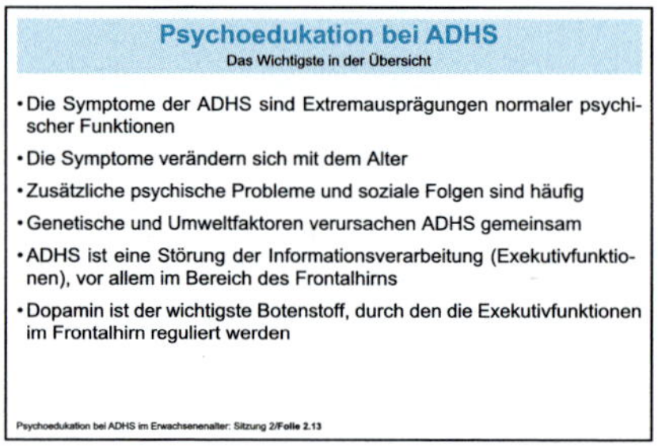

Psychoedukation bei ADHS im Erwachsenenalter: Sitzung 2/**Handout 2.1.1 - 2.1.4**

Psychoedukation bei ADHS

Behandlung der ADHS

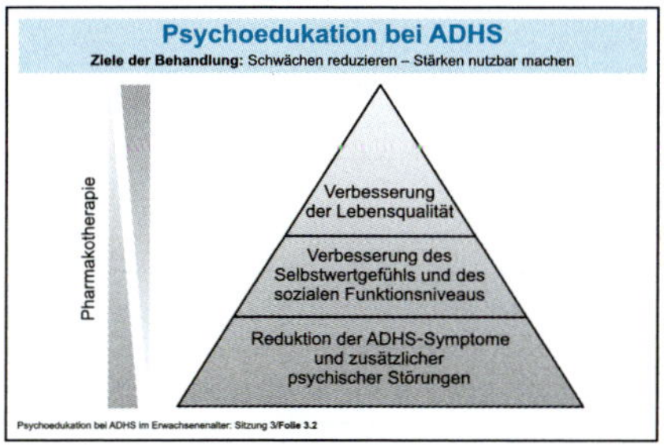

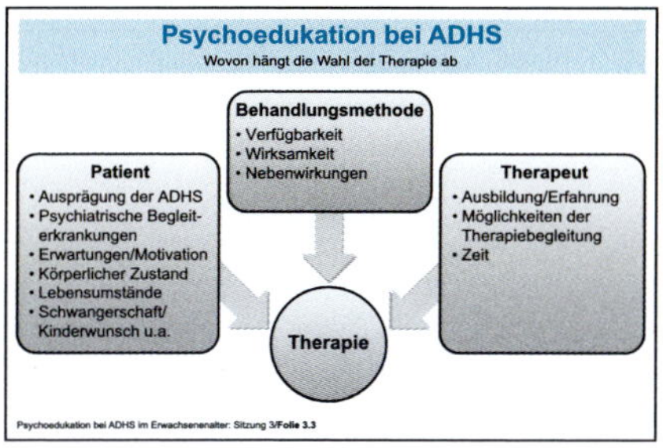

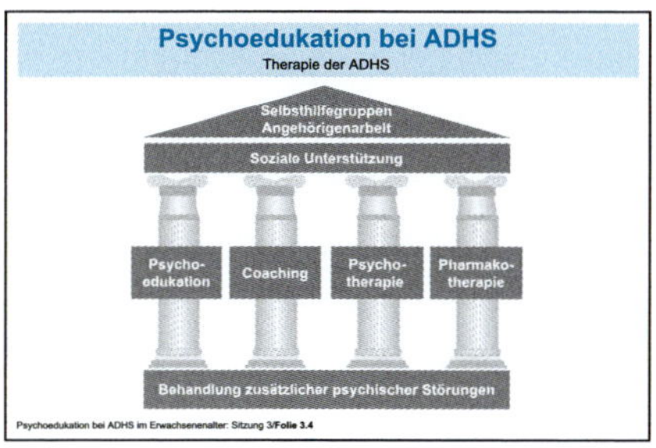

Psychoedukation bei ADHS
Medikamente zur Behandlung der ADHS

- Stimulanzien
  - Methylphenidat
  - Lisdexamfetamin
- Atomoxetin
- Hinweise für eine Wirksamkeit bei der Behandlung der ADHS gibt es auch bei anderen Substanzen, z. B. Modafinil, Guanfacin u. a.

Psychoedukation bei ADHS im Erwachsenenalter: Sitzung 3/**Folie 3.5**

Psychoedukation bei ADHS
Die Symptome der ADHS verändern sich mit dem Alter

Stimulanzien normalisieren die Informationsübertragung an dopaminergen Synapsen.

Sie erhöhen die Verfügbarkeit von Dopamin, indem sie

① die Speichervesikel entleeren,
② die Wiederaufnahme blockieren.
③ Gleichzeitig wird aber auch die Aktivität der Synapse reduziert.
⇨ Nur noch wichtige Nervenimpulse werden weitergeleitet und deren Übertragung gleichzeitig verbessert.

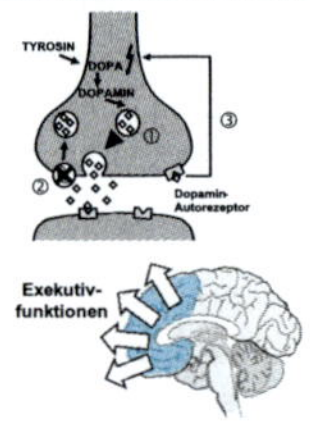

Psychoedukation bei ADHS im Erwachsenenalter: Sitzung 3/**Folie 3.6**

Psychoedukation bei ADHS im Erwachsenenalter: 3. Sitzung/**Handout 3.1.1-3.1.2**

Psychoedukation bei ADHS

10 Tipps zur Medikamenteneinnahme

✓ Besprechen Sie die Medikamenteneinnahme mit Ihrem Arzt. Lassen Sie sich vom Arzt einen Verordnungsplan aushändigen – halten Sie sich an diesen!

✓ Planen Sie mit dem Arzt rechtzeitig den nächsten Wiedervorstellungstermin so, dass Ihnen die Medikamente nicht ausgehen.

✓ Bewahren Sie die Medikamente an einem festen Ort auf, wo Sie sie immer finden.

✓ Damit Sie die Einnahme des Medikaments nicht vergessen, sind Routinen nützlich (z.B. Ablage in der Küche bei der Kaffeemaschine, im Bad beim Rasierapparat).

✓ Verbinden Sie die Medikamenteneinnahme mit einer anderen Tätigkeit, die Sie jeden Tag ausführen müssen.

✓ Lassen Sie sich durch die Alarmfunktion Ihrer Armbanduhr oder durch ein zuverlässiges Familienmitglied an die Medikamenteneinnahme erinnern.

✓ Dokumentieren Sie die Einnahme auf einem kleinen Block, den Sie mit der Medikamentenschachtel zusammen aufbewahren. Einen Stift am besten gleich mit in die Schachtel stecken.

✓ Falls mehrere Einnahmezeitpunkte notwendig sind und Sie sich häufig außer Haus aufhalten, richten Sie die Tabletten routinemäßig z.B. jeden Abend für den Folgetag.

✓ Stecken Sie die Tabletten am besten gleich nach dem Richten in eine Tasche des Kleidungsstücks, das Sie am nächsten Tag anziehen werden.

✓ Sprechen Sie vor längeren Urlauben und Auslandsreisen mit Ihrem Arzt über die Medikation.

Psychoedukation bei ADHS im Erwachsenenalter: 3. Sitzung/**Handout 3.2**

Psychoedukation bei ADHS

Selbsthilfe im Alltag bei ADHS-bedingten Problemen

Bitte beantworten Sie bis zur nächsten Sitzung die folgenden Fragen:

- In welchen Alltagssituationen machen sich bei Ihnen ADHS-Symptome besonders bemerkbar?
- Durch welche speziellen Anforderungen werden sie ausgelöst?
- Was könnte Sie daran ändern, um dieses Problem zu lösen bzw. um besser damit zu recht zu kommen?

Was ist los?	Was ist die Ursache?	Was könnte ich ändern?
Ich werde mit dem Abwasch in der Küche nicht fertig	Der Fernseher läuft nebenher und ich werde immer wieder abgelenkt	Ich schalte beim Abwasch den Fernseher erst gar nicht ein. Wenn ich Lust habe Fernzusehen, belohne ich mich damit hinterher.
Ich bin völlig genervt, weil die gleich Besuch kommt und das Essen noch lange nicht fertig ist	Ich habe in der Zwischenzeit 3 Mal telefoniert, weil das Handy geklingelt hat	Ich nehme mir vor das Handy in Zukunft auszuschalten, wenn ich eine wichtige Sache zu erledigen habe. Erst wenn ich fertig bin, schalte ich es wieder an.

Situation 1		
Situation 2		
Situation 3		

Psychoedukation bei ADHS im Erwachsenenalter: 3. Sitzung/**Handout 3.3**

Psychoedukation bei ADHS

Positive Anteile meiner ADHS

GUTE Eigenschaft	Positive Reaktion aus der Umwelt
• In ausweglosen Situationen finde ich eine Lösung, auf die sonst niemand gekommen ist.	• „Daran hätte ich nicht gedacht. Wie gut, dass wir dich haben!“

Psychoedukation bei ADHS im Erwachsenenalter: Sitzung 4/**Handout 4.1**

Psychoedukation bei ADHS

„Problematische“ Anteile meiner ADHS

Problematische Eigenschaft	Negative Reaktion aus der Umwelt	Lösungsvorschlag
• Ich verkalkuliere mich in der Zeit und komme deshalb zu spät zum Essen nach Hause	• „Jetzt ist alles kalt. Beim nächsten Mal fangen wir ohne dich an.“ Gefühl: Ärger	• Wir beschließen, dass ich künftig rechtzeitig anrufe, wenn ich nicht pünktlich aus dem Büro komme. Ich setze mir dafür eine Erinnerungsfunktion ins Handy. Meine Familie fängt zu einem festgelegten Zeitpunkt auch ohne mich zu essen an.

Psychoedukation bei ADHS im Erwachsenenalter: Sitzung 4/**Handout 4.2**

Psychoedukation bei ADHS

Einen Überblick gewinnen

Bereits „in Ordnung“	Noch nicht „in Ordnung“	Mögliche Lösung

Psychoedukation bei ADHS im Erwachsenenalter: Sitzung 6/**Handout 6.1**

Psychoedukation bei ADHS

Meine ChaosStifter und OrdnungHalter

ChaosStifter	OrdnungHalter

Psychoedukation bei ADHS im Erwachsenenalter: Sitzung 6, **Handout 6.2**

Psychoedukation bei ADHS

Was HEUTE zu SCHAFFEN ist! Meine Tagesliste

Bitte tragen Sie in diese Tagesliste alle Aufgaben ein, die HEUTE noch von Ihnen erledigt werden müssen:

Was ist HEUTE unbedingt zu tun?	Um wie viel Uhr? Bis wann?	Erledigt?

Bitte tragen Sie in die folgende Liste alle Aufgaben ein, die heute nicht erledigt worden sind und/oder diese Woche unbedingt noch von Ihnen erledigt werden müssen:

Diese Woche UNBEDINGT noch zu erledigen	Bis Wann?

Psychoedukation bei ADHS im Erwachsenenalter: Sitzung 6/**Handout 6.3**

Psychoedukation bei ADHS

Anfangsblockaden ÜBERWINDEN

Dieses Arbeitsblatt, kann Ihnen helfen, sich selbst angemessen zu motivieren und notwendige Arbeiten bzw. Tätigkeiten RECHTZEITIG anzugehen:

- Was GENAU muss ich TUN? Bis wann?

- Was passiert (mir), wenn ich nicht handele?

- Was bringt es mir, wenn ich HANDELE? Warum ist das WICHTIG?

- Wann muss ich spätestens BEGINNEN, damit ich RECHTZEITIG FERTIG werde?

- Wie viel „Zeitpuffer“ für Unerwartetes und „Motivations-Tiefs“ habe ich in meiner Zeitrechnung berücksichtigt? Ist das AUSREICHEND?

- ICH schließe ein Abkommen mit mir und verpflichte mich SELBST, am ____________ zu STARTEN und von da an ZIELSTREBIG zu arbeiten, damit ICH das Ganze am ____________ noch RECHTZEITIG zu einem GUTEN ABSCHLUSS bringe.

(Datum) (Unterschrift)

Psychoedukation bei ADHS im Erwachsenenalter: Sitzung 6/**Handout 6.4**

Psychoedukation bei ADHS

Analyse einer problematischen Alltagssituation

- Beschreiben Sie so konkret wie möglich eine typische Situation aus Ihrem Alltag, in der Chaos herrscht bzw. in der es Ihnen schwer fällt, adäquat zu organisieren/planen, den Überblick zu behalten oder Ordnung zu schaffen/halten:

- Beschreiben Sie nun den erwünschten SOLL-Zustand: Was genau soll geändert werden? Wie soll es sein?

- Welche Maßnahmen können Sie dazu einsetzen? Wer könnte Sie dabei (wie) unterstützen?

- Was können Sie tun, um sich zum Durchhalten zu ermutigen? Wie werden Sie sich belohnen, wenn Sie ihr Ziel erreicht haben?

Psychoedukation bei ADHS

Einen Überblick gewinnen – Alles, was mir Stress macht

Sie können auf der folgenden Seite Ihre alltäglichen, d.h. wiederkehrenden, Stressoren in ein Diagramm einzeichnen,

- indem Sie Ihre verschiedenen Stressoren in den Kreis einzeichnen, so als wären es verschiedene „Tortenstücke“,
- indem Sie den einzelnen Stressoren (= „Tortenstücke“) einen prägnanten Namen oder Titel geben.

Das Ausmaß der Belästigung durch die einzelnen Stressoren können Sie zum Ausdruck bringen, indem Sie diese „Tortenstücke“ unterschiedlich groß einzeichnen.

Je größer das „*Tortenstück*“, desto größer ist auch Ihre Belastung durch diesen Stressor. So bekommen Sie einen Überblick und eine Rangreihe (= Gewichtung nach Schweregrad) Ihrer alltäglichen Stressbelastungen.

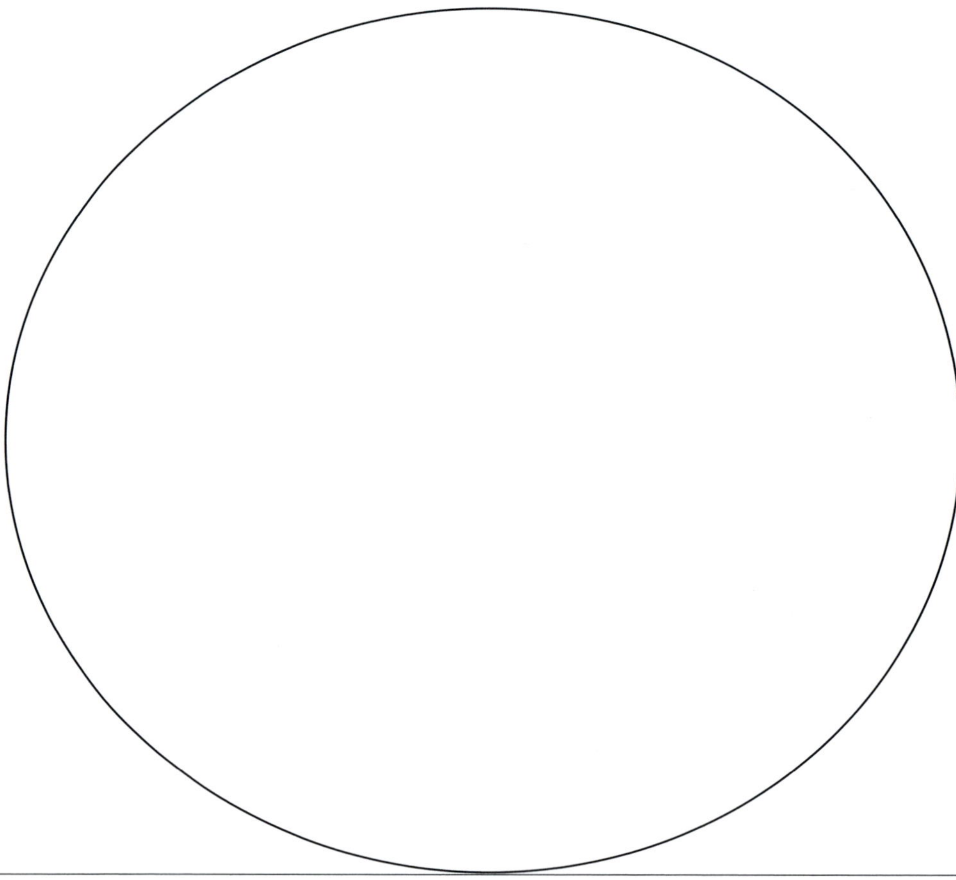

Psychoedukation bei ADHS

Meine Stressoren und Stressreaktionen

Was macht mir „Stress“? Meine typischen externen und internen Stressoren

Typische EXTERNE Stressoren	Typische INTERNE Stressoren

Wie reagiere ich auf Stress? – Meine typischen Stressreaktionen

Typische Gedanken	Typische Gefühle	Typische körperliche Reaktionen	Typische Verhaltensweisen

Psychoedukation bei ADHS im Erwachsenenalter: 7. Sitzung/**Handout 7.2**

Psychoedukation bei ADHS

Wie man sich selbst in Bewegung bringt

Körperlich aktiv zu werden ist eine bewährte Methode, um „Dampf abzulassen" bzw. Stress abzubauen und wieder in BALANCE zu kommen. Häufig muss man sich zuerst BEWEGEN, damit man anschließend so richtig GUT entspannen kann. Darüber hinaus führt regelmäßige Bewegung zu mehr Leistungsfähigkeit und zu einer erhöhten Toleranz gegenüber Stressoren.

Körperlicher Ausgleich fördert Ihre innere Balance!

Welches sind Ihre alltäglichen Möglichkeiten zum aktiven Stressausgleich?

- ______________________________
- ______________________________
- ______________________________
- ______________________________
- ______________________________
- ______________________________
- ______________________________
- ______________________________
- ______________________________
- ______________________________
- ______________________________

- Bitte achten Sie in den kommenden Tagen einmal ganz bewusst auf Ihren körperlichen Ausgleich, auf Ihre bewegungsbezogenen Möglichkeiten der Stressbewältigung.
- Dokumentieren Sie anschließend Ihre alltäglichen Aktiven und bewegungsbezogenen Mittel zur Stressbewältigung auf diesem Dokumentationsbogen:

Montag	
Dienstag	
Mittwoch	
Donnerstag	
Freitag	
Samstag	
Sonntag	

Psychoedukation bei ADHS im Erwachsenenalter: Sitzung 7/**Handout 7.3**

Psychoedukation bei ADHS

Liste positiver Verstärker

Was?	Wie gerne?			Wie häufig?		
Aktivitäten/Erlebnisse	**Nicht**	**Etwas**	**Sehr**	**Nie**	**Selten**	**Oft**
➢ **Kontakt und Geselligkeit**						
• mit jemandem zusammen sein, den man mag						
• mit den Kindern spielen						
• Unternehmungen/Ausflüge mit der Familie						
• Besuche machen/empfangen						
• auf Feste gehen/Feiern ausrichten						
• Geschenke machen/bekommen						
• mit Freunden über persönliches Anliegen bzw. Problem reden						
• mit dem Partner über Organisatorisches sprechen						
• den eigenen Standpunkt vertreten						
• Kritik äußern/Die Meinung sagen						
• jemandem helfen						
• jemanden anlächeln/loben						
• für jemanden etwas Besonderes tun						
• einen Vertrauten um Rat/Hilfe bitten						
• ein Kaffee/Lokal besuchen						
• in einem Verein mitarbeiten/sich gemeinnützig engagieren						
• Gesellschaftsspiele						
•						
•						
➢ **Für sich sein**						
• Zeitung/ein gutes Buch lesen						
• Tagebuch/Briefe schreiben						
• Entspannen/Pause machen						
• Sauna/Massage/ein Bad nehmen						
• den nächsten Urlaub planen						
• positive Zukunftspläne schmieden						
• Tagträume/Meditieren						
• durch die Stadt bummeln						
• Ein persönliches Problem lösen						

Psychoedukation bei ADHS im Erwachsenenalter: 7. Sitzung/**Handout 7.4.1**

Psychoedukation bei ADHS

Liste positiver Verstärker

Was?	Wie gerne?			Wie häufig?		
Aktivitäten/Erlebnisse	**Nicht**	**Etwas**	**Sehr**	**Nie**	**Selten**	**Oft**
➢ **Für sich sein**						
• Ein Nickerchen machen/ Ausschlafen						
• Musik hören						
• Sich etwas zum Geschenk machen						
•						
•						

➢ **Hobbys ausüben**						
• Sich sportlich betätigen						
• Sportveranstaltungen besuchen						
• Gartenarbeit						
• Sachen sammeln						
• Basteln/ Heimwerken						
• Sich künstlerisch betätigen						
• Einen Kurs bei der VHS besuchen						
• Besuch von Museum/ Theater/Kino/						
• Konzert/ Kunstsammlung/ Vortrag						
• Tanzen gehen						
•						
•						

➢ **Im Freien sein**						
• Spazierengehen/ Wandern						
• Radfahren/ Laufen/ Schwimmen						
• In der Sonne sitzen						
• Pflanzen pflücken/ An Blumen riechen						
• Eine schöne Aussicht genießen						
• Barfuss laufen/ Durchs Wasser waten						
• In den Himmel schauen						
• Im Gras liegen						
• Naturgeräuschen zuhören						
•						
•						

Psychoedukation bei ADHS im Erwachsenenalter: 7. Sitzung/**Handout 7.4.2**

Psychoedukation bei ADHS

Mit allen Sinnen genießen

Bei allen angenehmen Erlebnissen bzw. Aktivitäten können Sie auch Ihre Sinne genüsslich einsetzen: Wenn Sie z.B. in einem Café sitzen und bewusst andere Menschen beobachten, dabei die Tasse in Ihren Händen spüren, den Duft von Kaffee oder Tee schnuppern, vielleicht auch den Geruch von frischem Brot aus dem Bäckerladen um die Ecke, z.B. während Ihrer Mittagspause oder nach getaner Arbeit. Sie kommen zur Ruhe, machen eine Pause, es schmeckt Ihnen, Sie genießen Ihre Speise, spüren dabei die Wärme der Sonne auf Ihrer Haut, eine angenehme Brise. Vielleicht spielt jemand Klavier, Musik aus einem offenen Fenster, Sie hören Vogelstimmen, vielleicht das Knacken von Ästen. Sie reiben Ihre Hände aneinander, spüren Ihre Atembewegung, eine kurze Ruhepause, das Rascheln der Äste im Wind, lachende Kinder beim Spielen. Vielleicht tut auch Bewegung gut, selbstversunken oder konzentriert; Landschaft, die vorüberzieht. Sie spüren, wie Sie sich bewegen. Manchmal kann es auch eine innere Landschaft sein.
Und auch Gedanken kann man genießen: ein Geschenk machen oder bekommen, Freunde besuchen, eine Unterhaltung, Gartenarbeit, ein gemütliches Bad nehmen oder Duschen, etwas Angenehmes tun, Wasser auf der Haut empfinden, einfach nur daliegen, ein Hobby, Heimwerkern, etwas mit Genuss tun.

Beachten und trainieren Sie – bis zur nächsten Kursstunde – intensiv Ihre Sinne!

- Was Sie gerne SEHEN:

___
___
___

- Was Sie gerne SPÜREN:

___
___
___

- Was Sie gerne HÖREN:

___
___
___

- Was Sie gerne SCHMECKEN:

___
___
___

- Was Sie gerne RIECHEN:

___
___
___

Psychoedukation bei ADHS im Erwachsenenalter: Sitzung 7/**Handout 7.5**

Psychoedukation bei ADHS
Kleine Schule des Genießens – 7 Empfehlungen

1. **Genehmige und gönne Dir Genuss!**

- „Auch zum Genießen gehört ein Entschließen." – Sie können evtl. Hemmungen oder ein schlechtes Gewissen beim Genießen überwinden. Sie haben es sich redlich verdient!

2. **Genieße bewusst!**

- Schalten Sie evtl. Störungen aus und konzentrieren Sie sich beim Genießen auf wenige Dinge. Lenken Sie Ihre Aufmerksamkeit gezielt auf das, was Sie genießen möchten!

3. **Genieße auf Deine eigene Art!**

- Über Geschmack lässt sich nicht streiten. Über das Genießen auch nicht. Was zählt, ist Ihre persönliche Art und Weise zu genießen. Es kann angenehm spannend sein, dies herauszufinden. Um es dann immer wieder zu tun!

4. **Weniger ist oft mehr!**

- Genießen lässt sich auch das Kleinste oder Alltäglichste. Für Genuss ist nicht die Menge, sondern allein die Qualität entscheidend. Übersättigen Sie sich nicht mit unnötigen Mengen, und gönnen Sie sich das jeweils für Sie Beste!

5. **Übe Deine Sinne im Genießen!**

- Indem Sie Ihre Aufmerksamkeit ganz und gar auf ein Sinneserlebnis konzentrieren, z. B. Schmecken oder Riechen, dabei mehr und mehr Ihre Sinne schärfen und immer wieder neue Nuancen entdecken!

6. **Nimm dir Zeit zum Genießen!**

- Genuss kann selten unter Zeitdruck erlebt werden. Aber oft genügt ein Augenblick des Genießens!

7. **Genuss liegt im Alltäglichen!**

- Der erste Blick aus dem Fenster am Morgen, ein Lächeln, der Geruch von frischem Brot, spielende Kinder, Vogelgezwitscher, ein Sonnenstrahl, der die Wolkendecke durchdringt … Öffnen Sie Ihre Sinne, und der Genuss wird Sie finden – gerade und besonders im Alltag!

Psychoedukation bei ADHS im Erwachsenenalter: Sitzung 7/**Handout 7.6**

Psychoedukation bei ADHS

Genusspunkte sammeln

„Kein Genuss ist vorübergehend, denn der Eindruck, den er hinterlässt, ist bleibend." (Goethe)

- Bitte achten Sie in der kommenden Woche, bis zur nächsten Sitzung, ganz bewusst auf schöne Dinge in Ihrem Alltag. Auf etwas, das Ihnen Freude macht oder das Sie genießen.
- Auf ganz besondere Ereignisse wie z. B. ein Essen unter Freunden, ein Geschenk oder einen seltenen Besuch.
- Und achten Sie auch und gerade auf Ihre ganz alltäglichen Freuden: vielleicht auf den Vogelgesang, einen Spaziergang allein oder in Begleitung, den Duft von frischem Brot, den Geschmack von Kaffee am Morgen, Abendrot, das angenehme Gefühl auf der Haut beim oder nach dem Baden oder Duschen, die Wärme Ihres Bettes, ein Gespräch, einen lieben Blick, einen schönen Blumenstrauß.
- Setzen Sie bis zur nächsten Kursstunde bewusst Ihre Sinne ein, so wie Sie es heute vielleicht mehr oder weniger bewusst getan haben.
- Lassen Sie sich z. B. von Ihrer Nase verführen, genießen Sie Ihre Berührungen, erfahren Sie Ihre alltäglichen Sinneserlebnisse auf eine genussvolle Art und Weise.
- Bitte nehmen Sie sich jeden Tag auch etwas Zeit, um Ihre angenehmen Erlebnisse und Sinneseindrücke – bis zur nächsten Sitzung – hier auf diesem Bogen zu dokumentieren.
- Sammeln Sie Ihre Genusspunkte…

Wochentag	**Heute habe ich genossen**

Psychoedukation bei ADHS im Erwachsenenalter: Sitzung 7/**Handout 7.7**

Psychoedukation bei ADHS

Wie man sich selbst auf neue Gedanken bringt

Stress entsteht auch im Kopf: Es ist die Summe aus der Bewertung einer bestimmten Situation oder Lebenslage – z. B. als unangenehm oder bedrohlich – und der negativen Einschätzung der eigenen Kompetenzen – z. B. diese Situation oder Lebenslage nicht durchstehen zu können. Um sich in Stresssituationen auf stressvermindernde Gedanken zu bringen, kann es hilfreich sein, sich die folgenden Fragen zu stellen:

- Was denkt einer, der die Situation besser verkraftet?
- Wie werde ich später, morgen, in einem Monat oder in einem Jahr über diese Situation denken?
- Habe ich schon einmal eine ähnlich schwierige Situation gemeistert? Wie?
- Was würde ich einem Freund/einer Freundin zur Unterstützung sagen, der sich in einer ähnlichen Situation befindet?
- Was würde mir ein guter Freund/eine gute Freundin in dieser Situation zur Ermutigung sagen?
- Gibt es etwas, an das ich mich in dieser Situation erinnern kann und das mir Mut und Sicherheit gibt?
- Wie wichtig ist diese Situation wirklich für mich?

Bitte schreiben Sie nun Sätze auf, die Sie sich zur Unterstützung sagen können, wenn es „hart auf hart kommt“ oder „stressig“ ist:

✓ ______________________________

✓ ______________________________

✓ ______________________________

✓ ______________________________

✓ ______________________________

✓ ______________________________

Psychoedukation bei ADHS im Erwachsenenalter: Sitzung 7/**Handout 7.8**

Psychoedukation bei ADHS

Entspannungsmerkmale

Entspannung ist etwas Individuelles: Jeder entspannt auf seine eigene Art und Weise, und jeder hat persönliche Anzeichen der Entspannung.

- Woran merken Sie, dass Sie entspannt sind?

Welche Rückmeldungen Ihres Körpers sind besonders auffällig? Gibt es typische Gedanken bei Entspannung, oder ist es gerade angenehm, an „alles und nichts“ zu denken? Was empfinden und wie fühlen Sie sich, wenn Sie entspannt sind?

Körperempfindungen	Gefühlslage	Gedanken/Bilder

- Überlegen Sie in diesem Zusammenhang auch, wann – d. h. in welchen Situationen/bei welchen Aktivitäten – Sie entspannt sind:
- ____

- Ergänzen Sie folgenden Satz: Zur Entspannung brauche ich…:

✓ ____

Psychoedukation bei ADHS im Erwachsenenalter: Sitzung 7/**Handout 7.9**

Psychoedukation bei ADHS

Zur Ruhe kommen mit der Atementspannung

Erinnern Sie sich an Ihre Kindheit, als man Ihnen sagte, Sie sollten Schäfchen zählen, um einzuschlafen? Oder rückwärts zählen, um müde zu werden? Vielleicht haben Sie schon gute Erfahrungen mit dieser oder einer ähnlichen Technik gemacht. Wenn nicht, ist jetzt eine gute Gelegenheit dazu. Denn: Es steckt einige Weisheit in solchen volkstümlichen Bräuchen. Ihre Atemzüge zu zählen, kann Ihnen helfen, sich zu entspannen, tagsüber mal zwischendurch oder abends kurz vor dem Einschlafen. Zählen Sie beim Ausatmen. Es kann Ihnen auch helfen, innere Ruhe zu finden, wenn Ihre Gedanken um Sorgen kreisen.

Um diese Übung durchzuführen, können Sie folgendermaßen vorgehen:

- Wählen Sie einen Zeitpunkt und einen Ort, an dem Sie ungestört sind.
- Legen oder setzen Sie sich in einer angenehmen Position hin.
- Schließen Sie die Augen.

- Beginnen Sie von 10 an abwärts zu zählen; je nachdem wie viel Zeit Sie für diese Übung haben, können Sie später auch bei 100, 75 oder 50 beginnen.
- Zählen Sie jedes Mal mit, wenn Sie ausatmen.
- Achten Sie darauf, eine kleine Pause bis zum nächsten Einatmen zu machen. Sie können sich ruhig einige Sekunden ausruhen (bei manchen Leuten dauert diese Pause zwischen Ein- und Ausatmen bis zu 20 Sekunden).
- Es macht nichts, aus dem Tritt zu kommen. Sie können ruhig vergessen, bei welcher Zahl Sie angekommen waren. Zählen Sie einfach bei der letzten Zahl weiter, an die Sie sich erinnern können.
- Sie können diese Übung noch folgendermaßen ergänzen und/oder ausbauen:
  - Begleiten Sie Ihr Ausatmen mit einem inneren Bild: entweder mit der Vorstellung, eine Treppe hochzugehen oder eine Treppe hinunterzugehen. Sie können herausfinden, was Ihnen angenehmer ist. Spielen Sie diese beiden Möglichkeiten mehrmals durch und bilden sich Ihr Urteil. – Stellen Sie sich dabei vor, wie Sie eine Treppe Ihrer Wahl hinuntergehen, bei jedem Ausatmen gehen Sie eine Stufe tiefer.
  - Stellen Sie sich vor, wie Sie eine Treppe Ihrer Wahl hochgehen, bei jedem Ausatmen steigen Sie eine Stufe höher. – Anstatt einer Treppe können Sie auch einen Berg erklimmen oder von einem Berg herabsteigen.
- Es ist genauso richtig, seine Aufmerksamkeit ganz aufs Zählen und Ausatmen zu richten. Sie können auswählen, was Ihnen gut tut.

Psychoedukation bei ADHS im Erwachsenenalter: Sitzung 7/**Handout 7.10**

Psychoedukation bei ADHS

Verspannungsanalyse

Stress führt in aller Regel zu emotionaler und körperlicher An- bzw. Verspannung. Alle Körpersysteme sind auf Aktionen ausgerichtet, der Organismus bereitet sich auf Kampf und/oder Flucht vor.

Sie können den aktuellen Grad ihrer Anspannung ganz leicht überprüfen, indem Sie jetzt eine Reise durch ihren Körper antreten:

Sie können damit beginnen, darauf zu achten, wie Sie sitzen. Dabei können Sie bemerken, wie Ihre Füße auf dem Boden stehen. Die Stellung der Füße zueinander. Ob Sie mehr vorne oder weiter hinten auf dem Stuhl sitzen. Den Abstand zwischen Rücken und Stuhllehne. Die Position Ihrer Schultern. Die Lage des Kopfes. Die Platzierung Ihrer Hände. Den Rhythmus Ihres Atems. Ihre Atemtiefe. Bitte korrigieren Sie noch nichts. Beobachten Sie einfach Ihren aktuellen Zustand. Achten Sie jetzt auf Verspannungen in Ihrem Körper. Welche Muskeln sind besonders verspannt oder schmerzen sogar? Überprüfen Sie anschließend, ob diese Muskelpartie Sie öfters oder sogar typischerweise schmerzt. Und vielleicht fallen Ihnen auch eine oder mehrere Situationen ein, in denen Sie sich verspannen oder angespannt sind? Auf welche Vorstellung oder Gedanken reagiert Ihr Körper mit Anspannung oder Verspannung?

Beantworten Sie sich dann folgende Fragen:

- Welche Muskeln sind besonders angespannt?

____

____

- Sind diese Muskeln öfters bzw. typischerweise angespannt?

____

____

- In welchen Situationen/bei welchen Aktivitäten sind Sie typischerweise verspannt bzw. angespannt?

____

____

Diese Spannung muss sich entladen. Die aufgestaute Energie muss in Bewegung umgesetzt werden.

Erlauben Sie sich die notwendige körperliche Aktivität, damit Sie sich anschließend wieder entspannen können. Denn: Körperlicher Ausgleich bringt Sie zur Ruhe und fördert Ihre innere Balance

- Welches sind Ihre Möglichkeiten, sich regelmäßig körperlich abzureagieren?

____

____

____

Psychoedukation bei ADHS im Erwachsenenalter: Sitzung 7/**Handout 7.11**

Psychoedukation bei ADHS

Zur Ruhe kommen mit der progressiven Muskelrelaxation

Progressive Muskelrelaxation ist der Name einer Entspannungsübung, die Ihnen helfen kann, etwas abzuschalten und mehr Ruhe zu finden.

Um diese Entspannungsübung durchzuführen, gehen Sie bitte folgendermaßen vor:

1. Vorbereitung:

- Wählen Sie einen Zeitpunkt und einen Ort, an dem Sie ungestört sind.
- Setzen sie sich bequem hin.
- Wenn Sie wollen, können Sie dabei auch die Augen schließen.
- Atmen Sie gleichmäßig und locker.
- Halten Sie die Luft nicht an! Atmen Sie während der ganzen Übung in Ihrem Rhythmus weiter.
- Spannen Sie nun gleichzeitig folgende Muskeln an, um sich anschließend wieder zu entspannen.

2. Durchführung der Muskel-Entspannung:

- Drücken Sie Ihre Füße und die Oberschenkel fest gegen den Boden, fast so, als wollten Sie diesen wegdrücken, alles was Sie belastet; ziehen Sie dabei die Fußspitzen nach oben, sodass die Fußballen auf dem Boden bleiben.
- Drücken Sie beide Arme durch – fast ganz gestreckt – gegen den Stuhl.
- Bringen Sie Ihre Schulterblätter zueinander, richten Sie sich dabei auf und gehen Sie in ein leichtes Hohlkreuz.
- Ziehen Sie den Bauch nur leicht ein und führen Sie Ihr Kinn ganz sachte in Richtung Brust.
- Halten Sie diesen Zustand einige Atemzüge lang, und mit dem nächsten Ausatmen lösen Sie die Anspannung in eine tiefe Entspannung aller Muskeln, in eine tiefe Entspannung von sich selbst.

Psychoedukation bei ADHS im Erwachsenenalter: Sitzung 7/**Handout 7.12**

Psychoedukation bei ADHS

Kleine Emotionskunde

Subjektives Gefühlserleben	**Was geht mir dabei durch den Kopf?** Gedanken/Selbstgespräche	**Was spüre ich dabei?** Körperliche Anzeichen	**Was würde ich dann am liebsten tun?** Zugehöriger Handlungsimpuls	**Was tue ich dann?** Verhaltensweisen
Freude				
Angst				
Wut				
Langeweile				
Ärger				
Traurigkeit				
Enttäuschung				
Stolz				

Psychoedukation bei ADHS im Erwachsenenalter: Sitzung 8/**Handout 8.1**

Psychoedukation bei ADHS

Fragen zur Selbstreflexion

- In welchem Momenten/bei welchen Anlässen drohen Sie „überzukochen“?

- Woran merken Sie das? Wie früh merken Sie das?

- Wovon hängt es ab, ob bzw. wie früh Sie das merken?

- Merken Sie das noch rechtzeitig, um nicht „überzukochen“ bzw. um erfolgreich gegensteuern zu können?

- Was denken/fühlen/spüren Sie körperlich, bevor ein Kontrollverlust droht?

Psychoedukation bei ADHS im Erwachsenenalter: Sitzung 8/**Handout 8.2.1**

Psychoedukation bei ADHS

Fragen zur Selbstreflexion

- Was ist der dazugehörige Handlungsimpuls? Was möchten Sie dann am liebsten tun?

____

____

____

- Was wären die Konsequenzen, wenn Sie diesem Handlungsimpuls nachgeben würden?

____

____

____

- Haben Sie dies schon einmal getan? Was ist dann passiert?

____

____

____

- Was/wer kann Ihnen helfen/hat Ihnen geholfen, rechtzeitig gegenzusteuern und somit die Kontrolle zu behalten? Von der ROTEN bzw. GELBEN Zone, wieder in den GRÜNEN Bereich zu kommen?

____

____

____

- Wie möchten Sie hinterher über sich denken/fühlen? Welches Selbstbild möchten Sie behalten?

____

____

____

- Wie sollen andere Menschen hinterher über Sie denken? Was sollen Sie von Ihnen halten?

____

____

Psychoedukation bei ADHS im Erwachsenenalter: Sitzung 8/**Handout 8.2.2**

Psychoedukation bei ADHS

Fragen zur Selbstreflexion

- Was müssen Sie tun, um dies erreichen zu können?

___

___

___

___

- Was müssen Sie lassen, damit Sie dies erreichen können?

___

___

___

___

- Was hilft Ihnen, erst gar nicht in eine kritische Phase zu kommen, d. h. im GRÜNEN Bereich zu bleiben?

___

___

___

___

- Was erhöht Ihre Stressresistenz?

___

___

___

Psychoedukation bei ADHS im Erwachsenenalter: Sitzung 8/**Handout 8.2.3**

Psychoedukation bei ADHS

Merkzettel! – Mein Stimmungsthermometer

Alles im GRÜNEN Bereich	**GELB – Es wird kritisch**	**Alarmstufe ROT**
Situationen/Anlässe:		
Woran merke ich es?		
Weiter so! Alles was mir gut tut … **Maßnahmen:**	*Achtung Gefahr!* *Sich wieder herunterregulieren!*	*Stopp! Sofort gegensteuern!*

Psychoedukation bei ADHS im Erwachsenenalter: Sitzung 8/**Handout 8.3**

Psychoedukation bei ADHS

Mein Notfallplan

Bitte schreiben Sie nun alles auf, was Ihnen hilft, die Kontrolle zu behalten, wenn Sie sich in der Roten Zone befinden:

- mir laut und deutlich: „STOPP!“ sagen; mir dabei auch ein Stoppschild vorstellen
- tief Luft holen und innerlich bis 10 zählen
- mich sofort umdrehen und weggehen
- sofort den Raum verlassen und zum Stressabbau um den Block gehen
- eine Kurz-Entspannungsübung durchführen (z. B. PMR oder Atementspannung)
- mir die negativen Konsequenzen meines Handelns vorstellen
- mich fragen: „Passt das, was du vorhast, zu deinem Selbstbild?“
- mir sagen: „Nur die Ruhe jetzt!“
- mir vorstellen, das Ganze wäre nur ein Film und ginge mich gar nichts an
- mich an mein Ziel erinnern
- …
- …
- …
- …
- …

Psychoedukation bei ADHS im Erwachsenenalter: Sitzung 8/**Handout 8.4**

Psychoedukation bei ADHS

Alles, was mir GUT tut

Bitte schreiben Sie nun alles auf, was Ihnen GUT tut und Ihnen hilft, dass alles im „GRÜNEN Bereich“ bleibt:

Psychoedukation bei ADHS im Erwachsenenalter: Sitzung 8 / **Handout 8.5**

Psychoedukation bei ADHS

Das Problemverhalten-Lösungsschema

Sie können methodisch an die Lösung eines problematischen Verhaltens herangehen, indem Sie analysieren,wann, wo und wie dieses Verhalten auftritt und welche Folgen sich daraus ergeben, anschließend Ihr Ziel definieren, dann überlegen, welche Lösungsschritte möglich sind und zu Ihnen passen und dann starten!

1. Benennung des problematischen Verhaltens. Geben Sie dem problematischen Verhalten einen „Namen“:

____

Ich bin unzufrieden damit, dass ich:

____

____

Ich möchte erreichen, dass ich:

____

____

2. Detaillierte Beschreibung und Analyse des Problemverhaltens: Beschreiben Sie Ihr problematisches Verhalten so genau wie möglich, gerade so, als hätten Sie es auf Videokamera aufgenommen und würden es nun jemandem zeigen:

____

____

____

____

____

Wann genau tritt das problematische Verhalten auf?

____

____

Wo genau tritt das problematische Verhalten auf?

____

____

Welche Personen außer Ihnen sind noch daran beteiligt?

____

____

____

Psychoedukation bei ADHS

Das Problemverhalten-Lösungsschema

3. Vorausgehende Bedingungen:
   – Was geht dem problematischen Verhalten voraus? Was passiert zuvor?

   – Was geht Ihnen durch den Kopf? Was fühlen Sie? Welche Körperempfindungen treten auf, bevor das problematische Verhalten beginnt?

   – Durch WAS wird das problematische Verhalten hauptsächlich ausgelöst?

4. Konsequenzen
   – Welche kurzfristigen Folgen ergeben sich aus dem problematischen Verhalten?

   – Welche langfristigen Folgen ergeben sich aus dem problematischen Verhalten?

   – Wie bewerten Sie die Folgen insgesamt?

5. Analyse der Veränderungsmotivation
   – Was hätten Sie davon, wenn Sie Ihr problematisches Verhalten veränderten?

Psychoedukation bei ADHS

Das Problemverhalten-Lösungsschema

– Welche Folgen hat es, wenn Sie alles so lassen, wie es gerade ist?

– Also was tun: VERÄNDERN ☐ oder alles so LASSEN ☐, wie es ist? Bitte begründen Sie Ihre Entscheidung?

6. Zielanalyse:
   – Was genau möchten Sie an Ihrem problematischen Verhalten ändern?

   – Was genau möchten Sie dadurch erreichen?

   – Wie wird es Ihnen gehen, wenn Sie Ihr Ziel erreicht haben?

7. Lösungsalternativen:
   WIE kann das problematische Verhalten geändert werden?
   – Schreiben Sie nun alles auf, was Ihnen helfen könnte, Ihr problematisches Verhalten zu verändern:

Psychoedukation bei ADHS

Das Problemverhalten-Lösungsschema

8. Lösungsauswahl und praktische Umsetzung:

– Welche der aufgeschrieben Idee(n) möchten Sie ausprobieren? Bitte begründen Sie Ihre Wahl:

– Ich werde konkret Folgendes tun:

– Wann möchten Sie damit starten?

– Welche Schwierigkeiten können bei der Umsetzung dieser Idee(n) auftreten?

– Was/Wer kann Ihnen WIE helfen, das Ganze durchzuhalten?

– Woran merken Sie, dass Sie Ihrem Ziel etwas näher gekommen sind?

– Womit werden Sie sich belohnen, wenn Sie Ihr Ziel erreicht haben?

Psychoedukation bei ADHS im Erwachsenenalter: Sitzung 9/**Handout 9.1.4**

Psychoedukation bei ADHS

Abwägen – Besser MIT oder OHNE Medikamente?

Ich MIT Medikamenten	Ich OHNE Medikamente

Psychoedukation bei ADHS im Erwachsenenalter: Sitzung 9/**Handout 9.2**

Psychoedukation bei ADHS

Alles, was ich bis jetzt erreicht habe

Psychoedukation bei ADHS im Erwachsenenalter: Sitzung 10/**Handout 10.1**

8.2 Vordrucke Psychoedukation für Angehörige von Erwachsenen mit ADHS

Psychoedukation für Angehörige von Patienten mit ADHS

Informationsschreiben

Sehr geehrte Angehörige, sehr geehrter Angehöriger!

Wir möchten Sie zur Teilnahme an einer Informationsgruppe für Angehörige von Patienten mit der Diagnose ADHS im Erwachsenenalter einladen. Die Arbeit in einer solchen Gruppe umfasst folgende Schwerpunkte:

1. Vermittlung von Informationen zu den bekannten Ursachen und Auswirkungen der ADHS im Erwachsenenalter (z. B. Komorbiditäten, psychosoziale Folgen)
2. Vermittlung von Informationen zu Behandlungsmöglichkeiten der ADHS im Erwachsenenalter
3. Vermittlung von Fertigkeiten zu Ihrem Umgang mit der ADHS Ihres/Ihrer Angehörigen
4. Aktivierung und Stärkung Ihrer Ressourcen als Angehörige/Angehöriger.
   Die psychoedukative Gruppe besteht aus: 9 Gruppensitzungen + 1 Nachtreffen.

- Die 9 Sitzungen finden jeweils am ______________________________
  in der Zeit von

  __________ bis __________ Uhr im ______________________________ statt.

- Das Nachtreffen findet ca. ______________________ nach der letzten Sitzung statt.

- Die nächste Gruppe startet am: ______________________________

Sollten Sie noch Fragen haben, dann setzen Sie sich bitte

mit: ______________________________ Tel. ____________________ in Verbindung.

Mit freundlichen Grüßen

____

Psychoedukation bei ADHS im Erwachsenenalter: **Vordruck Angehörige VA1**

Psychoedukation für Angehörige von Patienten mit ADHS

Vorstellungsrunde

- Wie heißen Sie?
- Wo wohnen Sie?
- Was machen Sie beruflich?
- Wer von Ihren Angehörigen ist von ADHS betroffen?
- Wie geht es diesen Angehörigen? Wie ist ihre aktuelle Situation?
- Was ist Ihre Motivation zur Teilnahme an der Gruppe?
- Was erwarten Sie von der Gruppe?
- Was ist Ihnen wichtig, vor der weiteren Teilnahme an der Gruppe noch zu klären?

Psychoedukation bei ADHS im Erwachsenenalter: **Vordruck Angehörige VA2**

Psychoedukation für Angehörige von Patienten mit ADHS

Vorstellungsrunde

Sitzung 1:	Vorstellung, Vereinbarungen, Klärung
Sitzung 2:	Neurobiologie und Krankheitsmodell der ADHS im Erwachsenenalter
Sitzung 3:	Komorbiditäten bei ADHS
Sitzung 4:	Medikamente und ADHS
Sitzung 5:	Besonderheiten der Impulskontrolle bei ADHS
Sitzung 6:	Besonderheiten im Umgang mit Organisation und Stress bei ADHS
Sitzung 7:	Besonderheiten der Gefühlsregulation bei ADHS
Sitzung 8:	Auswirkungen der ADHS auf Beziehungen
Sitzung 9:	Klärung offener Fragen und Abschluss
Sitzung 10:	Nachtreffen

Psychoedukation bei ADHS im Erwachsenenalter: **Vordruck Angehörige VA3**

Psychoedukation für Angehörige von Patienten mit ADHS

Kontaktadressen der Teilnehmer und Gruppenleiter

Gruppenleiter:

Name	E-Mail-Adresse	Telefonnummer

Gruppenteilnehmer:

Name	E-Mail-Adresse	Telefonnummer

Psychoedukation bei ADHS im Erwachsenenalter: **Vordruck Angehörige VA4**

Psychoedukation für Angehörige von Patienten mit ADHS

Rückmeldebogen

Name: ______________________________ Datum:_____________

- Wie beurteilen Sie die Gruppe insgesamt? Bitte geben Sie eine Note zwischen 1 und 6.
  Meine Note: ________________

- Würden Sie anderen empfehlen, an der Gruppe teilzunehmen?
  Bitte Zutreffendes ankreuzen:

Eindeutig NEIN	
Ich glaube NEIN	
Ich glaube JA	
Eindeutig JA	

- Was hat Ihnen in der Angehörigengruppe besonders gut gefallen?

____
____
____
____

- Was hat Ihnen in der Angehörigengruppe nicht oder weniger gut gefallen?

____
____
____
____

- Wie hilfreich war diese Angehörigengruppe für Sie?

Gar nicht hilfreich	
Wenig hilfreich	
Hilfreich	
Sehr hilfreich	

- Wie beurteilen Sie den Informationsgewinn durch den Besuch der Gruppe?

Keinen	
Niedrig	
Mittel	
Hoch	

- Welche Themen sind nicht oder nicht ausreichend behandelt worden?

____
____
____
____

Psychoedukation bei ADHS im Erwachsenenalter: **Vordruck Angehörige VA5**

8.3 Handouts Coaching bei ADHS im Erwachsenenalter

Coaching bei ADHS

Allgemeine Informationen

Wobei kann Sie ein Coaching unterstützen?	Welche Schritte beinhaltet ein Coaching?
• den Alltag besser zu strukturieren und zu bewältigen • realistische Lösungen für Ihre Probleme und Anliegen zu entwickeln und diese auch beharrlich umzusetzen • sich erreichbare und angemessene Ziele zu setzen und diese auch zu realisieren • Leistungs- und Motivationsblockaden abzubauen und wieder (mehr) an sich zu glauben • Ihren Verhaltensspielraum bzw. Ihre Verhaltensmöglichkeiten zu erweitern	• Sie schildern und analysieren eine belastende Situation aus Ihrem Alltag. • Sie überlegen, was Sie (daran) ändern wollen, und formulieren Ihr Ziel. • Sie entdecken bzw. besinnen sich auf Ihre Stärken. • Sie erarbeiten Lösungen und finden Lösungswege, um Ihr Ziel zu erreichen. • Sie verhalten sich adaptiv und verändern bei Bedarf Ihren Plan. • Sie setzen diese Lösungsalternativen so lange beharrlich um, bis Sie Ihr Ziel erreicht haben.

Coaching bei ADHS im Erwachsenenalter: **Handout C1**

Coaching bei ADHS

Brainstorming „Problembereiche“

1. Bitte schreiben Sie in den verschiedenen Kästchen bis maximal 4 „Problembereiche“ auf, die Sie verändern möchten/sollten. Versehen Sie diese mit einem Titel (in der oberen Zeile des Kästchens) und schreiben noch ein paar erklärende Stichworte dazu (unterer Bereich):

2. Bringen Sie diese „Problembereiche“ in eine Schweregrad-Rangfolge, von Nr. 1 = belastet am schwersten bis zur Nr. 4 = belastet am wenigsten:

- ____________________
- ____________________
- ____________________
- ____________________

3. Entscheiden Sie anschließend, welchen dieser „Problembereiche“ Sie zuerst bearbeiten wollen:

- ____________________

Coaching bei ADHS im Erwachsenenalter: **Handout C2**

Coaching bei ADHS

Meine Stärken und Ressourcen

Sie alle kennen den Spruch: „Man wächst an seinen Problemen." Das stimmt nicht ganz, denn: Es ist wahrscheinlich noch niemand an seinen Problemen gewachsen. Zutreffender ist vielmehr:

Man wächst an und mit seinen Lösungen.

Bitte überlegen Sie, welche Stärken und Kompetenzen Sie haben:

- etwas, was Sie gut können
- eine Stärke von Ihnen
- eine Eigenschaft die Sie an sich schätzen
- etwas, was Sie oder andere an Ihnen mögen

Schreiben Sie bitte (mindestens) 3 Ihrer guten oder liebenswerten Eigenschaften bzw. Fähigkeiten oder Stärken auf dieses Blatt Papier:

Drei meiner guten, liebenswerten Eigenschaften bzw. Stärken sind...

Coaching bei ADHS im Erwachsenenalter: **Handout C3**

Coaching bei ADHS

Zielklärung

„Wer den Hafen kennt, in den er segeln will, für den ist jeder Wind ein günstiger".

- Ziele sind die „Messlatte", die man sich selber setzt.
- Ziele sind ein Wunsch, der in Erfüllung gehen kann.
- Deshalb sollten nur realistische, d. h. prinzipiell erreichbare, Ziele ausgewählt werden.
- Ziele sollten immer „maßgeschneidert" zum jeweiligen Veränderungsprojekt formuliert werden.

Bitte schreiben Sie für das ausgewählte Veränderungsprojekt maximal 4 Ziele – kurz und bündig! – auf und bringen diese in eine Rangfolge: An Nummer 1 setzen Sie dabei das Ziel, das Ihnen am wichtigsten erscheint, an Nummer 2 das zweitwichtigste Ziel usw.
Bitte achten Sie darauf, dass Sie Ihre Ziele realistisch, konkret und positiv formulieren:

1. ______________________________

____

2. ______________________________

____

3. ______________________________

____

4. ______________________________

____

Coaching bei ADHS im Erwachsenenalter: **Handout C4**

Coaching bei ADHS

Mein Veränderungsprojekt

Problembeschreibung		Ideensammlung
Beschreibung des IST-Zustands	**Beschreibung des SOLL-Zustands**	**Wie könnte dieses Ziel erreicht werden?**

Coaching bei ADHS im Erwachsenenalter: **Handout C5**

Coaching bei ADHS

Was/Wer könnte Sie dabei UNTERSTÜTZEN?

Ihr Veränderungsprojekt zu beginnen… Dieses Ziel anzugehen…	
Ihr Veränderungsprojekt durchzuhalten… Auf Zielkurs zu bleiben…	
Ihr Veränderungsprojekt zu einem guten Ende zu bringen… Dieses Ziel zu erreichen…	

Coaching bei ADHS im Erwachsenenalter: **Handout C6**

Coaching bei ADHS

Mentales Zielmanagement

Mach dich auf den Weg und du wirst ankommen.

Um erfolgreich zu sein, muss man sich auf den Weg machen und durchhalten. Durchhalten fällt einem leichter, wenn man daran glaubt, dass man erfolgreich sein wird.

Die folgende Übung kann Ihnen dabei helfen, etwas mehr Hoffnung auf Erfolg zu entwickeln:

Sie sollen sich vorstellen, wie Sie erfolgreich sind.

Bitte wählen Sie aus den folgenden Beispielen das Bild aus, das Sie am meisten anspricht:

- einen Elfmeter souverän ins Tor zu bringen, einen Korb beim Basketball sicher und erfolgreich werfen, einen Aufschlag beim Tennis ruhig und gelassen verwandeln
- im Ziel ankommen und die Arme hochreißen
- einen Berg erfolgreich besteigen und am Gipfel ankommen
- einen Knoten immer mehr lösen, bis dieser schließlich aufgeht.

Oder finden Sie Ihre ganz eigene Vorstellung und schreiben diese auf:

____

____

____

____

____

Bitte stellen Sie sich dieses Zielbild öfters vor, so wie es für Sie angenehm und nützlich ist!

Coaching bei ADHS im Erwachsenenalter: **Handout C7**

Coaching bei ADHS

Umsetzung

Maßnahme:	Bewertung:	Optimierung:
Was habe ich getan?	Wie gut hat es funktioniert?	Wie kann ich es weiter verbessern?

Coaching bei ADHS im Erwachsenenalter: **Handout C8**

Coaching bei ADHS

Der innere Trainer

Welchen „innerenTrainer“ möchten Sie denn haben, insbesondere wenn es „hart auf hart“ kommt?

Mein innerer Trainer soll...	JA	NEIN
• mich loben		
• mich in schwierigen Zeiten unterstützen		
• mir mit Rat und Tat zur Seite stehen		
• mich an meine Stärken erinnern		
• mich an frühere Erfolge erinnern		
• mich daran erinnern, dass es wichtig ist durchzuhalten		
• mir Mut machen		
• an mich glauben		
• mir sagen, dass ich es schaffe		
• darauf achten, dass ich liebevoll und (selbst-) unterstützend mit mir umgehe		

D´Amelio Roberto, Retz Wolfgang, Philipsen Alexandra, Rösler Michael. Psychoedukation und Coaching ADHS im Erwachsenenalter. 2. A. 2025.:
Handout C9

Coaching bei ADHS

Der ErfolgsManager

Was müssen Sie ALLES tun, im Ihren Erfolg langfristig zu sichern?

Coaching bei ADHS im Erwachsenenalter: **Handout C10**

Coaching bei ADHS

Der Ordnungsmanager

Tägliche Aufgaben	
Was muss getan werden?	Wann muss es getan werden?
Wöchentliche Aufgaben	
Was muss getan werden?	Wann muss es getan werden?
Selten anfallende Aufgaben	
Was muss getan werden?	Wann muss es getan werden?

Coaching bei ADHS im Erwachsenenalter: **Handout C11**

8.4 Nützliche Adressen für Patientinnen, Patienten und Angehörige

ADHS Deutschland e.V.
Rapsstr. 61
D-13629 Berlin
E-Mail: info@adhs-deutschland.de
Internet: www.adhs-deutschland.de

Ärztliche Arbeitsgemeinschaft ADHS für den deutschsprachigen Raum (AG ADHS e. V.)
Merowinger Str. 10a
D-91301 Forchheim
E-Mail: info@ag-adhs.de
Internet: www.ag-adhs.de

Schweizerische Fachgesellschaft ADHS (SFG-ADHS)
Parkstrasse 6
CH-3084 Wabern, Bern
E-Mail: sekretariat@sfg-adhs.ch
Internet: www.sfg-adhs.ch

Adapt – Aufmerksamkeitsdefizit / Hyperaktivitätsstörungen
Arbeitsgruppe zur Förderung von Personen mit ADHS (ADAPT)
Heinrich-Kneissl-Gasse 120
A-1140 Wien
E-Mail: kontakt@adapt.at
Internet: www.adapt.at

Zentrales adhs-netz
Universitätsklinikum Köln (AöR)
Pohligstraße 9
50969 Köln
T (0221) 478 – 89876
F (0221) 478 – 89879
E-Mail: zentrales-adhs-netz@uk-koeln.de
Internet: www.zentrales-adhs-netz.de und www.adhs.info

Register